U0233368

Atlas of Breast Reconstruction
乳房重建图谱

原 著　Mario Rietjens

　　　　Mario Casales Schorr

　　　　Visnu Lohsiriwat

主 译　龚益平　吴新红　韩宝三

北京大学医学出版社

RUFANG CHONGJIAN TUPU

图书在版编目（CIP）数据

乳房重建图谱/（意）马里奥·瑞杰原著；龚益平，
吴新红等主译. —北京：北京大学医学出版社，2016.7
书名原文：Atlas of Breast Reconstruction
ISBN 978-7-5659-1408-9

Ⅰ. ①乳… Ⅱ. ①马…②龚…③吴… Ⅲ. ①乳房—
整形外科学—图谱 Ⅳ. ①R655.8-64

中国版本图书馆 CIP 数据核字（2016）第 128887 号

北京市版权局著作权合同登记号：图字：**01-2016-3659**

Translation from the English language edition：
Atlas of Breast Reconstruction
by Mario Rietjens，Mario Casales Schorr，and Visnu Lohsiriwat
Copyright © Springer-Verlag Italia 2015
Springer is part of Springer Science＋Business Media
All Rights Reserved

乳房重建图谱

主　　译：龚益平　吴新红　韩宝三
出版发行：北京大学医学出版社
地　　址：(100191) 北京市海淀区学院路 38 号　北京大学医学部院内
电　　话：发行部 010-82802230；图书邮购 010-82802495
网　　址：http://www.pumpress.com.cn
E - mail：booksale@bjmu.edu.cn
印　　刷：北京强华印刷厂
经　　销：新华书店
责任编辑：王智敏　　责任校对：金彤文　　责任印制：李　啸
开　　本：889mm×1194mm　1/16　印张：24.25　字数：750 千字
版　　次：2016 年 7 月第 1 版　　2016 年 7 月第 1 次印刷
书　　号：ISBN 978-7-5659-1408-9
定　　价：265.00 元
版权所有，违者必究
（凡属质量问题请与本社发行部联系退换）

译者名单

主　译　龚益平　吴新红　韩宝三

副主译　邵　军　许　娟

译　者　庄　莹　范　威　袁　峰　冯尧军　金立亭　程洪涛　汪铁军
　　　　　郑红梅　赵德绵　潘翠萍　李满秀　王　伟　钟　伟　罗国强
　　　　　刘　杨

中文版序

    本书作者 Mario Rietjens 教授是一位国际知名整形外科专家。他出生于巴西，目前任职于欧洲肿瘤研究所。他在国际主流专业杂志上发表论文七十多篇并主编或参与编写专著近二十部，可谓成果丰硕。他主要致力于乳腺癌保乳或全乳切除术后乳房的修复重建，是国际上最早提出乳房肿瘤整形的概念者之一；在当今国际流行的应用假体植入乳房重建方面有着极为丰富的临床经验。本书以图谱的形式展现给大家，正是他临床实践的真实记录。全书通过大量高质量图片，对 62 个不同情形的乳腺癌术后乳房重建病例，从手术设计、关键性技术操作到术后效果，一步一步地进行了深入浅出的描述。对初学者而言是一部很难得的参考书；同时作者也对众多操作陷阱和手术技巧进行了详细讲解，这对于资深专业人员提高手术操作技巧也是非常有益的。

    本书主要由湖北省肿瘤医院龚益平教授带领其团队翻译。凭借他深刻的专业洞悉及坚实的英语功底，加上他国外留学的背景，使本书得以原汁原味地展现给大家。在此我愿意向大家推荐，期望我国的相关专业人员能很好地受惠于本书。

中华医学会整形外科学分会副主任委员
中国研究型医院协会整形美容专业委员会副主任委员
中国医师协会美容与整形医师分会常委
湖北省医学会整形外科学分会主任委员
华中科技大学协和医院整形外科主任

译者前言

　　和乳腺癌打交道快三十年了，还患者一对完美的乳房一直是我心中的梦想。难！我想这是作为一名中国外科医生的普遍感受。首先是患者不接受。有人总是把这一点归咎于东西方文化差异，但我并不完全认同这一点。多年的临床经验告诉我，中国的广大患者并不是不需要这个美，而是夹杂在其中的感情因素太复杂了。有来自对肿瘤的恐惧，有来自社会、经济和家庭的压力等等，这些压力过于巨大，以至于许多下定决心的患者，在面临手术的最后一刻，不得不强忍着内心的痛苦而选择了放弃。其次是技术方面的原因，要在一个没有足够皮肤、没有皮下脂肪，甚至没有胸肌的基础上再造一个乳房，其难度是可想而知的。

　　近十多年来，随着假体等医学和生物材料的广泛应用，乳房再造出现了明显的转机。在不影响肿瘤治疗安全性的前提下，我们可以保留皮肤以及乳头乳晕组织，再加上假体就使得乳房再造变得相对容易。

　　近年来，应用假体乳房再造在中国发展和推广迅速，再造乳房的质量有了显著提升。在进展迅速的乳腺外科领域存在多样化的手术技巧、先进的患者管理理念，需要我们引进、消化和吸收，以尽可能为我们的患者提供个体化的最佳治疗。本书是一部少见的以应用假体乳房再造为主要内容的手术图谱。全书以 62 个各不相同的病例为基础进行阐述。这些病例大多数是我们平常难以见到的，图片很清晰，展示的手术操作也非常清楚。因此，我想翻译这本书就显得很有意义，希望与同道们一起学习、提高。

　　最后，我们要感谢湖北省肿瘤医院乳腺病防治研究中心的这支可爱的团队。团队成员们在繁重的临床工作之余，夜以继日地辛勤劳动，使本书得以在最短的时间内呈现给大家。

龚益平　吴新红　韩宝三

2016 年 5 月

原著序一

　　乳腺癌诊疗正在不断变革，这种变革将很大程度上改变未来我们对患者的看法。新进展体现在以下5个领域：①生物分子技术，②影像技术发展，③干细胞研究，④肿瘤整形外科，⑤化学预防方法。事实上，在诸如基因表达谱预测价值、肿瘤干细胞假说等生物学概念以及在更为重要的已经完全改变早期乳腺病变检出率的成像技术大变革方面，乳腺癌正经历着剧变。但是，与乳腺癌患者的生活质量息息相关的形体保持已经成为乳腺癌诊疗管理的基本目标之一。

　　乳腺癌治疗最大的改变可概括为20世纪60年代"最大可耐受治疗"模式向如今"最小有效治疗"模式的转变。换言之，之前认为治疗应该尽可能积极的老观念（扩大根治术，超扩大野放疗，垂体切除术，肾上腺切除术，大剂量化疗）就是我们对乳腺癌生物学行为认知有限的结果。当35年前我们证明乳腺肿块切除术具有与全乳切除术相同的长期疗效时，我们不仅在新技术方面而且在观念的突破上开创了新纪元，并由此引出了前哨淋巴结活检和部分乳腺放疗的新观念。

　　整形外科在改善手术患者形体和生活质量上发挥了重要作用。此外，调和整形外科技术和乳腺癌生物学新进展二者之间的需求创造了一个新的研究领域——肿瘤整形外科学。事实上，基于实现在多种新方法中将肿瘤学概念加入到整形外科技术中而不影响美观的目的，肿瘤整形外科学应运而生。

　　这本优秀的著作致力于图文并茂地介绍当今在相当多样化的乳腺外科领域有用的诸多手术技巧，讨论各种技术的适应证和禁忌证，提供可获得满意的美容效果的关键操作技术和可选方法。

　　这本出色的教科书适用于任何照料或管理乳腺肿瘤患者的人，尤其是住院医师、助理医师、普通肿瘤外科执业医师和整形外科医师，对技艺精湛者或初出茅庐者皆有裨益。有鉴于此，此书也值得多数外科学和肿瘤学图书馆馆藏。

意大利米兰　　Umberto Veronesi

原著序二

得益于乳腺整形外科的发展，乳腺肿瘤学在过去 20 年里前进了重要的一步。乳腺癌患者主要关心的仍然是肿瘤的治愈，但当满足这一治疗标准后，在比较两个可提供相同治愈机会的治疗方法时，生活质量就成为最重要的考虑。

正如 Veronesi 教授惯常所言，我们应该力求"以最小的伤害风险实现最大的治愈机会"。也许将来可能会有一天可以无任何伤害地治疗乳腺癌，或者甚至不必手术，然而当前绝大多数初发乳腺癌需要外科手术，尽管 70% ～ 80% 的患者可以行保乳手术，其余的患者仍需全乳切除术。小部分患者接受手术后无法避免美容效果差的风险，从而产生不良心理状态。

整形外科医生正越来越频繁地出现在肿瘤外科团队中，或者在出现糟糕的形体缺损之后被召来。当其作为肿瘤外科团队的一员时，整形外科医生在肿瘤决定手术之时就已经在发挥作用，并和肿瘤外科医师一起参与制订手术计划，设计最佳的保乳手术方案或全乳切除术后的乳房重建手术方案。若肿瘤学团队中没有整形外科医生，除非肿瘤外科医生已经接受了肿瘤整形的培训，否则形体改善应延期进行。

肿瘤外科医生在保乳手术时越来越多地需要肿瘤整形技术来重塑腺体。而且，多数保乳手术在象限切除后并不需要复杂的技巧来再塑腺体或乳晕移位。但在出现巨大缺损或双侧乳房不对称而需要修复重塑的情况下，由于要求更难的诸如腺体置换的操作技术或流程，则需要高水平的整形外科医生。

乳房重建可即时或延期进行。近些年来再造乳房的质量已经有了显著的提升。假体质量的提高和皮瓣再造方式提供了更为自然的乳房形态，改善了患者的生活质量。如今，应用脂肪移植新技术再造乳房，可以不用假体，甚至不会留下瘢痕。该技术是整形外科一个真正的技术革命，其基于脂肪干细胞重建受损组织（瘢痕形成或放疗后）的血管结构的能力，并用腹部或其他部位的脂肪来重塑缺失处的容量不足，而不会留下明显的瘢痕。一旦证实脂肪组织，尤其是脂肪干细胞，不会刺激可能遗留在保留的乳腺组织或全乳切除术后胸壁皮肤中的休眠肿瘤细胞增殖，脂肪移植技术将会迅速发展。

基于以上原因，我的朋友们 Mario Rietjens、Mario Casales Schorr、Visnu Lohsiriwat 编写的《乳房重建图谱》的出版正是时候，他们为整形外科医生和乳腺外科医生提供了一本出色的工具书。

意大利米兰　　　Jean Yves Petit

原著前言

　　减少手术带来伤害感的需求促使了肿瘤整形外科的出现。肿瘤整形外科带来了治疗人而不是治疗患癌的乳房这个新的乳腺癌治疗概念，努力追求避免切除术后没有即刻重建给患者带来的心理阴影，让患者快速重返社会生活和恢复日常活动。

　　本书提及技术是近来不断发展的技术中的一部分，在整形外科技术中加入了肿瘤学概念，提供了多种乳腺修复、重塑和再造的新方法，并使更激进的手术方法可行而不影响美观。

　　设计和执行这些技术操作上的困难，以及肿瘤整形方法不同程度的复杂性是乳腺外科医生面临的主要挑战。新技术带动了相关教科书的出版，这些书籍面向对肿瘤整形方法感兴趣的乳腺外科医生，提供和描述主要的理论和技术。在初始学习期过后，读者有了扎实的知识基础，他们需要开拓新视野。由此产生了新的需求，即面向技术熟练的读者出版特定的书籍。

　　本书的目的不仅是描述操作技术，而且用照片、绘图、图解和图表介绍其在真实病例上的适应证和禁忌证，展示小窍门、陷阱、重点、关键点以及可供选择的方法，内容从术前设计、主要手术时间、术后结果一直到并发症的处理。用简明直接的语言全面指导，详细聚焦于外科实践，增加并提炼肿瘤整形外科医生的知识储备，尽可能为每一位特定的患者提供最好的治疗。

　　笔者致力于提供一个史无前例的创新性的有用的、易于入门和掌握的工具。本图谱旨在于满足各层次的指导需求，以清晰的、引导的方式对主要的临床和技术问题提出讨论，以应对临床实践中遭遇的各种情形。这将是一个重要出版物，不仅因为其开拓性，更因为这是一本介绍了位于米兰的欧洲肿瘤研究所整复与重建外科同仁例行的可重复的手术技巧的可靠参考书。

意大利米兰　　Mario Rietjens 教授

致　谢

首先，感谢广大的女性同胞，她们不仅是我们获得知识、反思提升及不断前进的源泉，亦是促进科学知识革新的原动力。特别感谢本书中的患者，她们为了其他广大的女性同胞，无私奉献出自己的隐私。

感谢我的妻子，Fernanda Frizzo Bragato 女士，她的聪慧和敏锐给了我灵感和力量，感谢她一直无条件地支持我。

感谢 Mario Rietjens 教授，他精湛的手术技术和卓越的领导才能始终引领着我的学习和生活。

感谢整个欧洲肿瘤研究所的整形外科技术团队，让我有幸成为这些精英的中的一员，特别是 Francesca de Lorenzi、Andrea Manconi 和 Benedetta Barbieri 三位教授，是他们完美的手术和慷慨使得这本书成为可能。

感谢 José Luiz Pedrini 教授，感谢他带领我走进外科这个艺术的殿堂，带领我成为一名乳腺外科医生。

感谢我的家人在我生命中对我的支持，感谢我的父母 Vera Maria Casales Schorr 和 Mario Inácio Schorr，感谢我的祖父 Bonifácio Casales，感谢我的祖母 Ladyr Schorr，感谢我的哥哥 Marcel Casales Schorr 和我的堂兄 Cristiano Giongo。

感谢我所有的朋友。

Mario Casales Schorr

我那挚爱的家庭给了我无尽的爱心、理解和耐心（母亲 Supatra，父亲 Darin，哥哥 Varut 和嫂子 Pimpanan）。

Supakorn 教授、Apirag 教授、Pornchai 教授、Petit 教授和 Rietjens 教授总在生活上和工作中给我支持和指导。

致敬所有最亲爱的同事、朋友以及意大利欧洲肿瘤研究所、巴西、泰国 Siriraj 医院所有在本书中奉献于手术科学和手术艺术的患者。

"世间没有最好的乳房重建术，每个术式都有其优点和缺点……所以若治病只关注乳腺，则肯定会患得患失……若能本着医学人道主义和和蔼可亲的精神对待患者，成功将总会属于你。"

再次表达诚挚的爱和尊敬！

Visnu Lohsiriwat

目　录

第一部分　全乳切除术后的重建技术

如今乳房重建（breast reconstruction）被认为是乳腺癌治疗计划的一个基本组成部分。乳腺癌手术并不仅限于肿瘤学治疗，亦需要重建处理。全乳切除术（mastectomy）的设计和术式将决定重建术式和时间的选择。而且，全乳切除术并不局限于传统的根治术，后者需要常规切除整个乳腺实质，包括胸肌筋膜、乳头乳晕复合体及多余的皮肤。"全乳切除术"这一术语可指根治术、Patey 术式、改良根治术、保留皮肤全乳切除术、保留乳晕全乳切除术，保留乳头全乳切除术和皮下全乳切除术。

实施乳房重建的外科医生必须熟悉肿瘤学新进展和治疗方法。放射疗法（简称"放疗"）作为乳腺癌治疗方案的一部分，外科医生应了解其适应证、剂量和并发症。另一方面，负责肿瘤治疗操作的外科医生同样必须知道重建的原则。在一些医疗机构，同一个外科医生既行肿瘤切除手术，也做重建外科手术。外科医生应牢记肿瘤治疗操作不能受重建的选择或限制而打折扣。

全乳切除术后的乳房重建主要是全乳再造，在术前设计时应考虑以下因素。

重建时机

即刻乳房重建

目前即刻乳房重建已被广泛接受，其优点包括减少住院时间，费用－效益优势，更好的美学外观以及更好的心理状态。患者没有形体缺陷的体验，在乳腺癌术后更易于立即恢复生活质量。而且，即刻乳房重建是一个可靠的治疗选择，在局部－区域复发率，总生存和无病生存上与全乳切除术患者相比是类似的。即刻乳房重建可能推迟辅助治疗时间或改变辐射场（放疗野）范围和靶区剂量，使得这一技术存在争

议。但是，对于在外科／放疗技术和治疗方案方面更自信的大多数医生来说，即刻乳房重建仍然是他们偏好的选择。

延期乳房重建

大多数全乳切除术患者适合乳房重建，尤其是即刻乳房重建。全乳切除术后患者有乳房重建意向时，应予以评估并给出合适的延期乳房重建术式选择。然而，在某些特殊情况，比如局部晚期乳腺癌患者，术后辅助治疗方案尚不确定，或术后需要放疗，一些外科医生倾向于推迟重建手术。延期乳房重建的挑战在于恢复乳房皮肤囊袋，下垂感，乳头乳晕复合体及下皱襞的自然外观。

延期－即刻乳房重建

近来提出的"延期－即刻乳房重建"概念是指保留一个皮肤囊袋以保持即刻乳房重建的皮肤优势而避免术后放疗带来的影响和不确定性。组织扩张器即刻乳房重建在第一期完成，后期再实施永久假体植入或自体皮瓣填充。

重建技术

基于植入物的乳房重建

外科技术的进步及植入物（implant，假体）制造水平的提高推进了假体相关乳房重建的开展，其主要优势是较短的手术时间，无供区损伤，恢复时间短。但是假体并非终生性医疗装置，需要告知患者有关二次乳腺手术和假体相关并发症的信息。

● 一步法假体乳房重建

—直接植入永久性假体

如果外科医生病例和假体类型选择恰当，这大概是最简单有效的即刻重建术式。术前测量和术中假体模具大小测量器（sizer）的使用更有益于选择较满意的假体。很多外科医生偏好选择解剖型凝胶假体。假体可植入完整的或部分肌肉下腔隙。胸大肌是假体的主要被覆物，但亦可解剖胸小肌和前锯肌及其筋膜来覆盖。人造网织物或脱细胞真皮基质也被用来包裹或覆盖假体。

—可调节假体

一些制造商提供一种可调节假体，表层为硅凝胶假体，内层为充注盐水的囊。不同类型假体其硅凝胶和盐水的构成比不同。其植入方式基本上与永久性假体类似，唯有一个可移除的注射壶需要置于皮下层。

- 二步法（扩张器-假体）假体乳房重建

第一步将组织扩张器植入肌肉下腔隙，扩张器充注少量生理盐水。注射壶可置于扩张器表面或远离扩张器的地方。通常术后 1～2 周开始扩张，每几周一次一直持续至到达容量上限，某些扩张器可扩张超过上限 10%～20%。通常选择比永久假体容量略大的组织扩张器。扩张器置换为永久假体的手术可于术后 4～12 个月进行，具体视术后治疗的情况而定。特殊情况下，譬如治疗期延长、化疗延长或妊娠期乳腺癌，置换手术可于 1 年后进行。因外科医生在二次手术时可调整假体形状和规格，二步法重建可能在下垂感、对称性方面效果更好，但是也带来费用较高、治疗周期较长及患者需要至少两次手术的缺点。

自体组织乳房重建

如有供区可供选择时，通过恰当的选择和合适的技术，自体组织重建可获得更自然的外观和手感。其更适合于大多数放疗后胸壁萎缩患者，同时对于局部晚期乳腺癌手术的创面缺损覆盖也是一个适当的选择。自体组织乳房重建有以下多种术式：

- 腹部皮瓣

—带蒂 TRAM 皮瓣（transverse rectus abdominis musculocutaneous flap，横行腹直肌肌皮瓣）

带蒂 TRAM 皮瓣是第一个用于乳房重建的皮瓣。皮瓣来自下腹壁组织及其供血血管——源于穿过腹直肌的腹壁上血管。血管组织蒂可以是双侧或单侧（同侧或对侧）。除了为数不多的诸如部分脂肪坏死、腹壁薄弱等并发症，带蒂 TRAM 皮瓣被认为是可靠而有效的自体组织瓣。其改良皮瓣获取方法为保留肌肉 TRAM 皮瓣，以保护腹直肌前鞘或腹直肌。

—游离 TRAM 皮瓣

其供区与带蒂 TRAM 皮瓣基本类似，腹直肌及肌鞘，连同其血管穿支和皮瓣予以解剖游离。皮瓣依赖于腹壁下动脉血管穿支供血，需要显微血管吻合手术来建立转移皮瓣的血供。

—DIEP（deep inferior epigastric perforator，腹壁下动脉穿支）皮瓣

皮瓣来自下腹壁的皮肤脂肪组织瓣，仅由 1 支或少数几支源自腹壁下动脉的血管穿支供血。游离解剖血管穿支时需要劈开全层腹直肌及其前鞘，随后予以缝合保留。腹壁强度几乎不会改变，腹壁疝的风险极小。但是，此术式需要熟练掌握皮瓣游离和显微血管吻合技术。术前 3D CT 血管造影或多普勒超声定位血管穿支可有效提高成功率，明显缩短手术时间。内乳动静脉和胸背动静脉是常见的受区血管。

—SIEA（superficial inferior epigastric artery，腹壁浅动脉）皮瓣

如果在术前成像或术中解剖时能予以辨别、游离，SIEA 可作为皮瓣血供的另一选择。然而这一血管通常太细，不足以供应整个皮瓣的血供。

- 背阔肌皮瓣

—传统背阔肌皮瓣

背阔肌皮瓣通常是基于胸背血管的带蒂皮瓣，具有粗壮和可靠的血供，即使在放疗后的患者中亦然。背阔肌表面的脂肪和皮肤可一并切取。血清肿（seroma）是供区最常见的并发症。

—扩大背阔肌皮瓣

是传统背阔肌皮瓣的演变术式，包括背阔肌边界以外的脂肪皮肤组织。技术上与传统皮瓣无显著不同，血供来自相同的血管蒂，但血清肿形成可能更常见。远期容量萎缩和肩关节功能受损是该皮瓣的局限之处。

- 其他皮瓣

其他供区组织皮瓣转移通常需要显微外科吻合，如臀下或臀上动脉皮瓣，横行上股薄肌肌皮瓣。这些皮瓣可作为备选皮瓣，特别是在腹部皮瓣或背阔肌皮瓣转移未达最佳效果或者存在禁忌时。

某些情况下联合自体皮瓣转移和假体重建能获得更好的效果。

特殊考虑

对侧手术

进行对侧手术有许多优点，特别是可以调整双侧对称性，对于同期发现的可疑肿物可以明确组织病理诊断。对侧手术可帮助外科医生调整对侧乳房大小和形态，更重要的是在保留乳头乳晕全乳切除术或保乳手术时可以调整对侧乳头位置。对侧手术可以与重建手术同步进行，也可在再造乳房形态定型后延期进行。其术式很多，包括单纯乳房上提固定术、缩乳固定术、隆乳成形术等。

缩减皮肤全乳切除术

缩减皮肤全乳切除术可用于乳房肥大的需行全乳切除术而欲再造一个较小乳房的患者。多余的皮肤可修成真皮，用作假体重建的被覆囊袋。这种情况下，通常同时进行对侧缩乳成形术。

脱细胞真皮基质经验

• 脱细胞真皮基质（acellular dermal matrix，ADM）主要应用于一步法假体重建手术（直接假体植入重建）中。作为假体囊袋（主要是下侧和外侧）的一部分，其可强化固定假体于适当的位置，同时带来轻微自然下垂的外观。近来，很多拓宽 ADM 适应证、有关其安全性和并发症的临床试验正在进行。

假体修正

假体乳房重建术后包膜挛缩的发生率要高于假体隆乳术，特别是在接受了放疗的患者。修正手术包括单纯包膜切开或包膜切除术。如果挛缩严重，患者可能需要自体组织瓣来替换或覆盖假体。包膜切开术通常行放射状或环形切开，以松解挛缩的包膜。

病例展示（病例 1 ～ 31）

推荐阅读

1. Algaithy ZK, Petit JY, Lohsiriwat V, Maisonneuve P, Rey PC, Baros N, Lai H, Mulas P, Barbalho DM, Veronesi P, Rietjens M (2012) Nipple sparing mastectomy: can we predict the factors predisposing to necrosis? Eur J Surg Oncol 38(2):125–129

2. Barreau-Pouhaer L, Le MG, Rietjens M, Arriagada R, Contesso G, Martins R, Petit JY (1992) Risk factors for failure of immediate breast reconstruction with prosthesis after total mastectomy for breast cancer. Cancer 70(5):1145–1151

3. De Lorenzi F, Rietjens M, Soresina M, Rossetto F, Bosco R, Vento AR, Monti S, Petit JY (2010) Immediate breast reconstruction in the elderly: can it be considered an integral step of breast cancer treatment? The experience of the European Institute of Oncology, Milan. J Plast Reconstr Aesthet Surg 63(3):511–515

4. De Lorenzi F, Lohsiriwat V, Barbieri B, Rodriguez Perez S, Garusi C, Petit JY, Galimberti V, Rietjens M (2012) Immediate breast reconstruction with prostheses after conservative treatment plus intraoperative radiotherapy. Long term esthetic and oncological outcomes. Breast 21(3):374–379

5. Didier F, Arnaboldi P, Gandini S, Maldifassi A, Goldhirsch A, Radice D, Minotti I, Ballardini B, Luini A, Santillo B, Rietjens M, Petit JY (2012) Why do women accept to undergo a nipple sparing mastectomy or to reconstruct the nipple areola complex when nipple sparing mastectomy is not possible? Breast Cancer Res Treat 132(3):1177–1184

6. Garusi C, Lohsiriwat V, Brenelli F, Galimberti VE, De Lorenzi F, Rietjens M, Rossetto F, Petit JY (2011) The value of latissimus dorsi flap with implant reconstruction for total mastectomy after conservative breast cancer surgery recurrence. Breast 20(2):141–144

7. Lohsiriwat V, Martella S, Rietjens M, Botteri E, Rotmensz N, Mastropasqua MG, Garusi C, De Lorenzi F, Manconi A, Sommario M, Barbieri B, Cassilha M, Minotti I, Petit JY (2012) Paget's disease as a local recurrence after nipple-sparing mastectomy: clinical presentation, treatment, outcome, and risk factor analysis. Ann Surg Oncol 19(6):1850–1855

8. Lohsiriwat V, Rotmensz N, Botteri E, Intra M, Veronesi P, Martella S, Garusi C, De Lorenzi F, Manconi A, Lomeo G, Rietjens M, Schorr M, Kneubil MC, Petit JY (2013) Do clinicopathological features of the cancer patient relate with nipple areolar complex necrosis in nipple-sparing mastectomy? Ann Surg Oncol 20(3):990–996

9. Petit JY, Rietjens M, Garusi C, Capko D (1996) Primary and secondary breast reconstruction with special emphasis on the use of prostheses. Recent Results Cancer Res 140:169–175

10. Petit JY, Rietjens M, Contesso G, Bertin F, Gilles R (1997) Contralateral mastoplasty for breast reconstruction: a good opportunity for glandular exploration and occult carcinomas diagnosis. Ann Surg Oncol 4(6):511–515

11. Petit JY, Rietjens M, Ferreira MA, Montrucoli D, Lifrange E, Martinelli P (1997) Abdominal sequelae after pedicled TRAM flap breast reconstruction. Plast Reconstr Surg 99(3):723–729

12. Petit JY, Le M, Rietjens M, Contesso G, Lehmann A, Mouriesse H (1998) Does long-term exposure to gel-filled silicone implants increase the risk of relapse after breast cancer? Tumori 84(5): 525–528

13. Petit J, Rietjens M, Garusi C (2001) Breast reconstructive techniques in cancer patients: which ones, when to apply, which immediate and long term risks? Crit Rev Oncol Hematol 38(3):231–239

14. Petit JY, Gentilini O, Rotmensz N, Rey P, Rietjens M, Garusi C, Botteri E, De Lorenzi F, Martella S, Bosco R, Khuthaila DK, Luini A (2008) Oncological results of immediate breast reconstruction: long term follow-up of a large series at a single institution. Breast Cancer Res Treat 112(3):545–549

15. Petit JY, Veronesi U, Orecchia R, Rey P, Martella S, Didier F, Viale G, Veronesi P, Luini A, Galimberti V, Bedolis R, Rietjens M, Garusi C, De Lorenzi F, Bosco R, Manconi A, Ivaldi GB, Youssef O (2009) Nipple sparing mastectomy with nipple areola intraoperative radiotherapy: one thousand and one cases of a five years experience at the European institute of oncology of Milan (EIO). Breast Cancer Res Treat 117(2):333–338

16. Petit JY, Veronesi U, Lohsiriwat V, Rey P, Curigliano G, Martella S, Garusi C, De Lorenzi F, Manconi A, Botteri E, Didier F, Orecchia R, Rietjens M (2011) Nipple-sparing mastectomy–is it worth the risk? Nat Rev Clin Oncol 8(12):742–747

17. Petit JY, Rietjens M, Lohsiriwat V, Rey P, Garusi C, De Lorenzi F, Martella S, Manconi A, Barbieri B, Clough KB (2012) Update on breast reconstruction techniques and indications. World J Surg 36(7):1486–1497

18. Rey P, Martinelli G, Petit JY, Youssef O, De Lorenzi F, Rietjens M, Garusi C, Giraldo A (2005) Immediate breast reconstruction and high-dose chemotherapy. Ann Plast Surg 55(3):250–254

19. Rietjens M, De Lorenzi F, Veronesi P, Youssef O, Petit JY (2003) Recycling spare tissues: splitting a bipedicled TRAM flap for reconstruction of the contralateral breast. Br J Plast Surg 56(7): 715–717

20. Rietjens M, De Lorenzi F, Venturino M, Petit JY (2005) The suspension technique to avoid the use of tissue expanders in breast reconstruction. Ann Plast Surg 54(5):467–470

21. Rietjens M, De Lorenzi F, Manconi A, Lanfranchi L, Teixera Brandao LA, Petit JY (2008) 'Ilprova', a surgical film for breast sizers: a pilot study to evaluate its safety. J Plast Reconstr Aesthet Surg 61(11):1398–1399

22. Rietjens M, De Lorenzi F, Rossetto F, Brenelli F, Manconi A, Martella S, Intra M, Venturino M, Lohsiriwat V, Ahmed Y, Petit JY (2011) Safety of fat grafting in secondary breast reconstruction after cancer. J Plast Reconstr Aesthet Surg 64(4):477–483

病例 1 · 即刻永久假体技术
保留皮肤全乳切除术

单侧重建

患者： 41 岁女性。

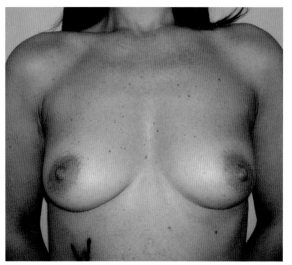

图 1.1 术前观。 乳房 I 度下垂，中等大小，对称

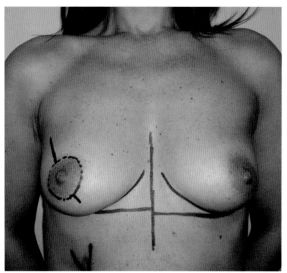

图 1.2 术前画线。 标记胸骨正中线和双侧乳房下皱襞。右乳包绕乳头乳晕复合体的放射状斜切口

诊断： 右乳浸润性导管癌。

手术过程：

肿瘤手术：右乳保留皮肤全乳切除术＋腋窝淋巴结清扫术。

重建手术：右侧即刻永久假体植入重建（直接假体植入）。

采用 270g 解剖型假体。

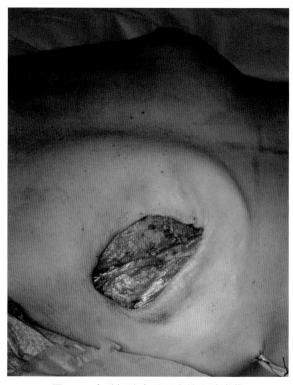

图 1.3 全乳切除术后形成的皮肤囊袋

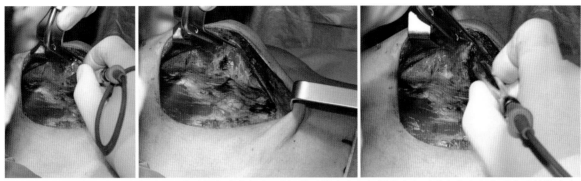

图 1.4、1.5 和 1.6　剥离胸大肌（内侧和下方肋骨起点离断）。肋间前动脉穿支仔细凝扎止血对避免出血和出现术后并发症十分关键

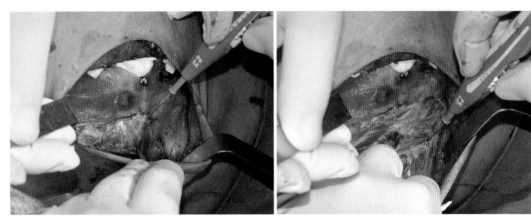

图 1.7 和 1.8　剥离前锯肌

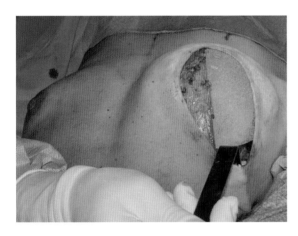

图 1.9　永久假体植入

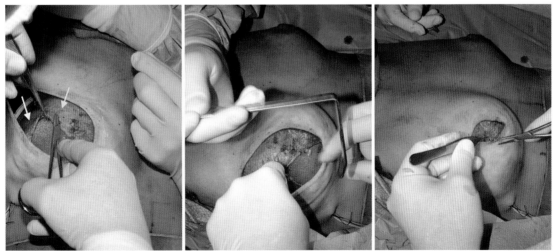

图 1.10、1.11 和 1.12　头侧观，将胸大肌和前锯肌缝合。不强制要求达到肌肉下完全覆盖，但在外上部分处，应将二者缝合以避免假体向腋窝移位。黄色箭头所指为胸大肌，白色箭头为前锯肌

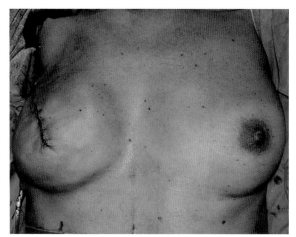

图 1.13   术毕即时效果

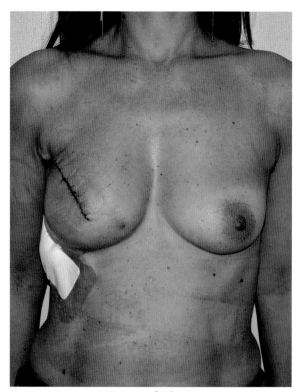

图 1.14   术后 7 天

病例 2

即刻永久假体技术
保留皮肤全乳切除术

双侧重建

患者：47 岁女性。

诊断：右乳导管内癌和左乳浸润性导管癌。

手术过程：

肿瘤手术：双侧保留皮肤全乳切除术（SSM）＋前哨淋巴结活检术（SLNB），切口选择外上放射状切口，包绕乳头乳晕复合体，前哨淋巴结活检亦经此切口进行。

重建手术：解剖胸大肌和前锯肌构成囊袋，双侧永久假体植入重建。

双侧均采用 390g 解剖型假体。

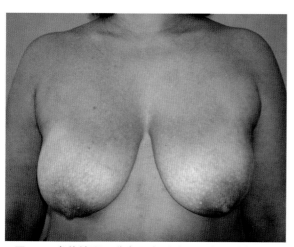

图 2.1　术前拍照。乳房Ⅲ度下垂，肥大，乳房对称

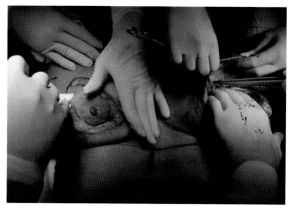

图 2.3　按术前标记同时开始双侧全乳切除术

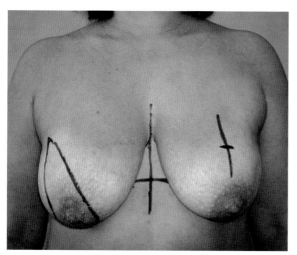

图 2.2　术前画线。标记胸骨正中线和双侧下皱襞。右侧根据外上肿瘤位置选择包绕乳头乳晕复合体的梭形切口。左乳切口位于同一区域

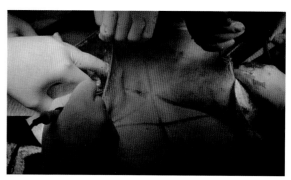

图 2.4　通过触诊确定全乳切除术的游离边界。避免过分游离逾越中线，以免产生医源性乳房连通

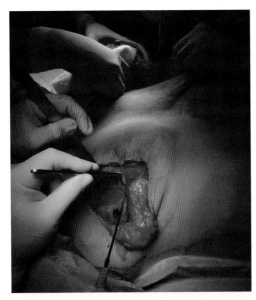

图 2.5 从右侧胸大肌外缘开始剥离，制作囊袋

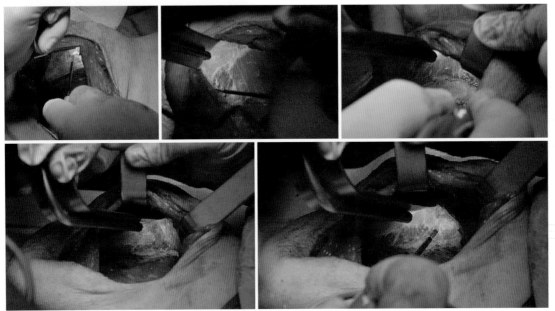

图 2.6、2.7、2.8、2.9 和 2.10 **制备胸大肌囊袋。**完全离断内侧和下侧肌肉起点以避免术后假体移位和明显收缩。皮下组织的显露（微黄色）表明肌肉已从肋骨附着点完全游离

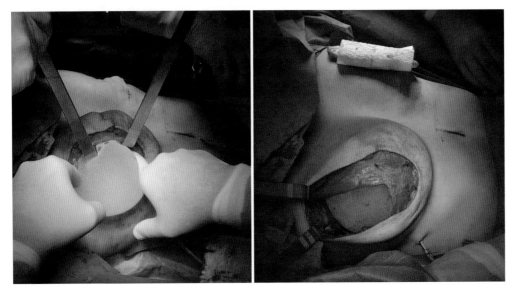

图 2.11 和 2.12 永久解剖型假体置于胸大肌下平面

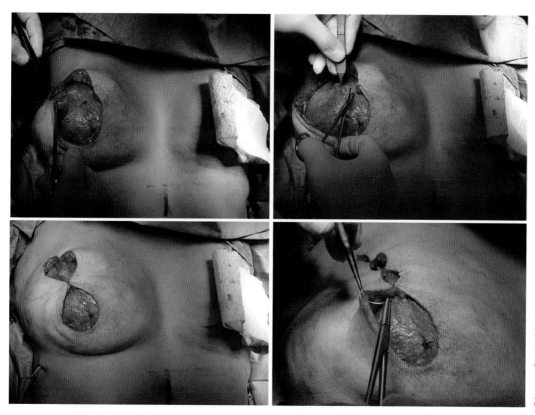

图 2.13、2.14、2.15 和
2.16 皮下缝合。肌肉
完全覆盖假体并非必
需。但应避免皮肤切口
直接位于假体表面，以
减少假体脱出的风险

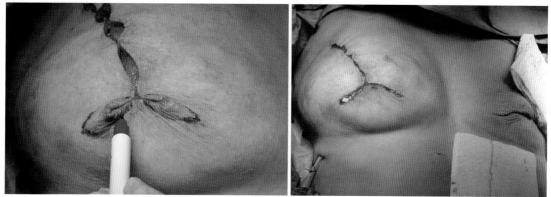

图 **2.17** 和 **2.18** 完成皮下缝合。出现"猫耳"征者，通过将多余皮肤去表皮化予以纠正

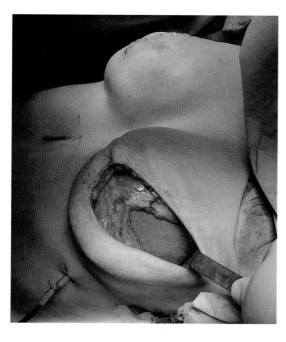

图 **2.19** 左乳肌肉下囊袋准备好后，置入假体

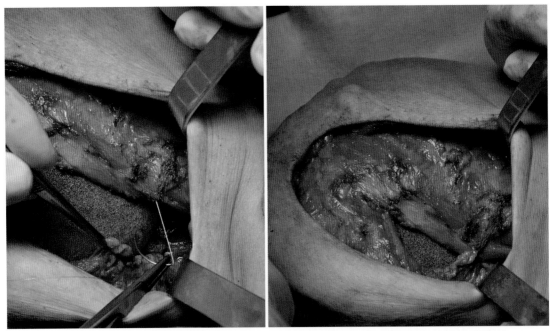

图 2.20 和 2.21　自外上部分往内下方向缝合胸大肌（图中内侧）和前锯肌（图中外侧）

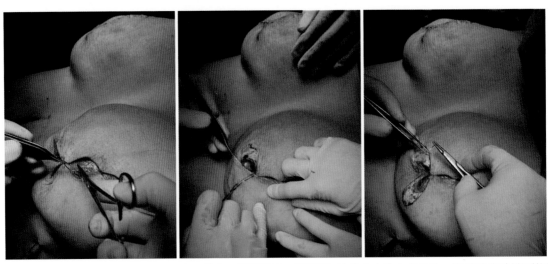

图 2.22、2.23 和 2.24　对侧同法处理，皮下缝合，猫耳纠正。"猫耳"处多余皮肤去表皮化，以维持皮肤被覆物厚度

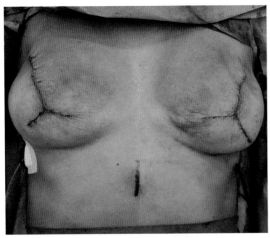

图 2.25　术毕即时观

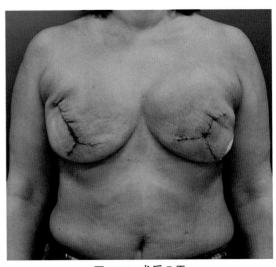

图 2.26　术后 7 天

病例 3

即刻永久假体技术
保留乳头乳晕全乳切除术

单侧重建

患者：50 岁女性。

诊断：左乳外上象限浸润性导管癌。

手术过程：

肿瘤手术：左侧保留乳头乳晕全乳切除术（nipple-sparing mastectomy，NSM）＋前哨淋巴结活检术

（sentinel lymph node biopsy，SLNB）。

取左乳外上象限放射状切口，NSM 和 SLNB 均经此切口进行。

重建手术：左侧永久假体植入即刻乳房重建（直接假体植入）。

采用 150g 解剖型假体。

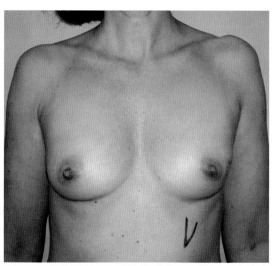

图 3.1　术前拍照。双侧乳房对称，B 罩杯，无下垂

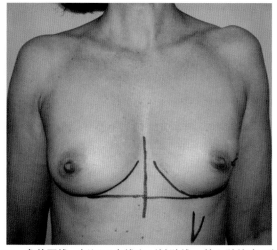

图 3.2　术前画线。标记正中线和下皱襞线，外上肿块表面切口

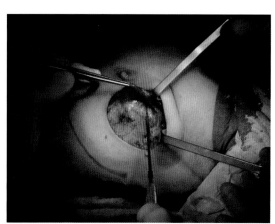

图 3.3　NSM 手术完成后，自外侧缘游离胸大肌开始重建手术

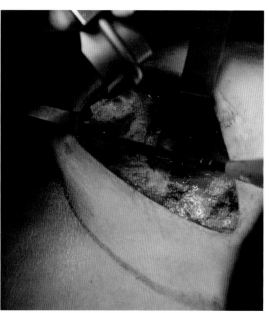

图 3.4　胸大肌下方部分自肋骨离断

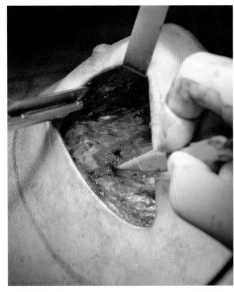

图 3.5　**胸大肌内侧起点自肋骨和胸骨处离断**。出现皮
下组织的浅黄色证实所有肌纤维已被离断

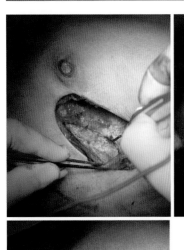 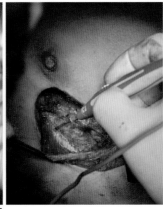 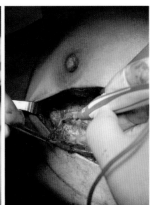

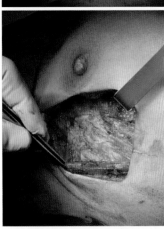

图 3.6、3.7、3.8 和 3.9　**剥离前锯肌**。将该肌肉自胸壁
前侧和内侧附着点游离提起

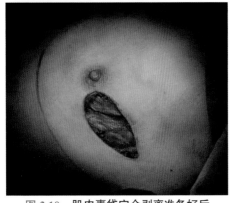

图 3.10　肌肉囊袋完全剥离准备好后

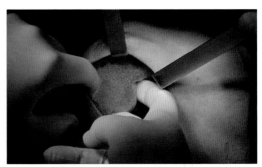

图 3.11　永久假体置入

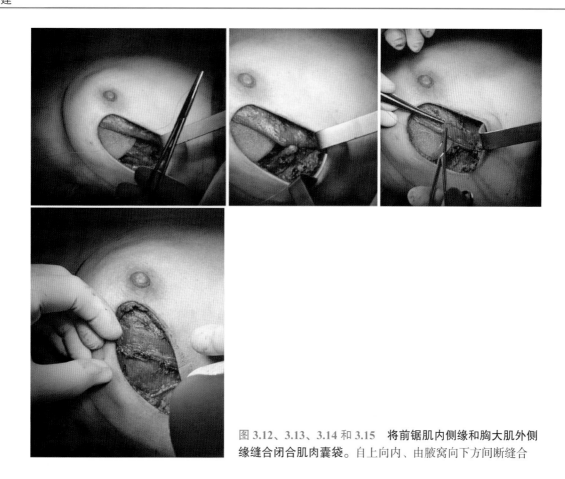

图 3.12、3.13、3.14 和 3.15　将前锯肌内侧缘和胸大肌外侧缘缝合闭合肌肉囊袋。自上向内、由腋窝向下方间断缝合

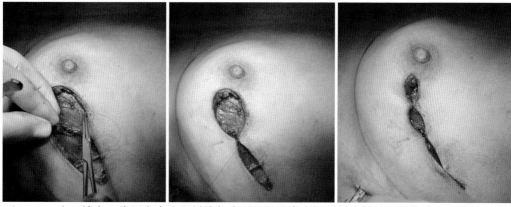

图 3.16、3.17 和 3.18　皮下缝合。将肌肉表面肌纤维与皮下组织及真皮深层缝合数针，以将乳头乳晕复合体固定于最自然的位置

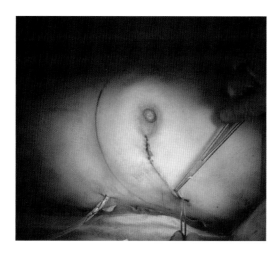

图 3.19　皮内连续缝合

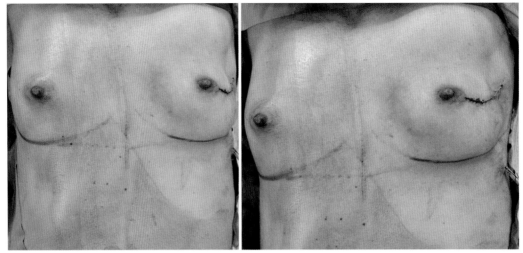

图 3.20 和 3.21　**术毕即时效果，正前位观和外侧位观**

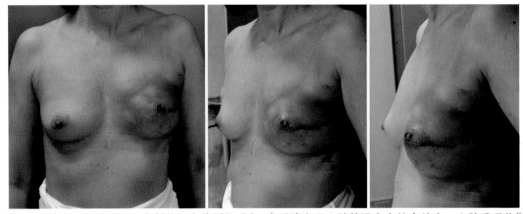

图 3.22、3.33 和 3.34　**术后 7 天（正面、左斜位和左外侧位观）**。术后除出现血肿外没有大的合并症，血肿重吸收期间皮瓣上可见色素沉着

病例 4

即刻永久假体技术
保留乳头乳晕全乳切除术

单侧重建＋对侧上提固定

患者：49 岁女性。

诊断：右乳浸润性导管癌。

手术过程：

肿瘤手术：保留乳头乳晕全乳切除术（NSM）＋前哨淋巴结活检术（SLNB）。

重建手术：右乳假体重建（直接假体植入），左乳上提固定术。

采用 520g 解剖型假体。

左乳上提固定术采用上方蒂，改良 Lejour 切口。

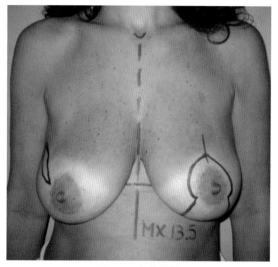

图 4.2　术前画线

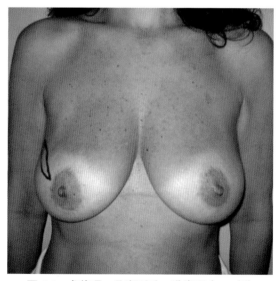

图 4.1　术前观。Ⅱ度下垂，乳房肥大、对称

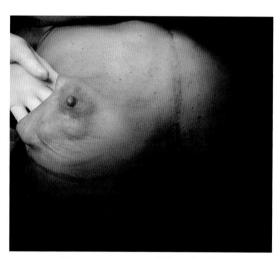

图 4.3　NSM 后形成的皮肤囊袋

17

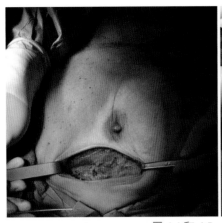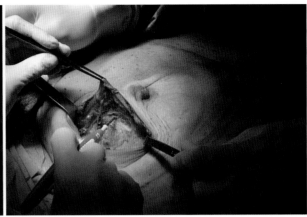

图 4.4 和 4.5   提起胸大肌外侧缘，开始分离

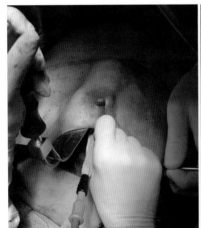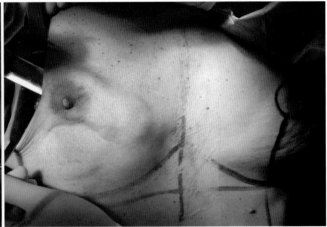

图 4.6 和图 4.7   从外面确认假体囊袋的游离边界

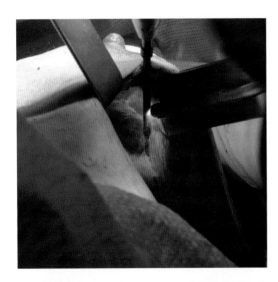

图 4.8   完全离断胸大肌的下方和内侧附着点

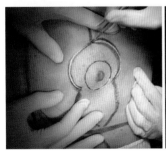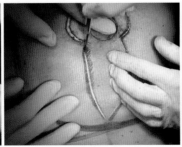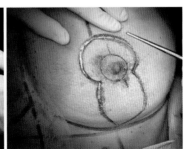

图 4.9、4.10 和 4.11   左乳上提固定术切口

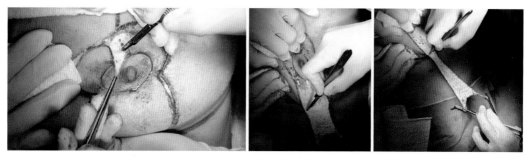

图 4.12、4.13 和 4.14　**去表皮化**。双交叉 Kocher 钳技术能使表皮皮瓣保持张力状态，便于去表皮化操作

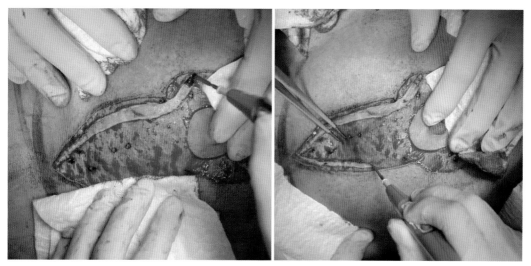

图 4.15 和图 4.16　从内侧和外侧翼切开真皮

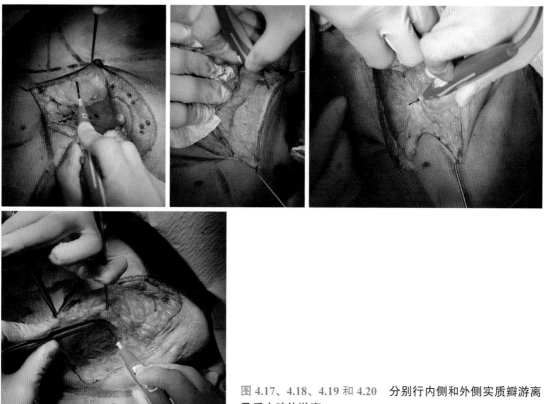

图 4.17、4.18、4.19 和 4.20　分别行内侧和外侧实质瓣游离及后方腺体游离

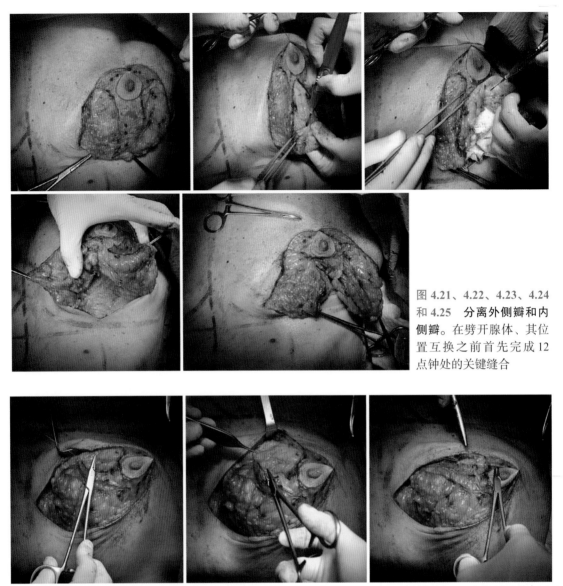

图 4.21、4.22、4.23、4.24 和 4.25　**分离外侧瓣和内侧瓣**。在劈开腺体、其位置互换之前首先完成 12 点钟处的关键缝合

图 4.26、4.27 和 4.28　**内侧瓣和外侧瓣插入**。内侧瓣缝合至上方腺体后表面，然后将外侧瓣置于内侧瓣的前面（交叉）

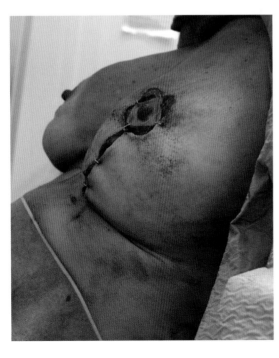

图 4.29　**检查乳房对称性**。在不对称时，需选择适当的假体

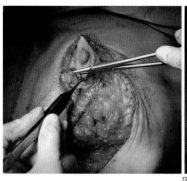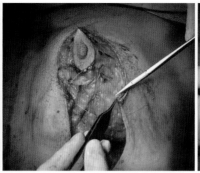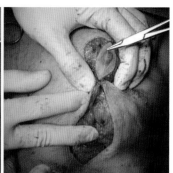

图 4.30、4.31 和 4.32　开始皮下缝合

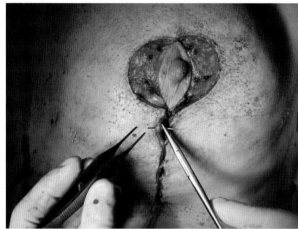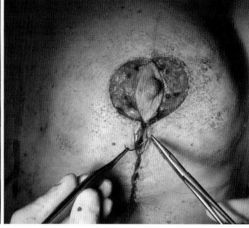

图 4.33 和 4.34　缝合垂直切口

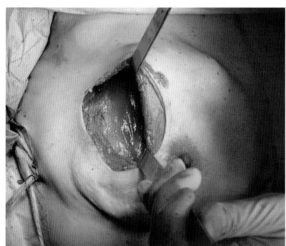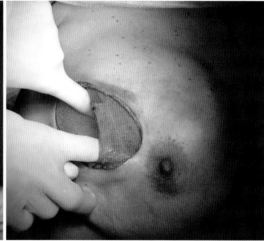

图 4.35 和 4.36　右乳永久假体置于胸肌下平面、前锯肌下

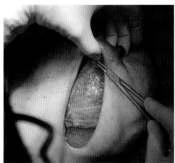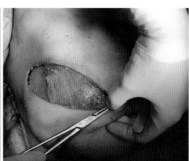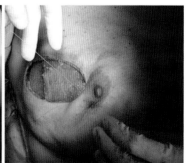

图 4.37、4.38 和 4.39　**乳晕背面缝至胸大肌。**乳头乳晕复合体固定的目的是避免术后乳头-乳晕复合体（NAC）移位，使其处在与左侧乳头对称的位置

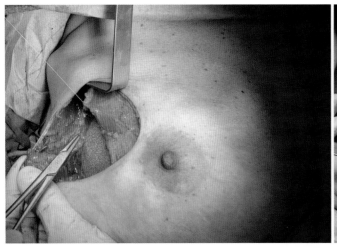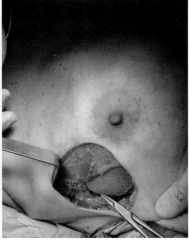

图 4.40 和 4.41　**闭合肌肉囊袋**。不强制要求完全闭合肌肉囊袋来覆盖整个假体。本例中假体外下象限未被覆盖

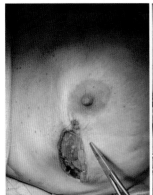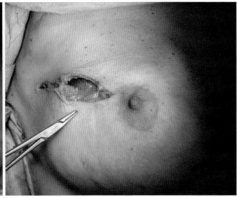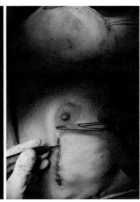

图 4.42、4.43 和 4.44 关闭皮肤切口

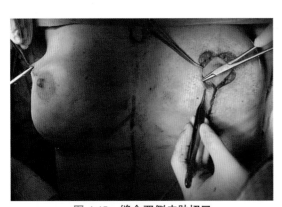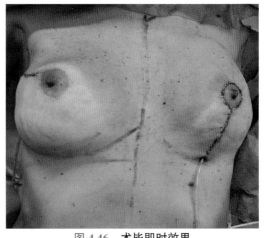

图 4.45　缝合双侧皮肤切口

图 4.46　术毕即时效果

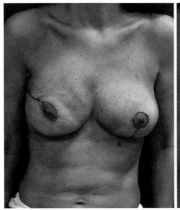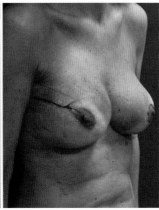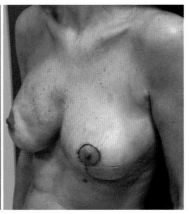

图 4.47　术后 8 天

病例 5

即刻永久假体技术
保留乳头乳晕全乳切除术

单侧重建＋对侧隆乳成形术

病例 62

患者： 47 岁女性，乳腺癌家族史。

诊断： 右上象限乳腺浸润性导管癌，既往行右乳象限切除术和前哨淋巴结活检术，切缘受累。

手术过程：

肿瘤手术：右侧保留乳头乳晕全乳切除术（NSM），取原象限切除术正上方放射状切口。

重建手术：右乳即刻永久假体重建。

采用 290g 解剖型假体。

左乳同步隆乳，采用 175g 圆形假体，下皱襞切口。

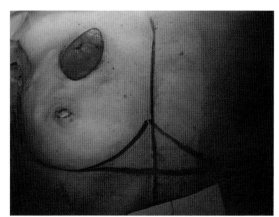

图 5.2　全乳切除术后即刻假体植入重建

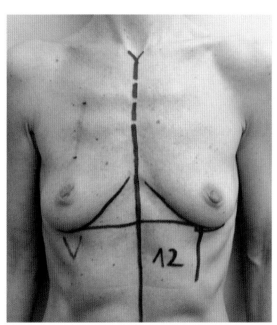

图 5.1　术前拍照、画线。乳房Ⅰ度下垂，小乳房，对称。既往右乳象限切除术，上象限瘢痕。标记中线和下皱襞

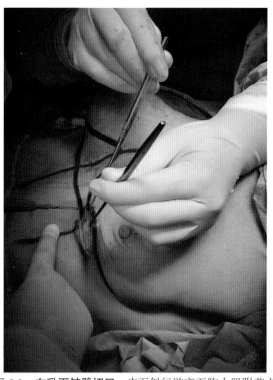

图 5.3　左乳下皱襞切口。皮下斜行游离至胸大肌附着点

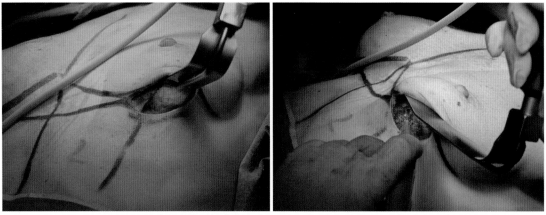

图 5.4 和 5.5　**自肋骨附着点离断胸大肌**。确认侧面边界后开始分离肌肉

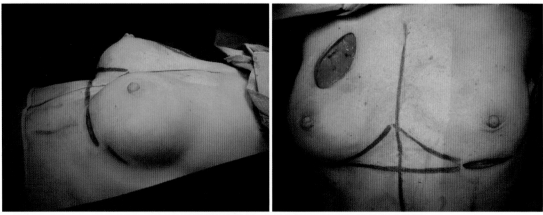

图 5.6 和 5.7　**测试假体置入后从侧面和正面检查乳房对称性**

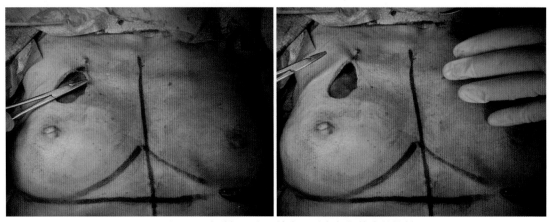

图 5.8 和 5.9　**右乳切口皮下缝合，避免与假体直接接触**

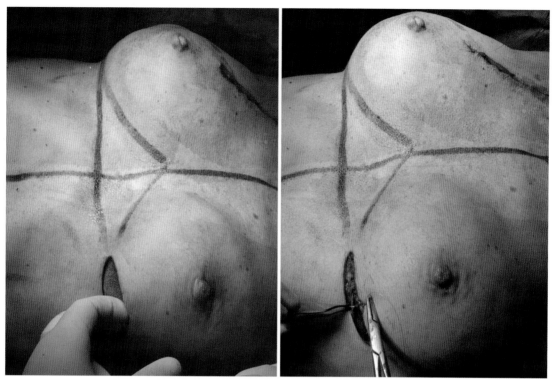

图 5.10 和 5.11　左侧置入永久假体，皮下缝合关闭切口。这是重要的一步，因为经下皱襞切口假体脱出风险高于经环乳晕切口

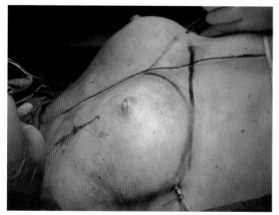

图 5.12　双侧切口皮内缝合

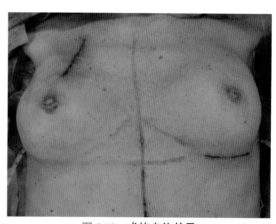

图 5.13　术毕坐位效果

病例 6

即刻永久假体技术
保留乳头乳晕全乳切除术

双侧重建

患者：31 岁女性，乳腺癌家族史。

诊断：右乳浸润性导管癌。

手术过程：

肿瘤手术：双侧保留乳头乳晕全乳切除术（NSM）。

右侧 NSM 和 SLNB 均经外上放射状切口完成，对乳头乳晕复合体行术中放疗。

左侧取外上放射状切口行预防性 NSM。

重建手术：双侧即刻永久假体乳房重建。

双侧均采用 295g 中剖面（moderate profile）解剖型假体。

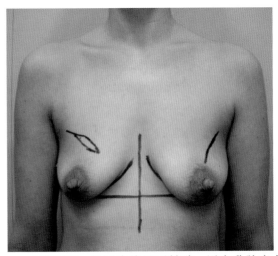

图 6.2 术前画线。标记中线和下皱襞。因右乳肿瘤大小 3cm，接受过新辅助化疗，根据其位置选择如图示右乳切口；取基本对应的左乳切口。首选放射状切口，以便于行全乳切除术和前哨淋巴结活检或腋窝淋巴结清扫术

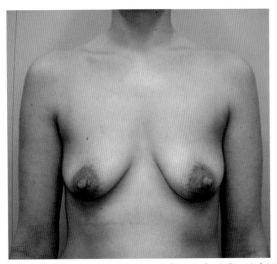

图 6.1 术前拍照。Ⅰ度下垂，小乳房，基本对称，左侧稍大于右侧

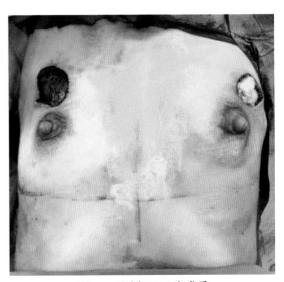

图 6.3 双侧 NSM 完成后

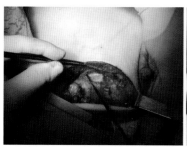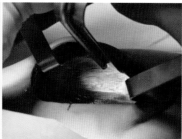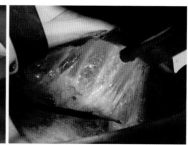

图 6.4、6.5 和 6.6　解剖分离肌肉下腔隙。提起胸大肌外侧缘开始往内、往下分离

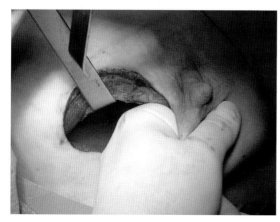

图 6.7　解剖分离肌肉下腔隙（续）。开始锐性解剖，但亦可用手指在腔隙上极行钝性分离。内侧胸大肌肋骨和胸骨柄附着点需用电刀来锐性离断

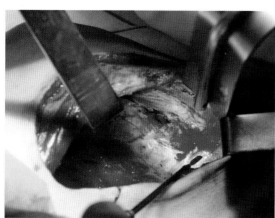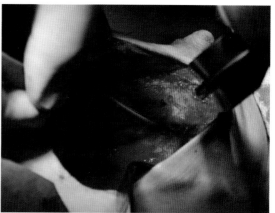

图 6.8 和 6.9　解剖分离肌肉下腔隙（续）。胸大肌内侧附着点的主要血管来自胸廓内血管穿支，下方血管来自前内侧肋间动脉穿支。图示为一出血血管

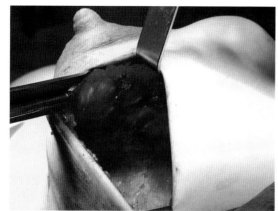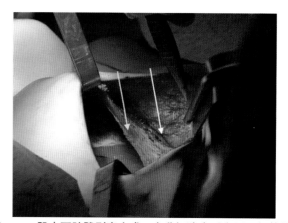

图 6.10　肌肉下腔隙剥离完成。胸大肌下建立的腔隙应达到术前画线的范围。下皱襞界限应予以特别关注。胸大肌下侧和内侧起点肌纤维应予以离断以避免术后因肌肉收缩而出现假体移位。应仔细检查确保止血（译者注：原文中"homeastasis"有误，应为 hemostasis 止血）

图 6.11　肌肉下腔隙剥离完成。全乳切除术后在置入假体前，应检查皮瓣活性，注意止血。黄色箭头所指为胸大肌，白色箭头所示为乳房下皱襞全乳切除术游离边界，位于肌肉前方

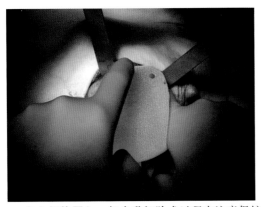

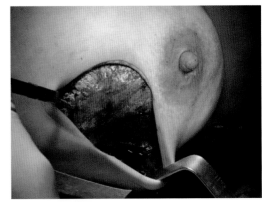

图 6.12   **永久假体置入。**如全乳切除术过程中注意保护了下皱襞，胸大肌保留在皮下组织上。缝合肌肉囊袋前检查解剖型假体的突起标志处于正确的位置，防止假体旋转

图 6.13   **关闭肌肉囊袋。**由上向下将胸大肌外侧缘与前锯肌缝合，有助于将假体固定于肌肉囊袋内，防止向外往腋窝移位

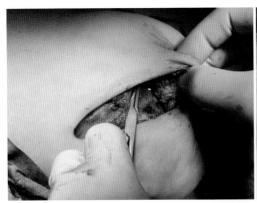

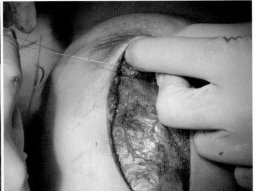

图 6.14 和 6.15   **定位乳头。**必要时可完全闭合肌肉囊袋。如果假体较大或已达到解剖外形则没有必要缝合其下段。将乳晕下组织缝合固定于胸大肌表面的正确位置可避免乳头乳晕复合体向外上移位

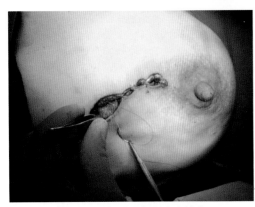

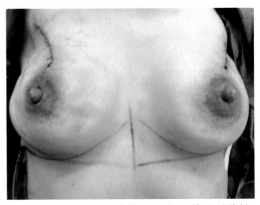

图 6.16   **皮下闭合后皮内缝合**

图 6.17   **术毕即时效果。**对侧如法进行。检查对称性，容量分布，修正下皱襞位置

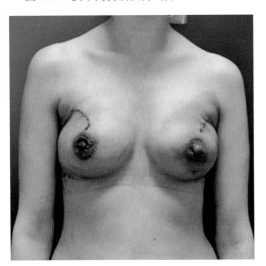

图 6.18   **术后 2 周效果**

病例 7

即刻永久假体技术
保留乳头乳晕全乳切除术

特殊情况

既往隆乳术后行单侧乳房重建+对侧隆乳术

患者：32 岁女性，乳腺癌家族史，10 年前行腺体下假体植入隆乳。

诊断：左乳浸润性导管癌。

手术过程：

肿瘤手术：左侧保留乳头乳晕全乳切除术（NSM）。

左侧 NSM 和 SLNB 均经内上放射状切口完成。

重建手术：左侧即刻永久假体乳房重建（直接假体植入），对侧胸肌下假体植入隆乳（双平面）。

左侧采用 295g 圆形中剖面假体，右侧采用圆形低剖面（low profile）100g 假体。

对称化手术过程中，右乳中良性肿块亦予以切除。

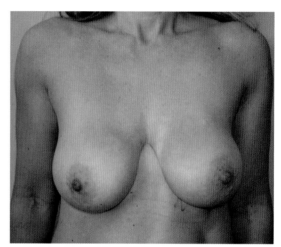

图 7.1　**术前拍照**。乳房中度下垂，中等大小、对称。双侧腺体下隆乳假体

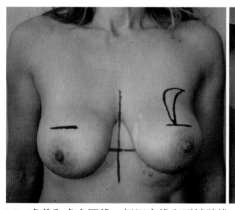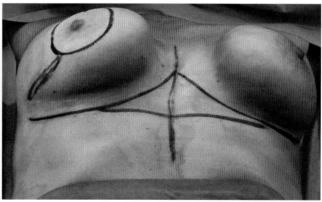

图 7.2 和 7.3　**术前和术中画线**。标记中线和下皱襞线。左乳根据肿瘤位置选择切口。双侧新的 NAC 位置亦予以标记。右乳选择环乳晕切口。右乳外下放射状标记线为良性可能的肿块位置

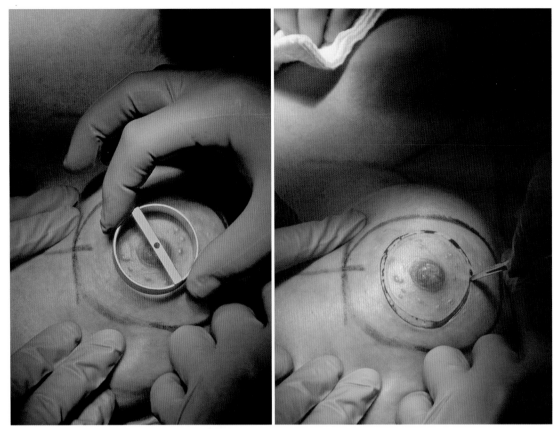

图 7.4 和 7.5　确定 NAC 直径后设计右乳环乳晕切口并标记

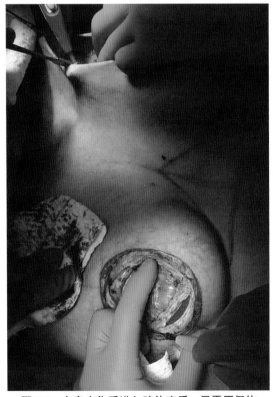

图 7.6　去表皮化后进入腺体实质，显露原假体

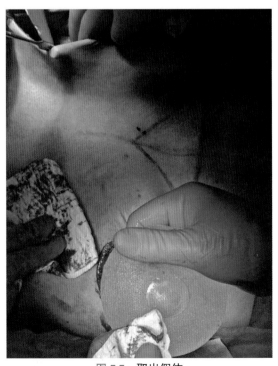

图 7.7　取出假体

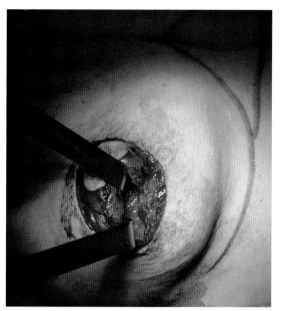

图 7.8　包膜及腺体下囊腔

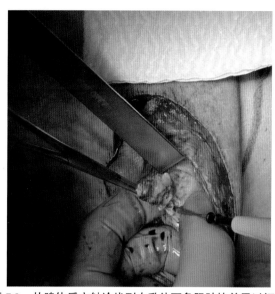

图 7.9　从腺体后方触诊找到右乳外下象限肿块并予以切除

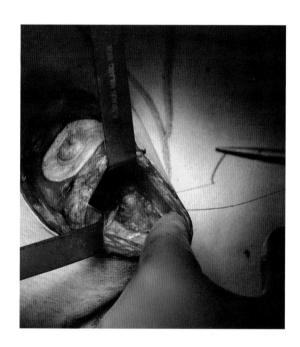

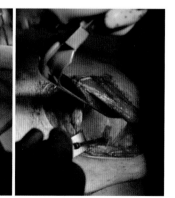

图 7.10　乳腺肿块切除后，闭合腺体残腔

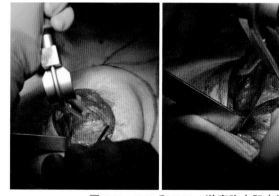

图 7.11、7.12 和 7.13　游离胸大肌内侧和下端肌肉附着点，建立肌肉下囊袋

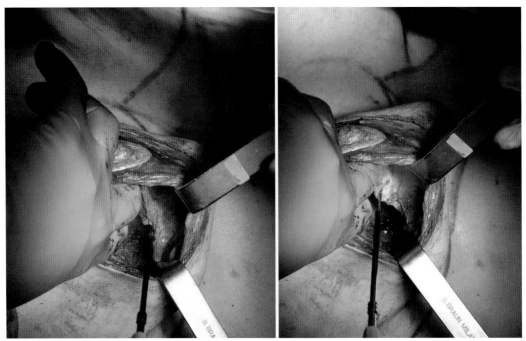

图 7.14 和 7.15　既往假体隆乳形成的腺体下囊袋（拉钩牵引所示）和新的肌肉下囊袋（术者手指伸入处）。随后在胸大肌表面行包膜切开术以减少肌肉下囊袋张力

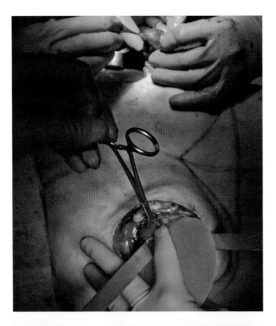

图 7.16　假体植入胸肌下

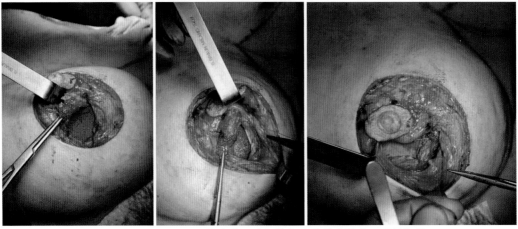

图 7.17、7.18 和 7.19　将胸大肌外侧缘与先前的囊缝合，覆盖假体

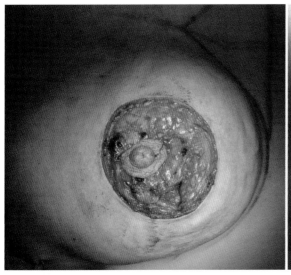
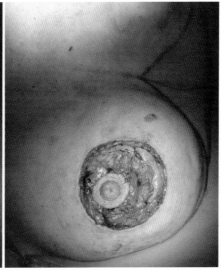

图 7.20 和 7.21　闭合腺体实质，皮下缝合

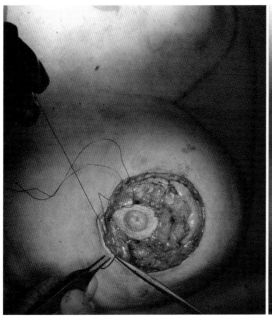
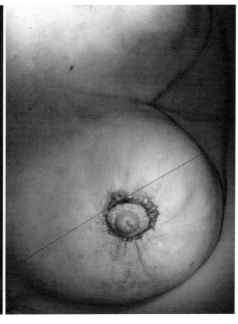

图 7.22 和 7.23　以 **3.0** 不可吸收线作环形荷包缝合

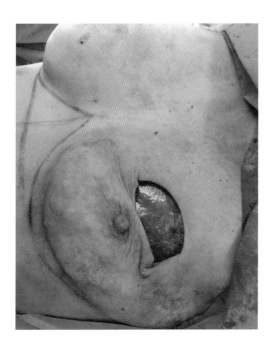

图 7.24　左乳 NSM 术后开始假体重建。之前的假体周围包膜囊保留于胸大肌表面，以利于假体覆盖

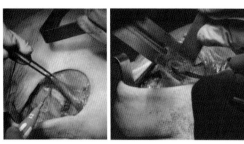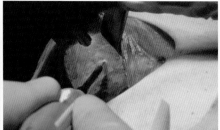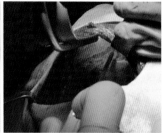

图 7.25、7.26、7.27 和 7.28　从外侧缘开始游离胸大肌，直至离断内侧和下端附着点

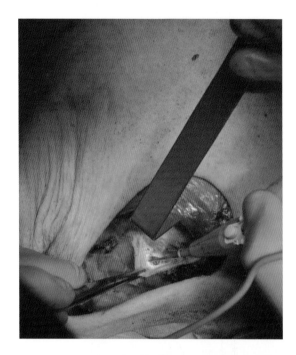

图 7.29　剥离前锯肌作为囊袋外侧部分

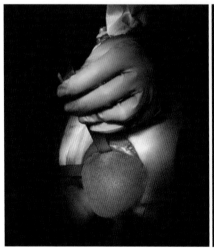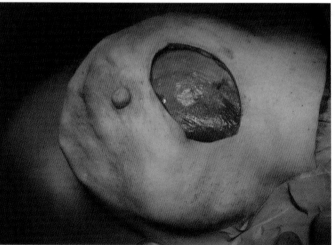

图 7.30 和 7.31　永久假体置入胸大肌和前锯肌下方

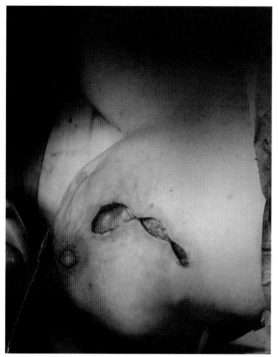

图 7.32　关闭皮下层

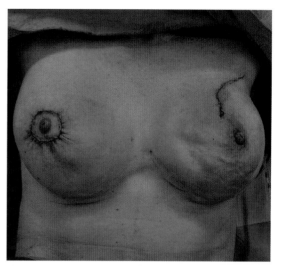

图 7.33　术毕即时观

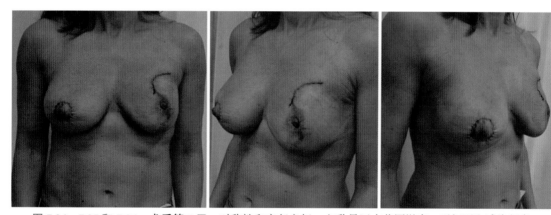

图 7.34、7.35 和 7.36　**术后第 7 天**。对称性和突起良好。左乳晕区小范围淤青，无坏死和感染征象

病例 8

即刻永久假体技术

保留乳头乳晕全乳切除术

特殊情况

缩减皮肤全乳切除术（单侧重建）

患者：46 岁女性。

诊断：左乳浸润性导管癌。

手术过程：

肿瘤手术：左侧保留皮肤全乳切除术（skin-sparing mastectomy，SSM）+腋窝淋巴结清扫术。

左侧 SSM 和腋窝淋巴结清扫均经倒 T 形切口完成。

重建手术：左侧即刻永久假体乳房重建。

采用 625g 低剖面、加长型解剖型假体。

该患者乳房肥大下垂，故适用缩减皮肤全乳切除术。多余的皮肤用作真皮瓣覆盖假体下缘。

右乳缩乳成形术采用上方蒂，倒 T 形切口，切除右乳下象限 1000g 腺体。

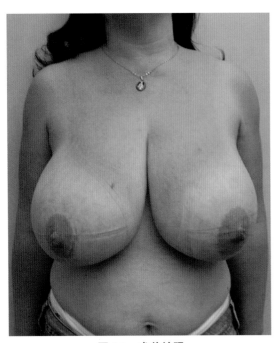

图 8.1　术前拍照

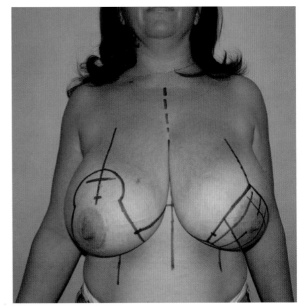

图 8.2　术前画线

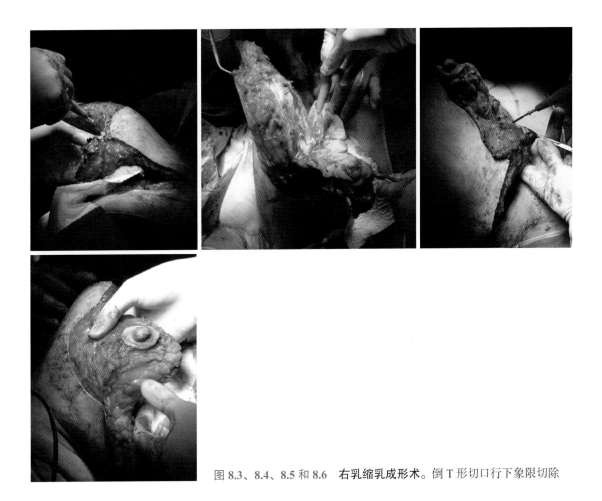

图 8.3、8.4、8.5 和 8.6　右乳缩乳成形术。倒 T 形切口行下象限切除

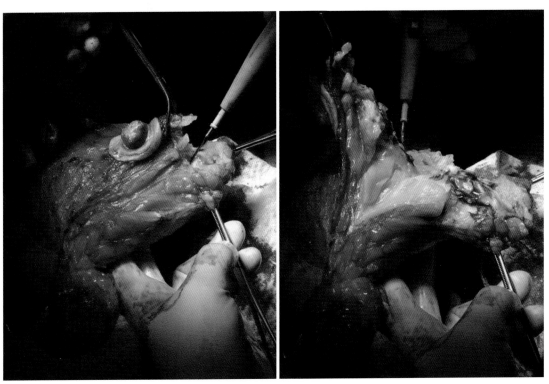

图 8.7 和 8.8　乳晕背面和中央部分切除

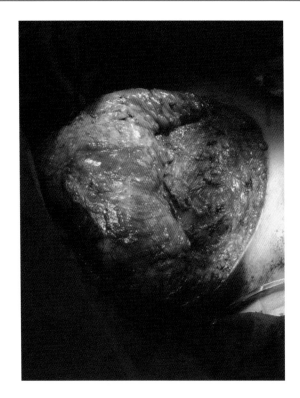

图 8.9　完成右乳减容切除（皮肤囊袋被翻转至上方）

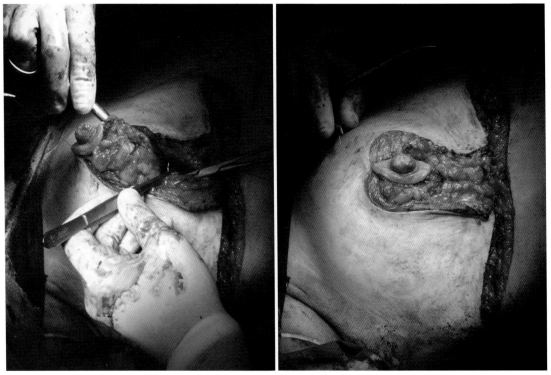

图 8.10 和 8.11　内侧瓣和外侧瓣，皮肤覆盖

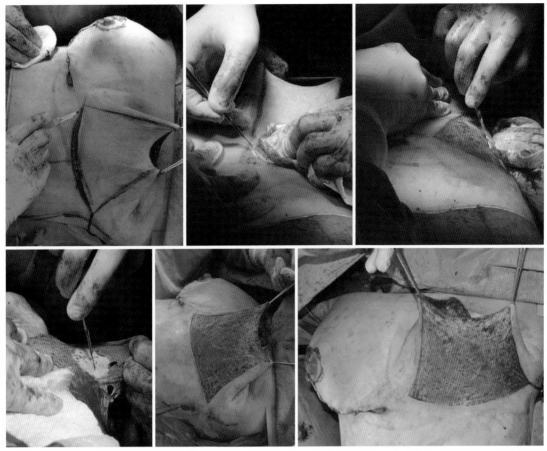

图 8.12、8.13、8.14、8.15、8.16 和 8.17　左乳全乳切除术后下方多余皮肤去表皮化。去表皮化小心操作，保留真皮及其血供

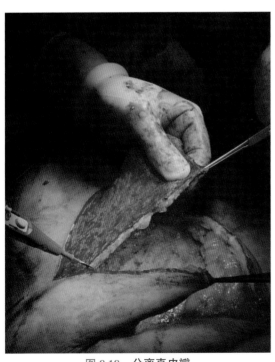

图 8.18　分离真皮瓣

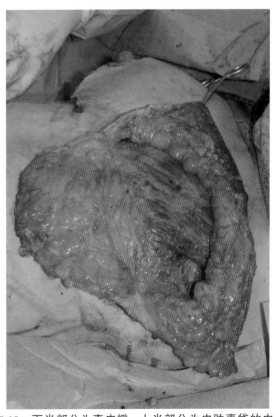

图 8.19　下半部分为真皮瓣，上半部分为皮肤囊袋的内侧、外侧（皮瓣和皮肤向外翻转）

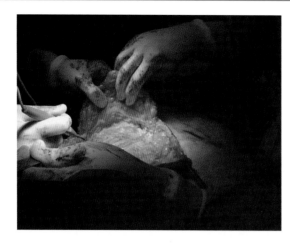

图 8.20　真皮瓣可额外剥离以增加其活动度

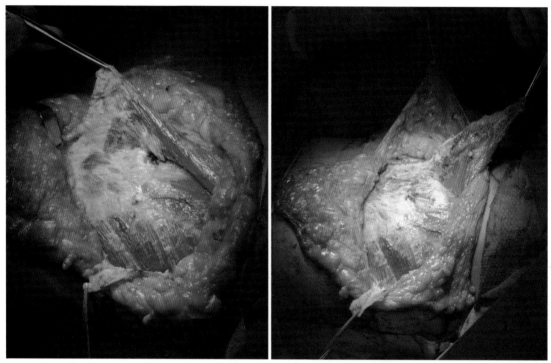

图 8.21 和 8.22　自起点分离胸大肌内侧和下侧部分

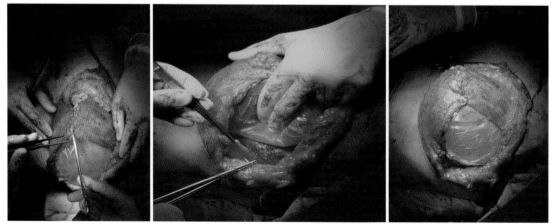

图 8.23、8.24 和 8.25　临时置入测试假体（sizer），临时闭合胸大肌和真皮瓣

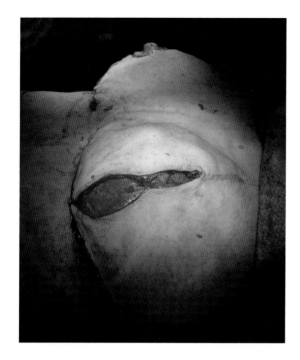

图 8.26　检查对称性

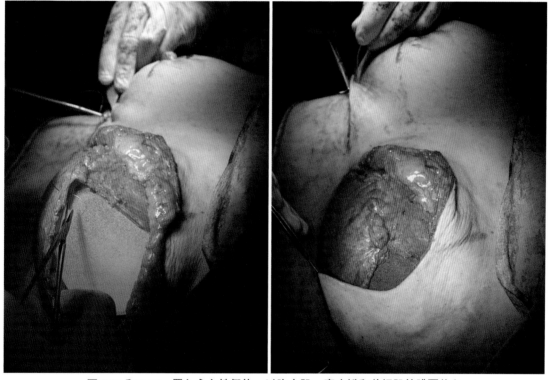

图 8.27 和 8.28　置入永久性假体，以胸大肌、真皮瓣和前锯肌筋膜覆盖之

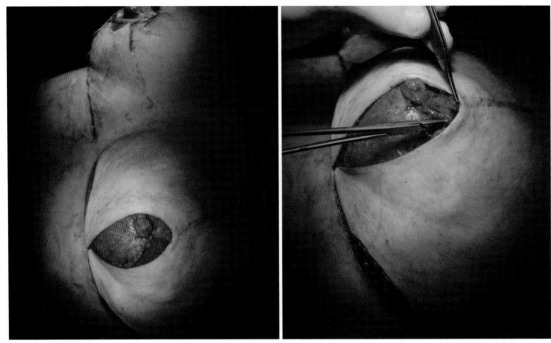

图 8.29 和 8.30　由于部分假体与切口直接接触，故有必要将肌瓣与皮缘缝合以避免假体外露

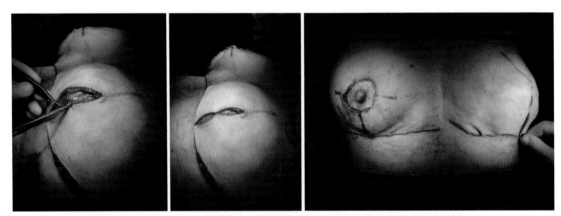

图 8.31、8.32 和 8.33　皮下缝合，部分缝线挂住肌肉，防止假体直接接触切口

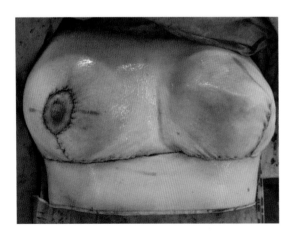

图 8.34　术毕即时观，大小和形态对称性良好

病例 9

即刻永久假体技术
延期永久假体

单侧重建

患者： 44 岁女性，无家族史。

诊断： 左乳浸润性导管癌。

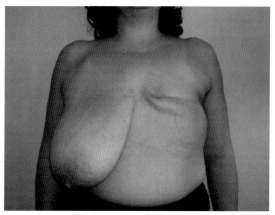

图 9.1　术前拍照。左乳全切，右乳肥大下垂

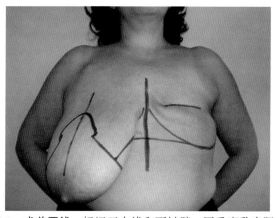

图 9.2　术前画线。标记正中线和下皱襞。因重度乳房肥大，故计划行倒 T 形切口和游离乳头乳晕复合体移植。标记左乳原切口瘢痕，以备术中切除

手术过程：

肿瘤手术：3 年前行左乳癌改良根治术（modified radical mastectomy，MRM）。

同一切口行腋窝淋巴结清扫术，未放疗。

重建手术：左侧延期永久假体乳房重建，右乳缩乳成形术＋游离乳头移植。

患者希望较小的乳房。

采用 490g 低剖面解剖型假体。

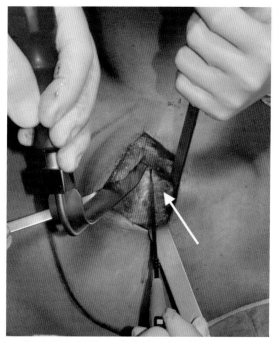

图 9.3　切除左胸壁原切口瘢痕后，确定并解剖胸大肌下方平面。白色箭头示肌肉旁边的纤维组织

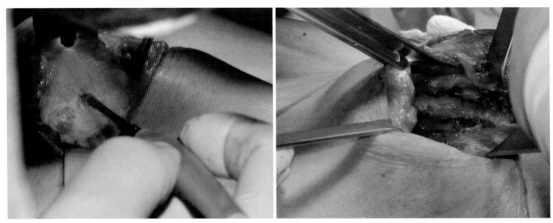

图 9.4 和 9.5   自内侧和下端肌肉起点离断胸大肌，肌肉下方建腔

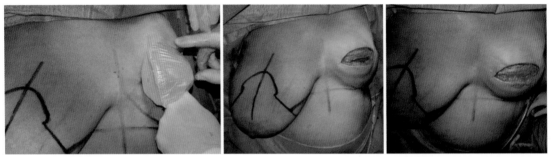

图 9.6、9.7 和 9.8   肌肉下方建腔完毕后，放入测试假体观察实际效果。随后植入 **490g** 低剖面解剖型永久假体，胸大肌被覆之。左侧胸壁未放疗，故永久假体是一合适选择

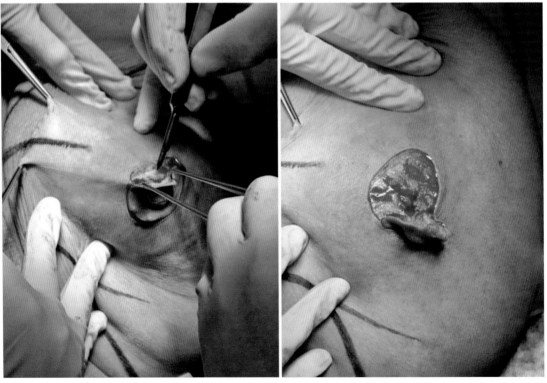

图 9.9 和 9.10   **乳头乳晕复合体切除术。**保障乳头乳晕复合体移植成活的关键是其厚度和宽度。对于大范围组织切除缩乳，采用游离移植而不是带蒂 NAC 可形成更好的重塑外形，但其缺点是可能导致 NAC 色素脱失和感觉缺失

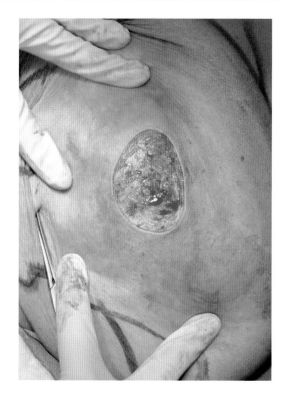

图 9.11　**完成乳头乳晕切除。**真皮深层予以保留

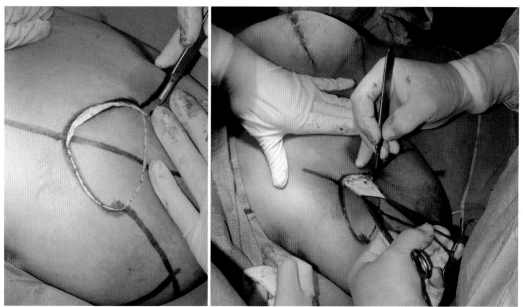

图 9.12 和 9.13　**按术前设计开始切皮、去表皮化**

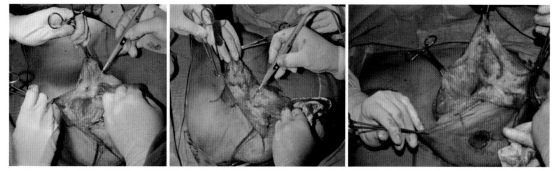

图 9.14、9.15 和 9.16　**下象限切除。**重要的是保证内侧和外侧部分皮瓣的皮肤腺体的最佳厚度，其厚度视乳腺实质成分而定。保留足够的真皮-腺体组织可避免皮肤缝合时存在张力。中间深部切除边缘形成的"龙骨"（倾斜面或斜坡）提供更佳的乳腺组织固定成形

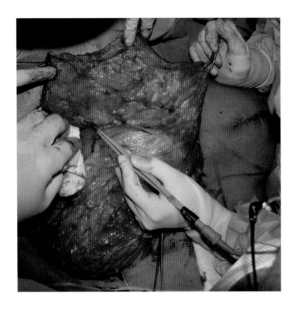

图 9.17　从胸大肌表面切除多余的乳腺实质

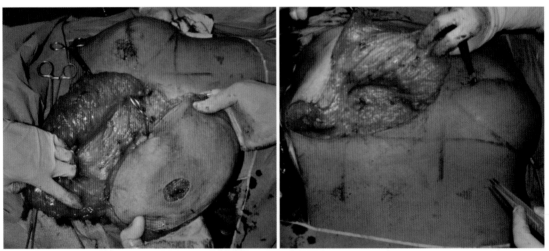

图 9.18 和 9.19　切除的乳腺组织重约 **850g**。确切止血

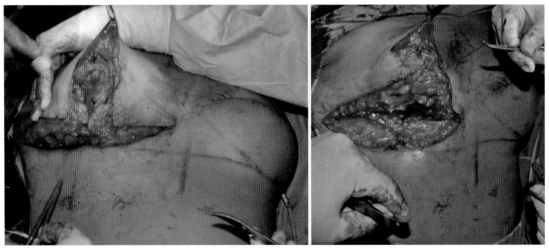

图 9.20 和 9.21　内侧和外侧瓣折叠拉拢。缝合腺体实质组织

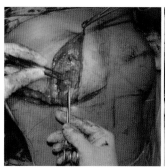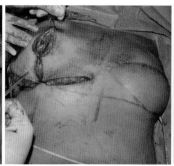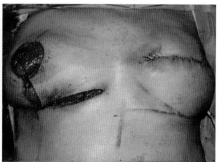

图 9.22、9.23 和 9.24　继续内外侧瓣缝合

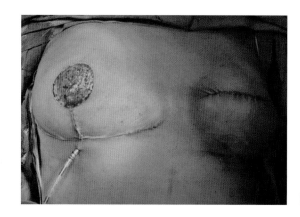

图 9.25　皮下组织及皮肤缝合

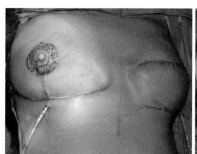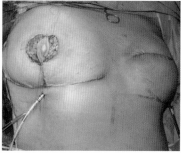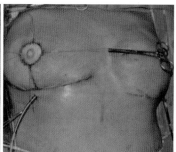

图 9.26、9.27 和 9.28　乳头乳晕复合体移植于受区，皮内缝合固定

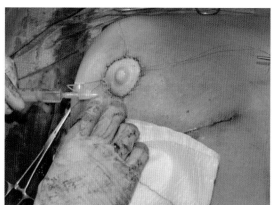

图 9.29　冲洗真皮与移植物之间的腔隙，清除血凝块和分泌物以利于移植物成活和血运重建

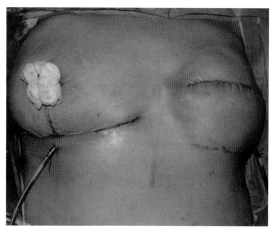

图 9.30　如图行 Brown 加压包扎

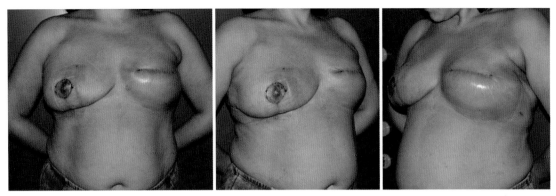

图 9.31、9.32 和 9.33　**术后 7 天效果。** NAC 移植后轻微部分坏死。双侧对称性和突起度良好

病例 10 组织扩张器技术
即刻重建

保留乳头乳晕全乳切除术

单侧重建

患者：47 岁女性。

诊断：右乳浸润性导管癌。

手术过程：

肿瘤手术：右乳保留乳头乳晕全乳切除术（nipple-sparing mastectomy，NSM）＋腋窝淋巴结清扫术。

因肿块接近皮肤，选择右乳下象限弧形切口。

重建手术：右乳即刻扩张器重建。

当切口位于下象限时，假体脱出风险较大，故选择扩张器而非永久性假体。扩张器容量 400ml，术中充注 60ml。

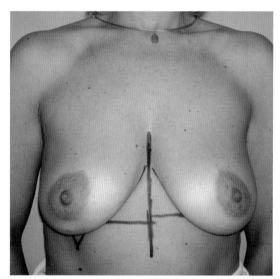

图 10.2　术前画线。标记中线和下皱襞

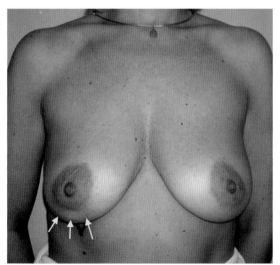

图 10.1　术前拍照。乳房 I 度下垂，中等大小，对称。箭头所指处示下象限肿瘤表面皮肤凹陷

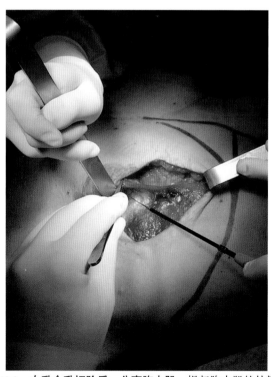

图 10.3　右乳全乳切除后，分离胸大肌。提起胸大肌的外侧缘

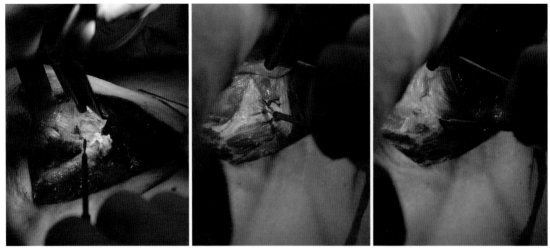

图 10.4、10.5 和 10.6   从内侧和下端起点处完全分离胸大肌

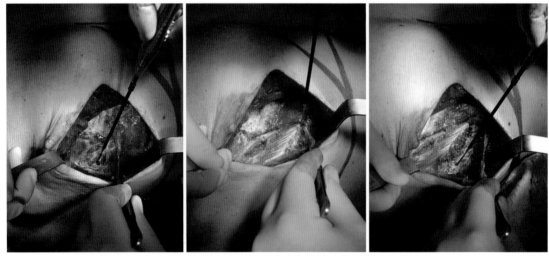

图 10.7、10.8 和 10.9   **剥离前锯肌**。自胸壁起点分离前锯肌，形成容纳扩张器外侧部分的囊袋。必须将扩张器完全包被于肌肉下囊袋内以提供适度扩张，避免扩张末期被覆组织过薄

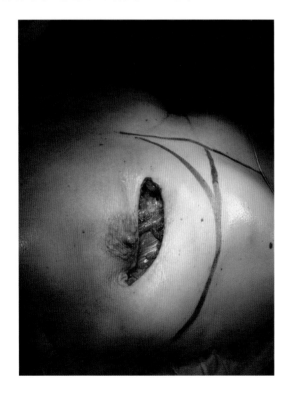

图 10.10   准备置入扩张器

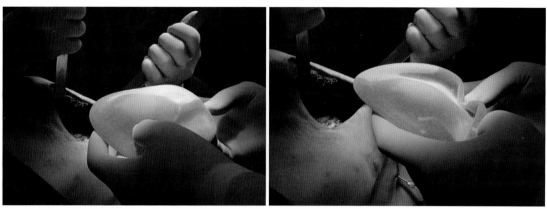

图 10.11 和 10.12　扩张器内充注 60ml 生理盐水。第一张图所示为错误的扩张器置入状态。第二张图所示为正确的置入状态，扩张器前部需折叠

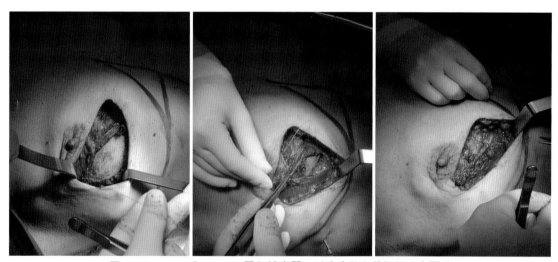

图 10.13、10.14 和 10.15　置入扩张器，以胸大肌和前锯肌完全覆盖

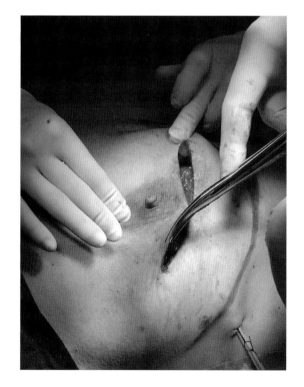

图 10.16　不健康的皮缘予以修剪

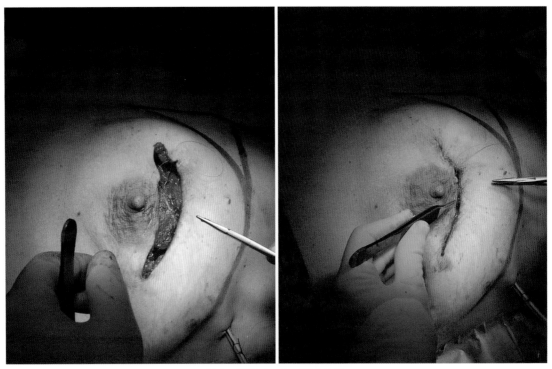

图 10.17 和 10.18　缝合皮肤

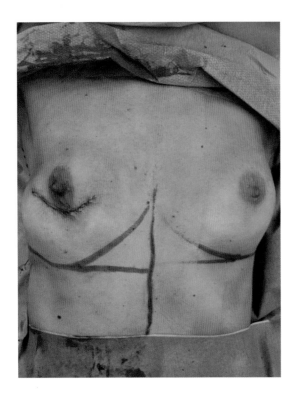

图 10.19　术毕即时效果

病例 11　组织扩张器技术

即刻重建

保留乳头乳晕全乳切除术

双侧重建（既往放疗侧应用脱细胞真皮基质）

患者：45 岁女性，*BRCA1* 基因突变阳性。
既往诊断：右乳浸润性导管癌。

既往手术过程：
肿瘤手术：4 年前右乳象限切除＋ SLNB ＋术后放疗。
本次手术过程：
肿瘤手术：双侧预防性 NSM。
重建手术：双侧扩张器重建。
双侧 400ml 容量扩张器，术中各充注 160ml 盐水。
因既往放疗史，右侧应用脱细胞真皮基质。
鉴于右乳接受过放疗，其 NSM 皮瓣和胸大肌血液灌注较弱，遂决定选择扩张器而非即刻永久性假体。

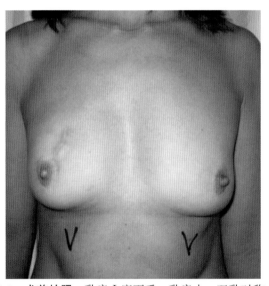

图 11.1　术前拍照。乳房 I 度下垂，乳房小，双乳对称，左侧乳房略大于右侧

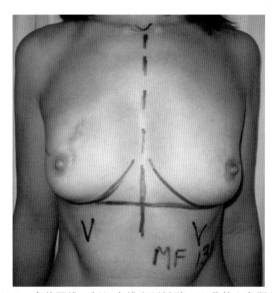

图 11.2　术前画线。标记中线和下皱襞。双乳外上象限放射状切口

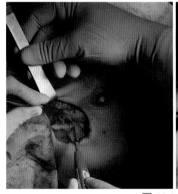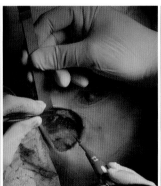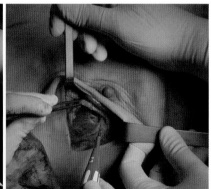

图 11.3、11.4 和 11.5　右乳 NSM 术后，剥离胸大肌

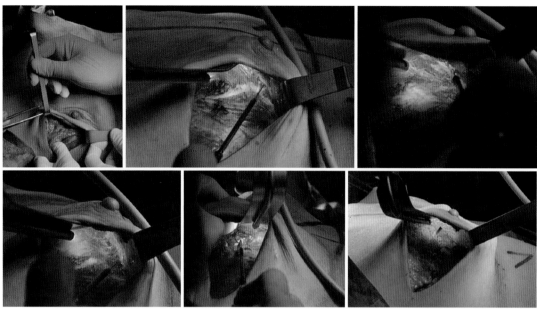

图 11.6、11.7、11.8、11.9、11.10 和 11.11　操作至胸大肌至内侧和下端附着点可用指尖钝性分离，然后须以电刀离断肌纤维

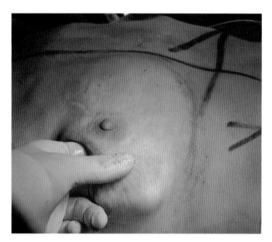

图 11.12　检查肌肉下腔隙游离范围

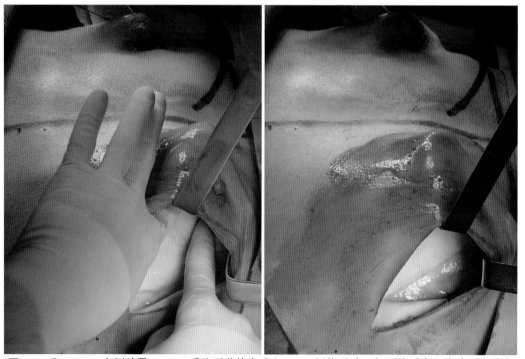

图 11.13 和 11.14　**右侧放置 ADM**。采取无菌技术减少 ADM 污染风险，如更换手套、皮肤再次消毒

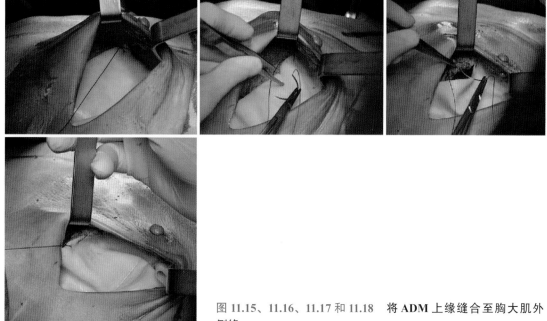

图 11.15、11.16、11.17 和 11.18　将 ADM 上缘缝合至胸大肌外侧缘

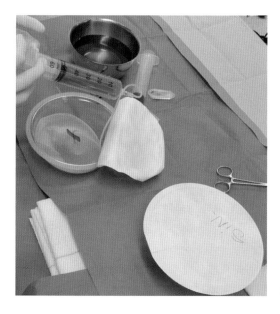

图 11.19　扩张器部分充注,至其最大容量的 **20% ～ 30%**

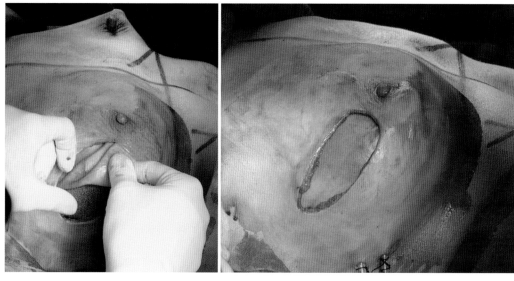

图 11.20 和 11.21　右乳扩张器置入,ADM 全层覆盖

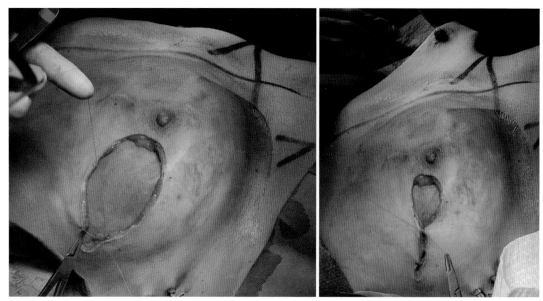

图 11.22 和 11.23 右侧皮肤切口真皮层缝合

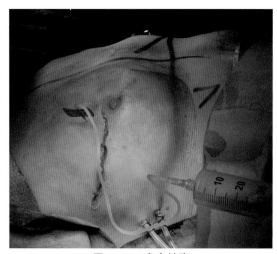

图 11.24 术中扩张

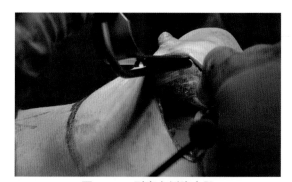

图 11.25 剥离左侧胸大肌

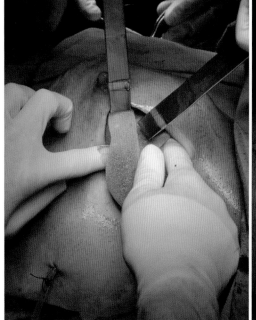

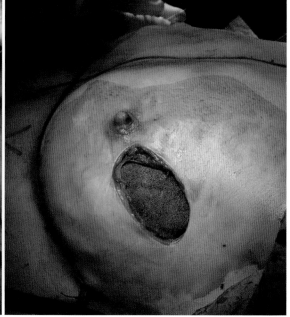

图 11.26 和 11.27 左侧扩张器置入

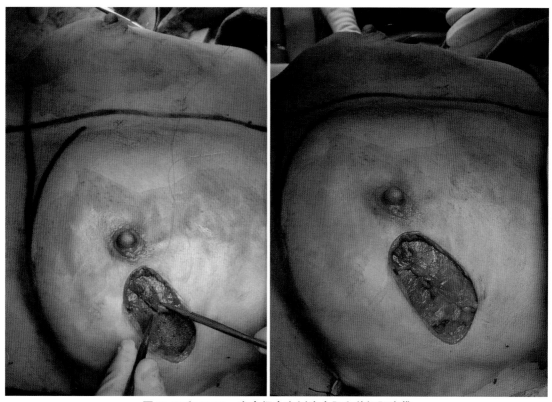

图 11.28 和 11.29　完全闭合左侧胸大肌和前锯肌囊袋

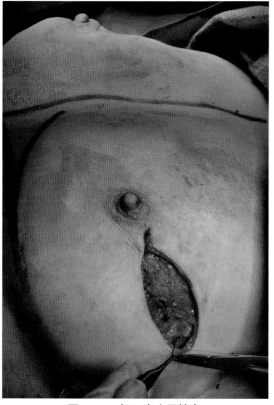

图 11.30　切口真皮层缝合

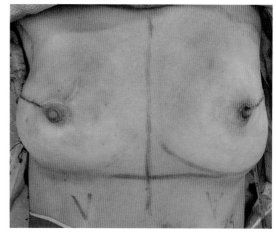

图 11.31　术毕即时效果

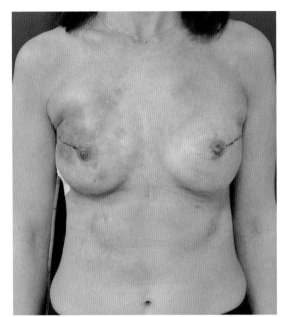

图 11.32　术后 14 天，大小和外形对称性良好。放疗过的右侧显示轻微水肿和炎症

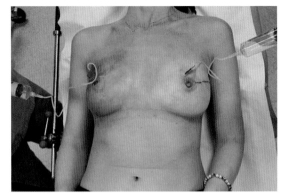

图 11.33　门诊行后续扩张器充注

病例 12　　　组织扩张器技术
即刻重建

保留乳头乳晕全乳切除术

双侧重建（下皱襞切口）

患者：60 岁女性。

诊断：双侧导管原位癌。

手术过程：

肿瘤手术：双侧 NSM ＋ SLNB。

因肿块位于乳房下极，遂选择下皱襞切口。

重建手术：双侧即刻扩张器重建。

鉴于下皱襞切口假体脱出风险较大，决定选择扩张器而非即刻永久性假体。

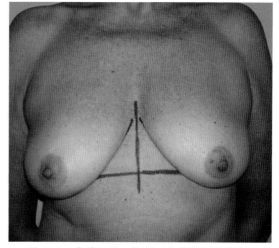

图 12.2　术前画线。标记正中线和下皱襞水平

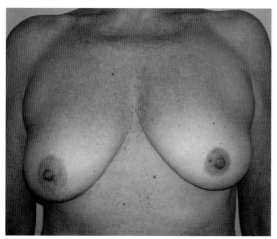

图 12.1　术前拍照。乳房 II 度下垂，中等大小，对称，右侧乳房大于左侧

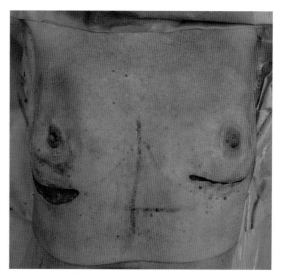

图 12.3　经下皱襞切口行双侧 NSM 术后皮肤囊袋外观

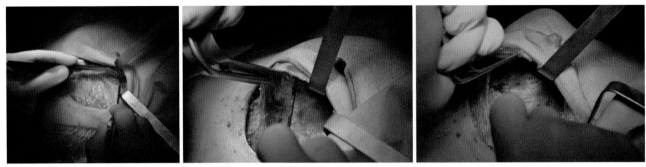

图 12.4、12.5 和 12.6 提起左侧胸大肌，游离其内侧和下端附着点

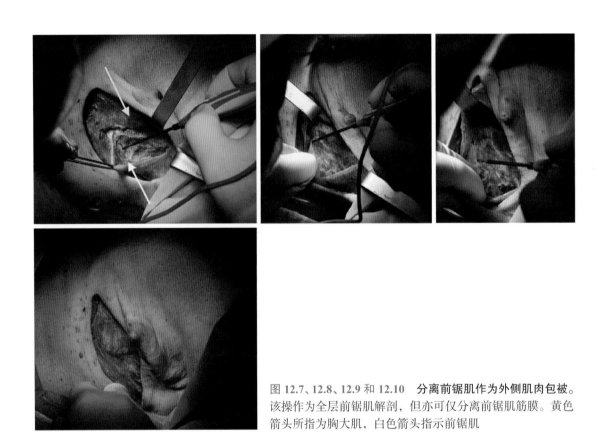

图 12.7、12.8、12.9 和 12.10 分离前锯肌作为外侧肌肉包被。
该操作为全层前锯肌解剖，但亦可仅分离前锯肌筋膜。黄色
箭头所指为胸大肌，白色箭头指示前锯肌

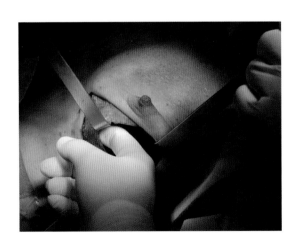

图 12.11 塞入扩张器前以手指探查囊袋空间和紧张度

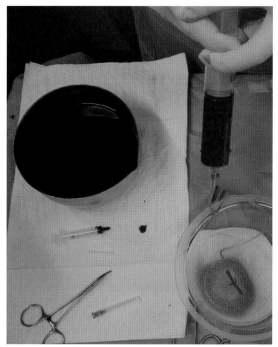

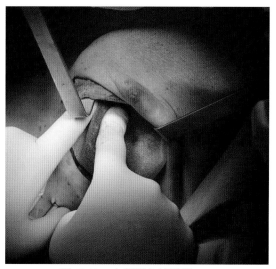

图 12.13　左侧置入扩张器

图 12.12　以蓝染生理盐水充注组织扩张器，目的是在随后的扩张期间可看见其正确位置。此扩张器为注射阀门一体式

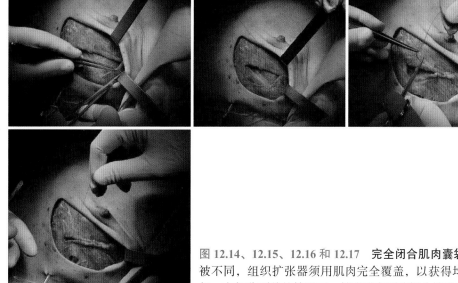

图 12.14、12.15、12.16 和 12.17　完全闭合肌肉囊袋。与永久假体包被不同，组织扩张器须用肌肉完全覆盖，以获得均匀同步扩张。譬如，在部分覆盖的情况下，扩张器未覆盖部分扩张压力较小，将导致扩张器移位或增加其脱出风险

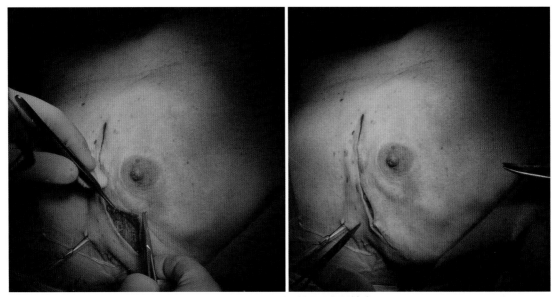

图 12.18 和 12.19 左乳切口皮下缝合

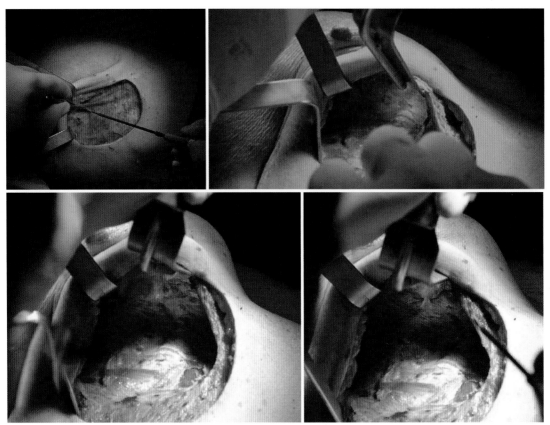

图 12.20、12.21、12.22 和 12.23   右侧胸大肌的分离。同法离断胸大肌的内和下附着点

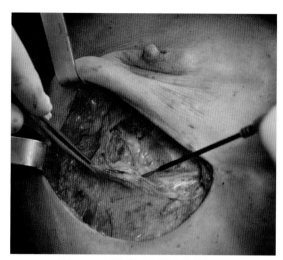

图 12.24　同对侧一样分离前锯肌

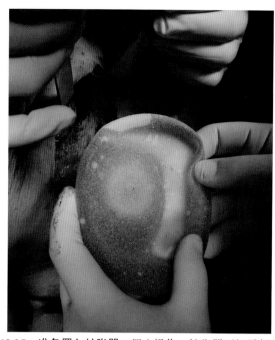

图 12.25　**准备置入扩张器**。置入操作，扩张器下极需折向阀门侧。本图所示为正确方法。以这个姿势置入可形成完全扩张，避免扩张器阀门闭塞而影响扩张

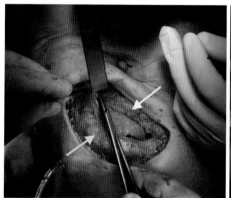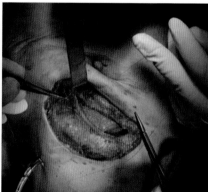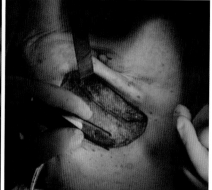

图 12.26、12.27 和 12.28　**完全闭合肌肉囊袋**。胸大肌覆盖扩张器内上部分，前锯肌覆盖外下部分。白色箭头所指为胸大肌，黄色箭头指向前锯肌

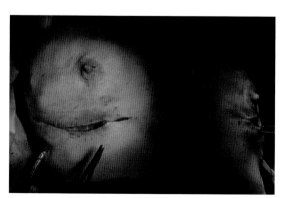

图 12.29　**右乳切口皮下缝合**

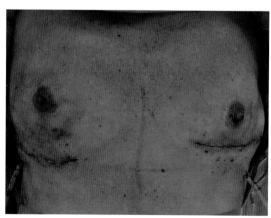

图 12.30　**术毕即时效果**

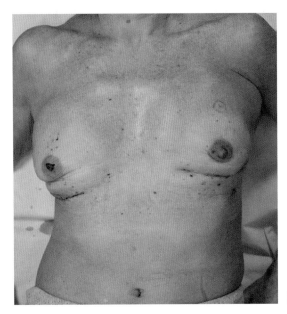

图 12.31　术后第 15 天，准备行第一次扩张器充注

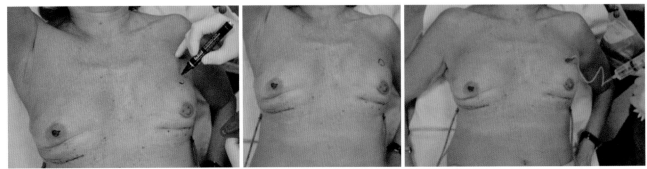

图 12.32、12.33 和 12.34　画出左侧注水阀位置，刺入并充注扩张器

病例 13

组织扩张器技术
延期重建

保留乳头乳晕全乳切除术后，假体外露

患者：35 岁女性。

诊断：右乳浸润性导管癌。

既往手术：

肿瘤手术：2 年前右侧 NSM ＋腋窝淋巴结清

扫术。

重建手术：2 年前右侧即刻扩张器重建，但因术后瘘管形成和假体外露，扩张器取出。

本次手术：

右侧组织扩张器乳房重建。

选择 250ml 中剖面扩张器，术中充注 100ml 生理盐水。

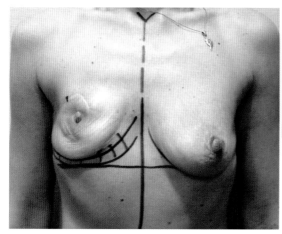
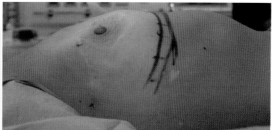

图 13.1 和 13.2　术前画线。左侧 I 度下垂、小乳房。右乳皮肤及乳头乳晕复合体保留，下皱襞上移

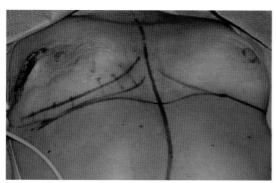

图 13.3　沿既往手术瘢痕切开

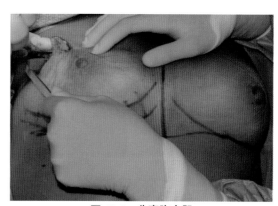

图 13.4　分离胸大肌

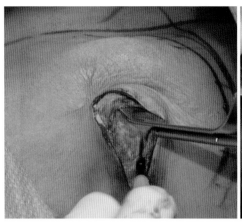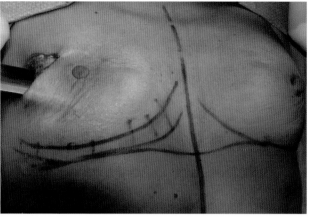

图 13.5 和 13.6　肌肉下分离建腔。下皱襞松解至正确位置

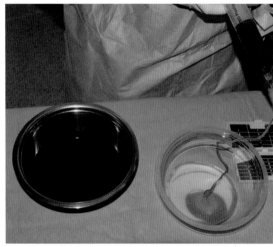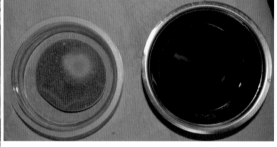

图 13.7 和 13.8　组织扩张器充注 100ml 亚甲蓝生理盐水，扩张期会用到

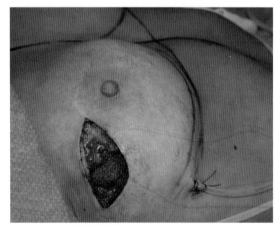

图 13.9　扩张器置入肌肉囊袋内

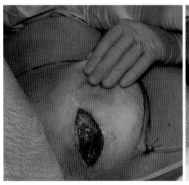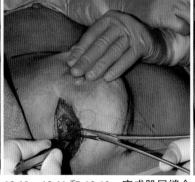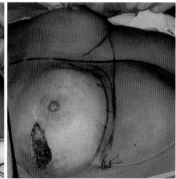

图 13.10、13.11 和 13.12　完成肌层缝合

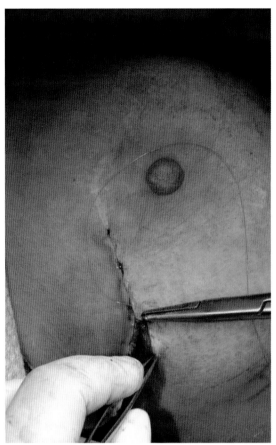

图 13.13　皮内缝合

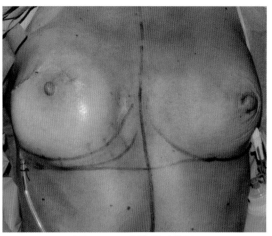

图 13.14　术毕即时效果

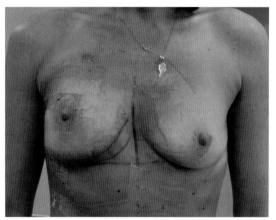

图 13.15　术后 15 天

病例 14　组织扩张器技术
延期重建

保留皮肤全乳切除术后

患者：55 岁女性。

诊断：右乳浸润性导管癌。

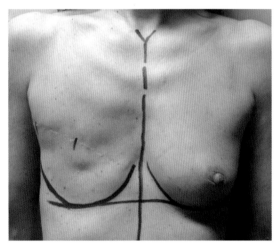

图 14.1　术前画线。左乳 I 度下垂，小乳房。标记正中线和下皱襞。右乳切口选择沿既往手术瘢痕切口

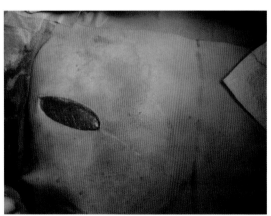

图 14.2　右侧沿原瘢痕切开

既往手术：

肿瘤手术：3 年前右侧保留皮肤全乳切除术（skin-sparing mastectomy，SSM）＋腋窝淋巴结清扫术。

本次手术：

右侧组织扩张器乳房重建。

选择 250ml 中剖面扩张器，术中充注 120ml 生理盐水。

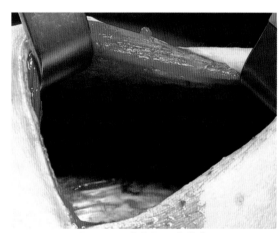

图 14.3　胸大肌下方游离

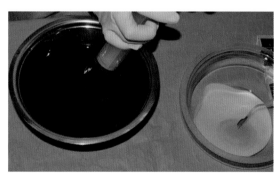

图 14.4　生理盐水和亚甲蓝充注扩张器

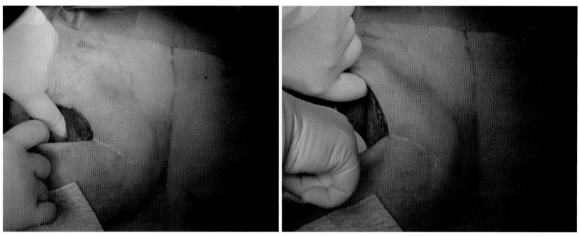

图 14.5 和 14.6　置入组织扩张器

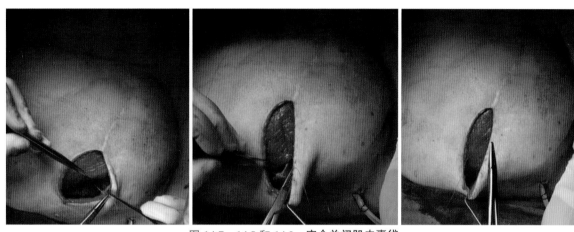

图 14.7、14.8 和 14.9　完全关闭肌肉囊袋

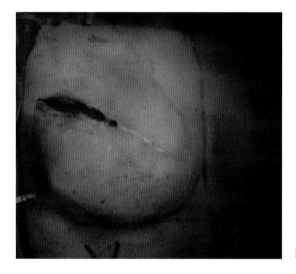

图 14.10　皮下缝合

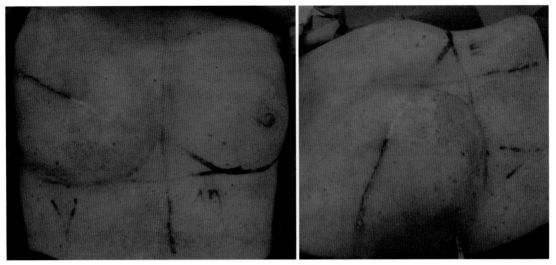

图 14.11 和 14.12　术毕即时观

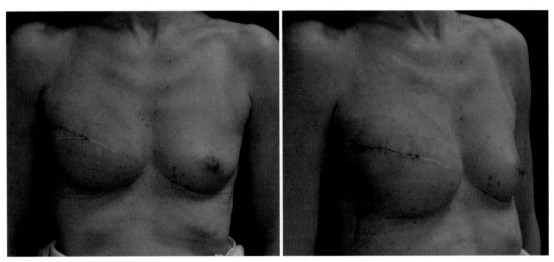

图 14.13 和 14.14　术后 14 天

病例 15

组织扩张器技术
永久假体替换扩张器

患者：50 岁女性。

既往手术：

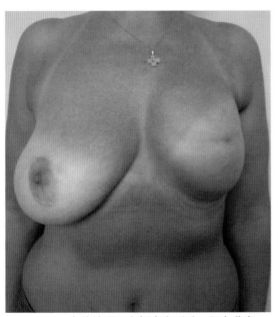

图 15.1 **术前拍照**。右侧中度下垂，肥大乳房

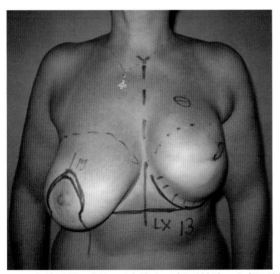

图 15.2 **术前画线**。标记正中线和双侧下皱襞。左侧下皱襞较右侧高 2cm。右侧乳房上提固定术选择环乳晕附加短垂直切口——环垂直型切口

肿瘤手术：2 年前左侧 SSM。

重建手术：组织扩张器即刻乳房重建。

本次手术：

重建手术：

1. 永久假体替换扩张器。

2. 对侧乳房上提固定术。

左侧扩张器 650ml，替换为 515g 低剖面、高凸（high projection）永久解剖型假体。

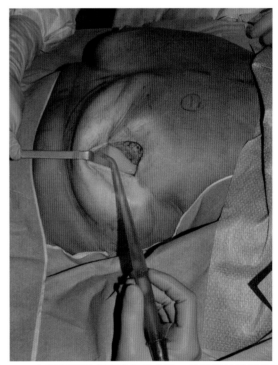

图 15.3 左侧沿原手术瘢痕切开皮肤，见组织扩张器位于胸大肌下。抽出扩张器内盐水

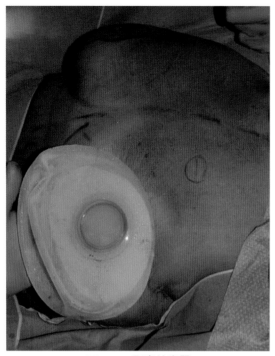

图 15.4　取出扩张器

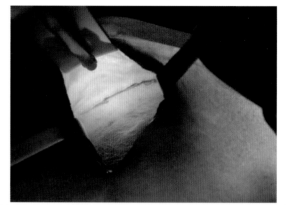

图 15.5　沿下缘作包膜囊环形切开，以降低并重建下皱襞

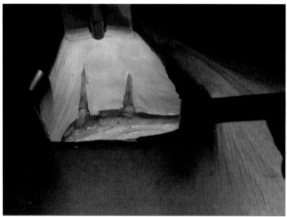

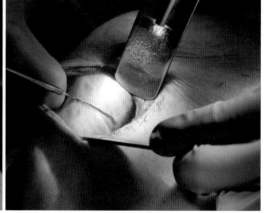

图 15.6 和 15.7　放射状切开包膜囊下极以扩充之。此操作可形成较自然、下垂形态的乳房下极。重要的诀窍是扩展和松解下极组织要多于上极

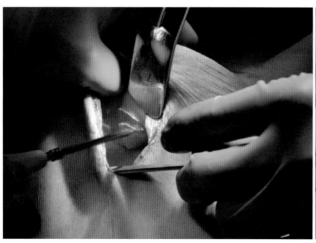

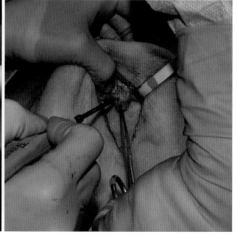

图 15.8 和 15.9　在内侧和下极包膜处作包膜切开，以松解重建乳房的被覆软组织

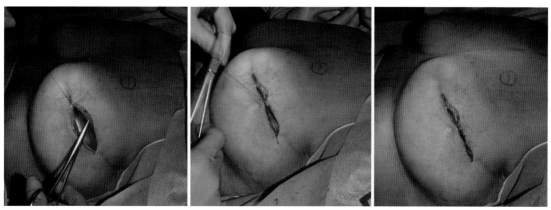

图 15.10、15.11 和 15.12　测试假体置入后皮下缝合

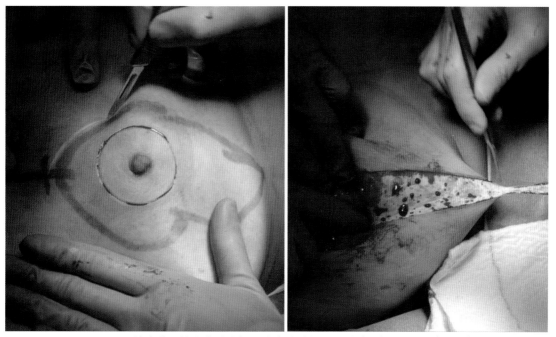

图 15.13 和 15.14　按术前画线作右乳上提固定术皮肤切开。设计、标记 NAC 直径，保留 NAC

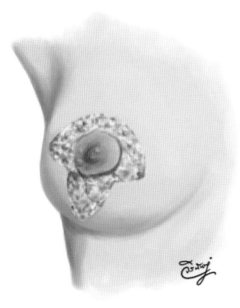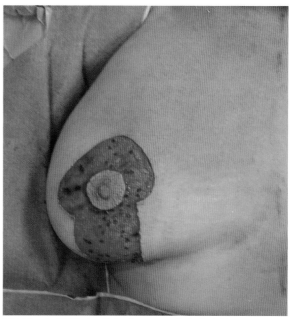

图 15.15 和 15.16　完成去表皮化（正面观）。如图所示，按经典 Lejour 法去表皮化

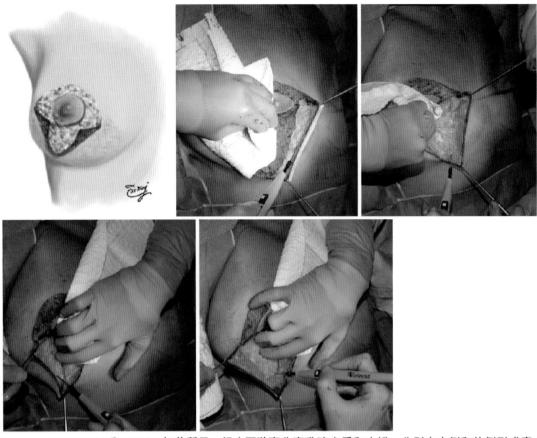

图 15.17、15.18、15.19、15.20 和 15.21　如前所示，行皮下游离分离乳腺实质和皮瓣，分别在内侧和外侧形成真皮－腺体瓣。游离平面与全乳切除术相同，或者更精确地在皮下无血管平面进行

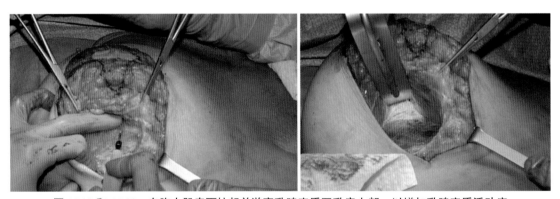

图 15.22 和 15.23　自胸大肌表面拉起并游离乳腺实质至乳房上部，以增加乳腺实质活动度

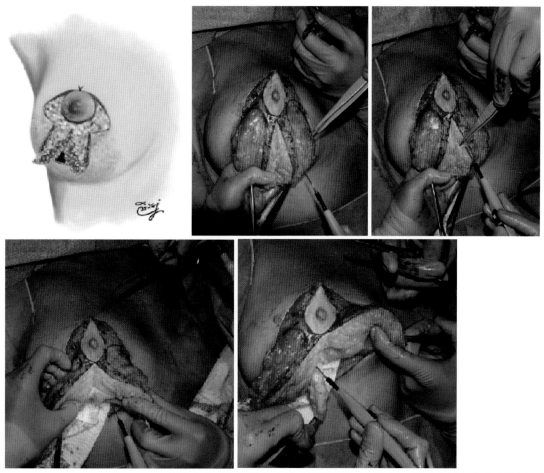

图 15.24、15.25、15.26、15.27 和 15.28　自下方去表皮化乳腺实质中间作垂直全层切开，形成内侧和外侧腺体瓣。如示意图所示。内外侧腺体瓣之间中央部分的实质可予以切除，此为缩乳成形术的一部分

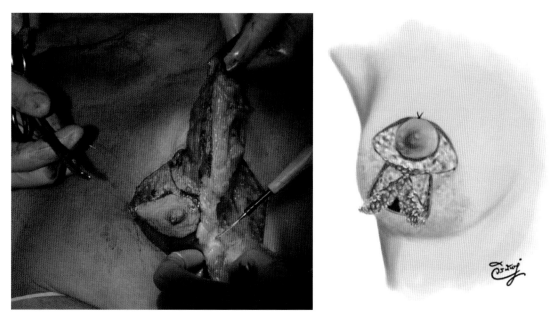

图 15.29 和 15.30　在 NAC 和内外侧腺体瓣之间切开去表皮化后的真皮层。此操作可增加腺体瓣的活动度，并避免缝合时牵拉 NAC。对于类似本例患者的致密乳腺组织，因腺体瓣有良好的血供，该操作是安全的。但是在脂肪型乳腺可能增加腺体坏死、NAC 坏死和皮瓣坏死的风险

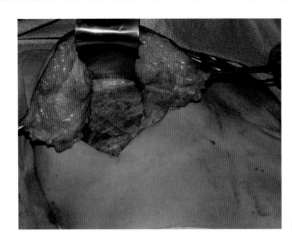

图 15.31 **游离全部完成，准备重塑乳房**。游离
时保留胸肌筋膜

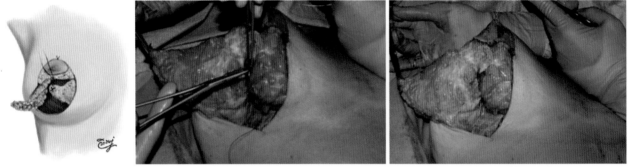

图 15.32、15.33 和 15.34 **内侧腺体瓣从后方缝合固定至上半部分腺体实质的后面**。这类似于自体组织隆乳的概念

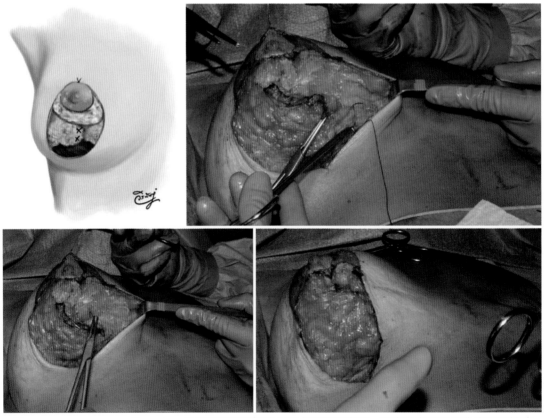

图 15.35、15.36、15.37 和 15.38 **外侧腺体瓣旋转缝合至内侧瓣的表面**。注意乳房下极的曲线和下皱襞

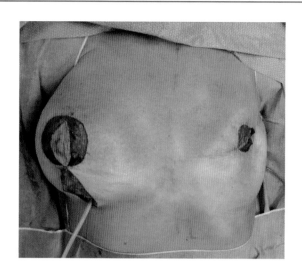

图 15.39　以皮瓣覆盖之，放置引流

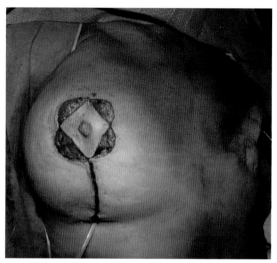

图 15.40　缝合皮下层。垂直切口延伸不能超过新的下皱襞位置

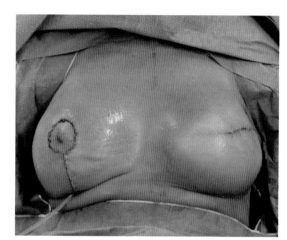

图 15.41　左侧永久假体植入后术毕即时观

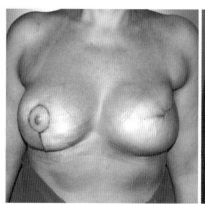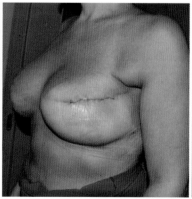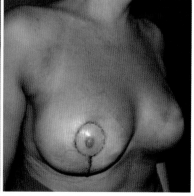

图 15.42、15.43 和 15.44　术后 14 天效果，双侧乳房形态及容量对称性良好

病例 16

带蒂 TRAM 皮瓣重建技术

单蒂 TRAM（同侧蒂）

延期重建

患者：63 岁女性。

诊断：右乳浸润性导管癌。

既往手术：

肿瘤手术：5 年前右乳癌改良根治术＋术后放疗。

本次手术：

重建手术：延期同侧单蒂 TRAM 皮瓣右乳重建。左乳缩乳成形术。

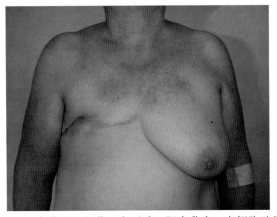

图 16.1　**术前观**。左乳 Ⅲ 度下垂，肥大乳房。右侧胸壁见瘢痕和放疗后组织

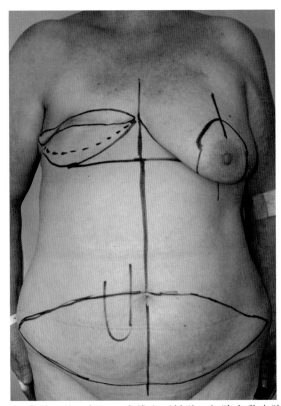

图 16.2　**术前画线**。标记正中线和下皱襞。切除右乳皮肤。左乳行 Lejour 切口乳房成形术。画线设计同侧单蒂 TRAM 皮瓣

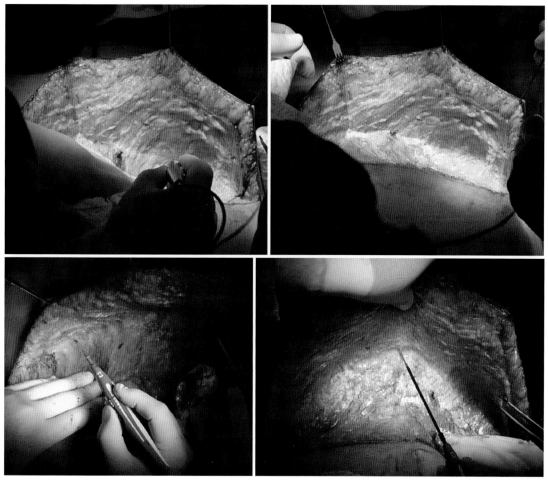

图 16.3、16.4、16.5 和 16.6   **游离上腹部皮瓣**。保留腹直肌前鞘表面的筋膜和最少量的脂肪层

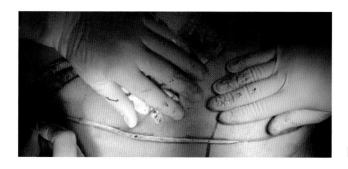

图 16.7   **皮瓣下缘切开**

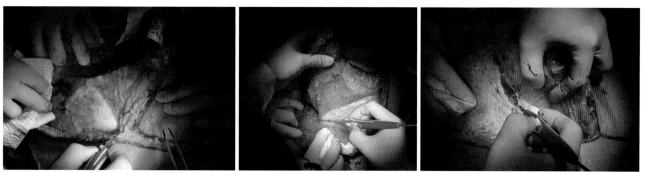

图 16.8、16.9 和 16.10   **自皮瓣的外侧界开始向中线游离，直至确认主要穿支后，切开腹直肌筋膜**

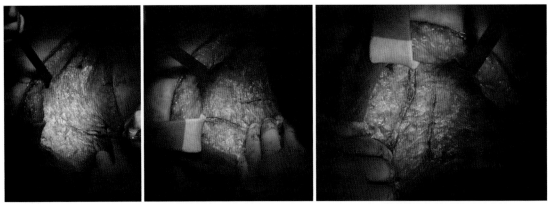

图 16.11、16.12 和 16.13　沿腹直肌内侧和外侧切开腹直肌鞘，以保留腹直肌表面的鞘膜中心束

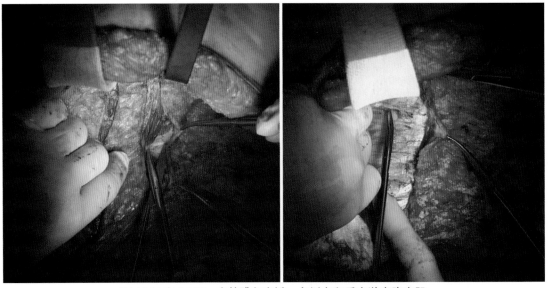

图 16.14 和 16.15　由筋膜向皮瓣，自侧方和后方游离腹直肌

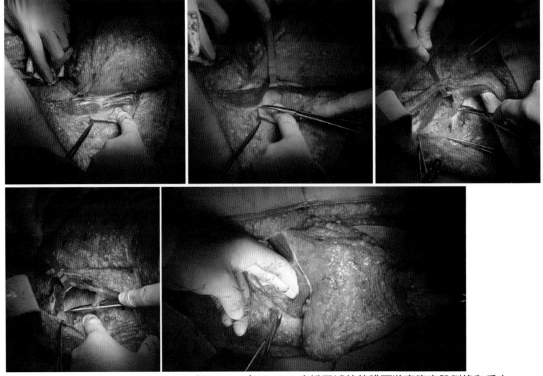

图 16.16、16.17、16.18、16.19 和 16.20　自 TRAM 皮瓣区域的筋膜面游离腹直肌侧缘和后方

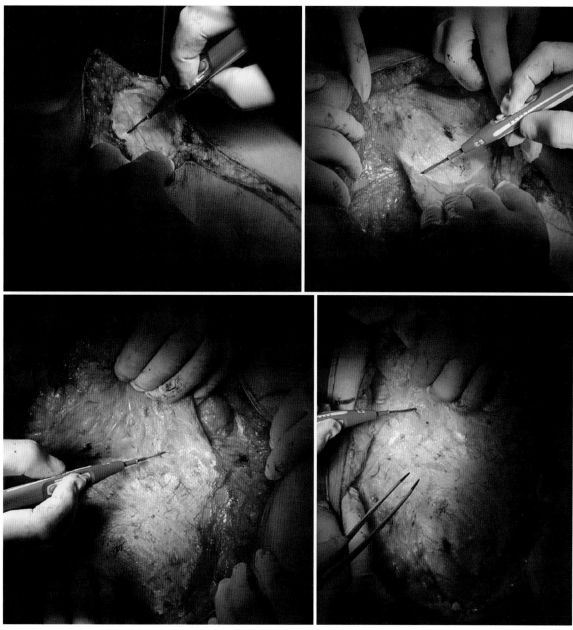

图 16.21、16.22、16.23 和 16.24　完全游离对侧 TRAM 皮瓣

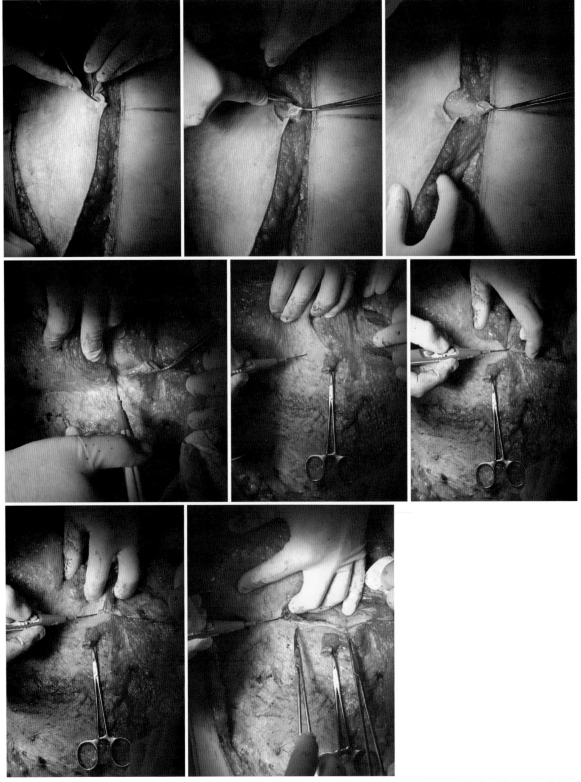

图 16.25、16.26、16.27、16.28、16.29、16.30、16.31 和 16.32   自皮瓣上解剖分离出脐部后，从腹直肌蒂的内侧缘切开筋膜

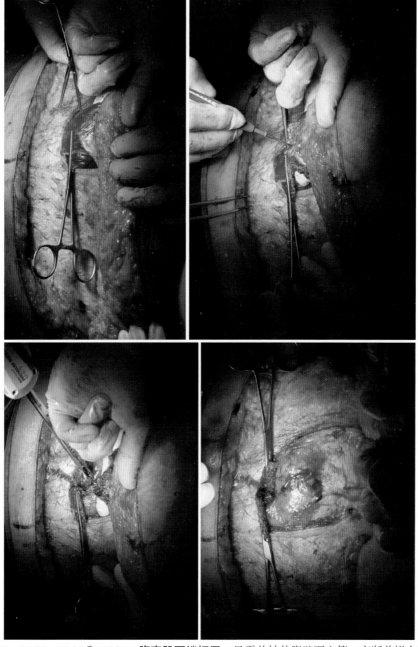

图 16.33、16.34、16.35 和 16.36　**腹直肌下端切开**。显露并结扎腹壁下血管。离断前钳夹腹直肌

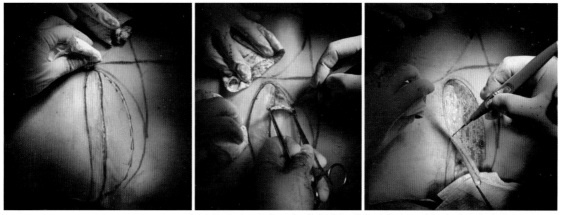

图 16.37、16.38 和 16.39　**右侧胸壁受区准备**。切除全乳切除术后瘢痕，下极皮肤去表皮化

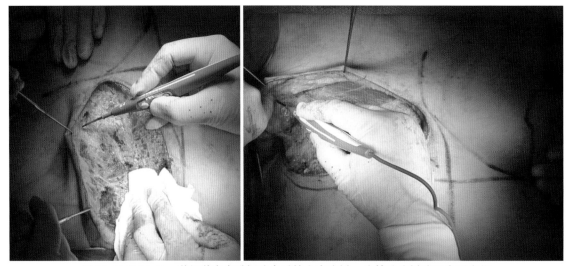

图 16.40 和 16.41　潜行游离全乳切除术后的上方皮瓣，为转移皮瓣建立合适空间

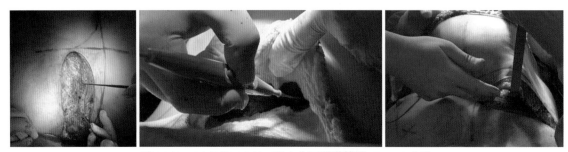

图 16.42、16.43 和 16.44　建立皮下隧道转移 TRAM 皮瓣

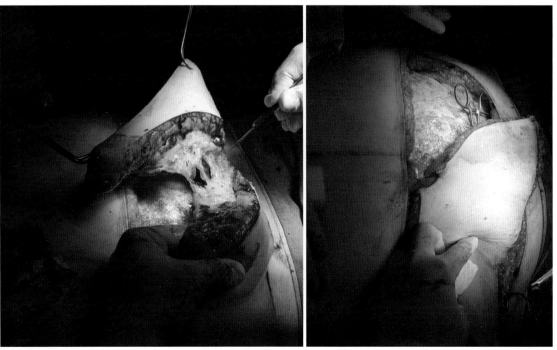

图 16.45 和 16.46　切除 TRAM 皮瓣Ⅳ区

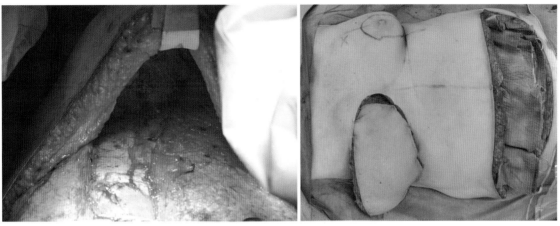

图 16.47 和 16.48　将 TRAM 皮瓣转移至右侧胸壁

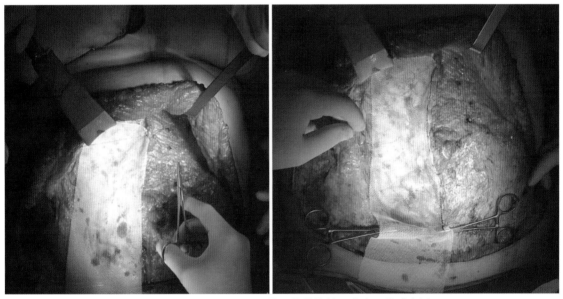

图 16.49 和 16.50　不可吸收网状补片缝至腹直肌筋膜内侧

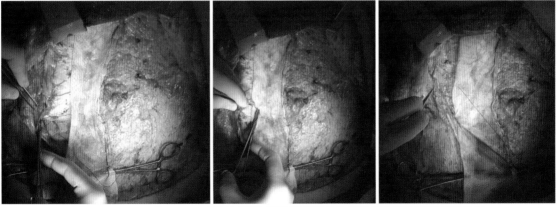

图 16.51、16.52 和 16.53　用不可吸收缝线将网状补片间断缝合至腹直肌筋膜外侧

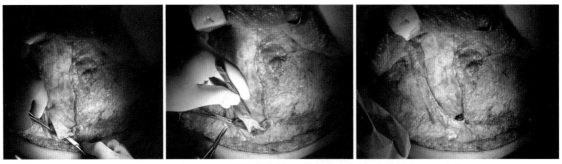

图 16.54、16.55 和 16.56   网状补片缝至残留腹直肌上以增强弓形区强度

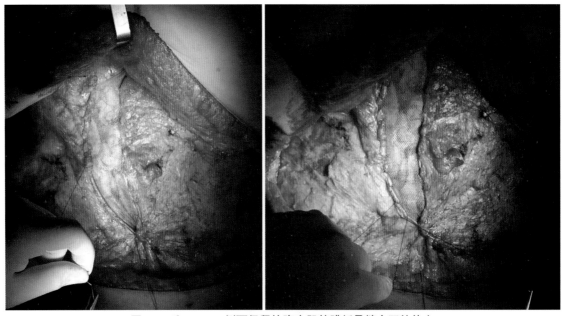

图 16.57 和 16.58   侧面保留的腹直肌筋膜折叠缝合至补片上

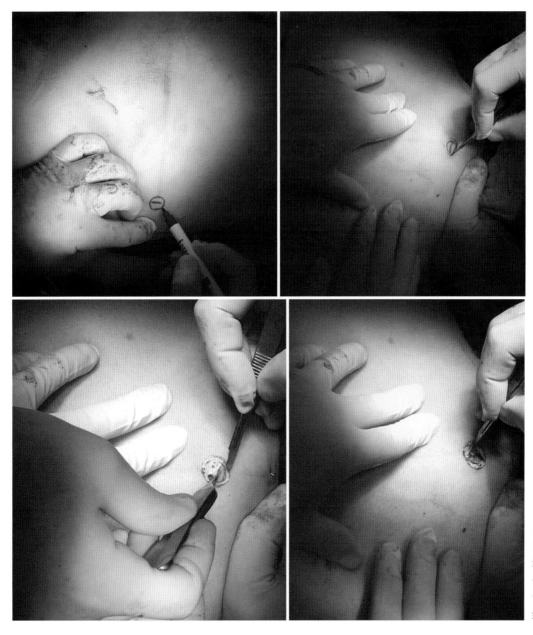

图 16.59、16.60、16.61 和 16.62 建立新的脐点。去表皮化，保留浅层筋膜；切开深层筋膜，准备缝合固定脐部

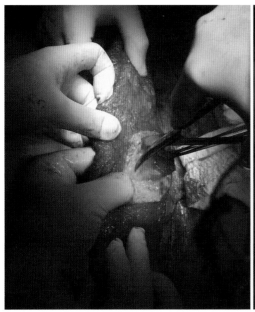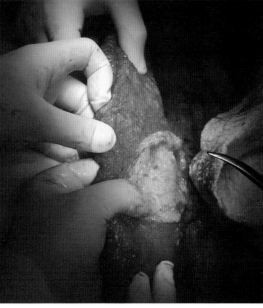

图 16.63 和 16.64 去除新脐部下方的皮下组织，以使其呈现自然的外观

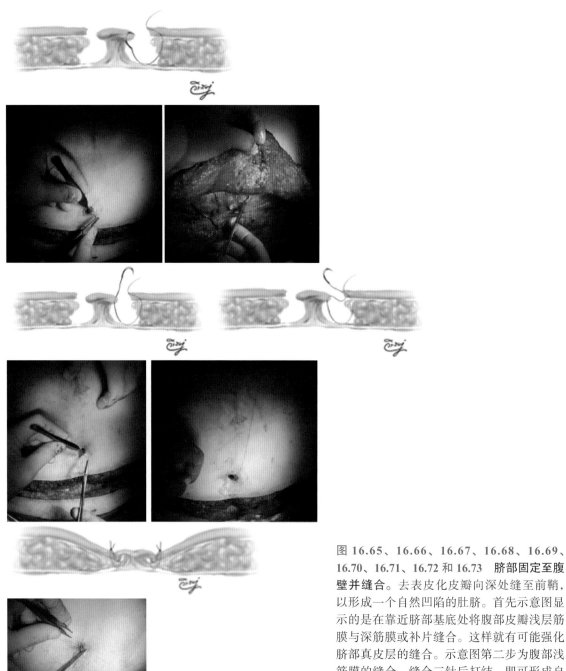

图 16.65、16.66、16.67、16.68、16.69、16.70、16.71、16.72 和 16.73　脐部固定至腹壁并缝合。去表皮化皮瓣向深处缝至前鞘，以形成一个自然凹陷的肚脐。首先示意图显示的是在靠近脐部基底处将腹部皮瓣浅层筋膜与深筋膜或补片缝合。这样就有可能强化脐部真皮层的缝合。示意图第二步为腹部浅筋膜的缝合。缝合三针后打结，即可形成自然凹陷的肚脐。最后，皮内缝合切口

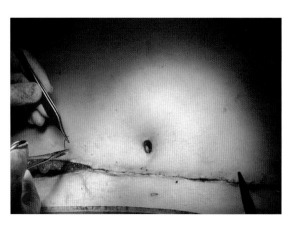

图 16.74　完成脐部缝合，关闭腹部皮瓣切口

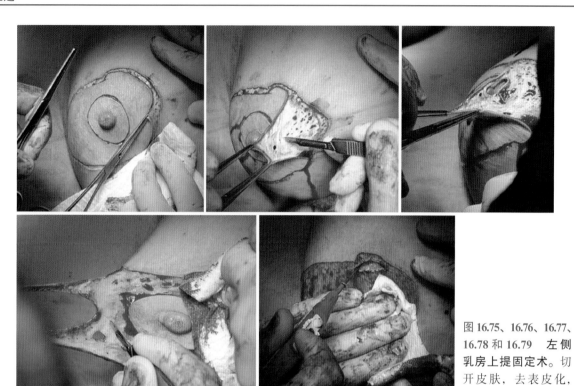

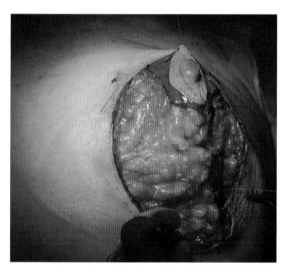

图 16.75、16.76、16.77、16.78 和 16.79　左侧乳房上提固定术。切开皮肤，去表皮化，真皮层切开

图 16.80　内外极游离后，相互叠加

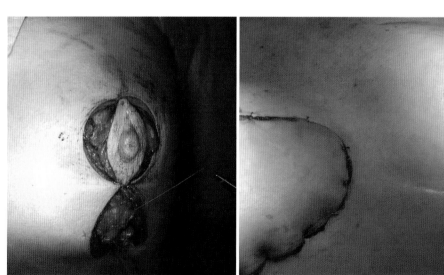

图 16.81 和 16.82　皮下缝合，关闭垂直皮肤切口

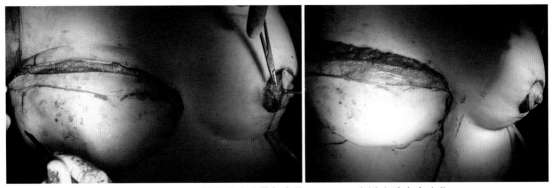

图 16.83 和 16.84　缝合乳头乳晕复合体，TRAM 皮瓣皮肤去表皮化

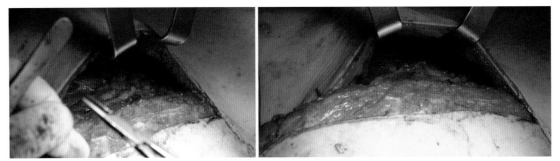

图 16.85 和 16.86　TRAM 皮瓣的上部固定至胸壁的内上象限区域，形成重建乳房的饱满感

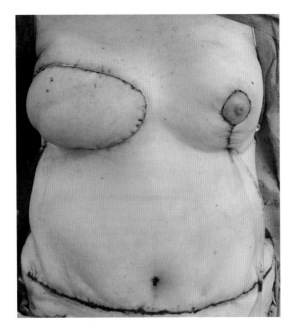

图 16.87　术毕即时效果

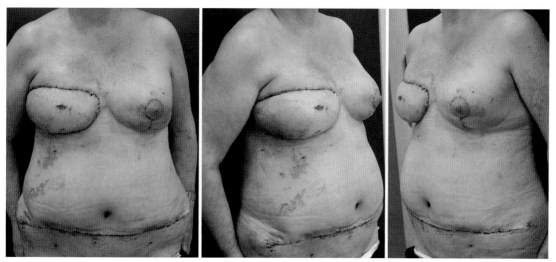

图 16.88、16.89 和 16.90　　**术后 12 天**。脐部位于正确的位置，自然内陷

病例 17

带蒂 TRAM 皮瓣重建技术

单蒂 TRAM（同侧蒂）

延期重建
（替换假体）

患者： 57 岁女性。

既往诊断： 左乳浸润性导管癌（译者注：原文为右乳，似为笔误）。

既往手术：

肿瘤手术：2 年前左乳全乳切除术＋腋窝淋巴结清扫术，术后辅助化疗、放疗。

重建手术：即刻左乳扩张器重建。

1 年前永久假体替换扩张器＋右乳上提固定术。

本次诊断： 左侧重度包膜挛缩（Baker Ⅳ级）。

本次手术：

重建手术：左侧假体取出，包膜切除，同侧带蒂 TRAM 重建。

右乳环乳晕切口上提固定术。

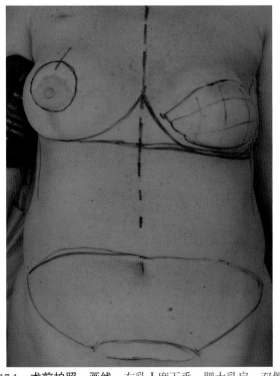

图 17.1 术前拍照、画线。 右乳 Ⅰ 度下垂，肥大乳房，双侧不对称，左乳 Baker Ⅳ级包膜挛缩。标记正中线和下皱襞。标记左乳皮肤切除范围。做右乳环乳晕切口以上提乳头乳晕复合体

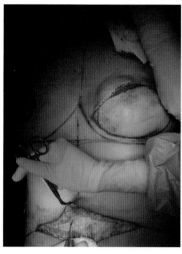
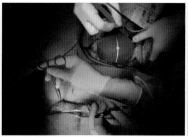
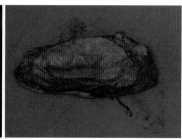

图 17.2、17.3 和 17.4　开始游离上腹部皮瓣，切除左乳皮肤和挛缩包膜，取出假体

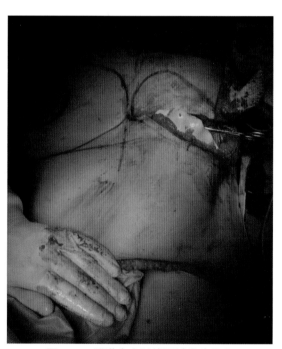

图 17.5　隧道大小以能通过拳头为宜

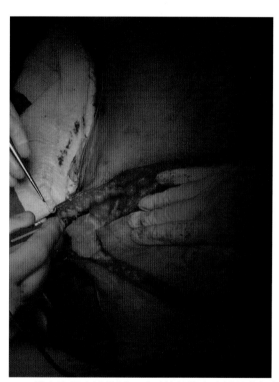

图 17.6　游离腹部皮瓣外侧。重要的是游离皮瓣的外侧部分时要去除大量组织，以避免形成"猫耳"

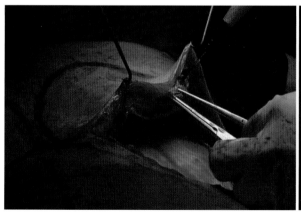
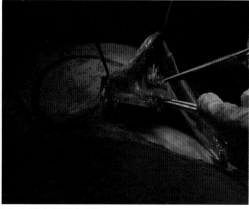

图 17.7 和 17.8　自全乳切除术皮瓣上切除包膜

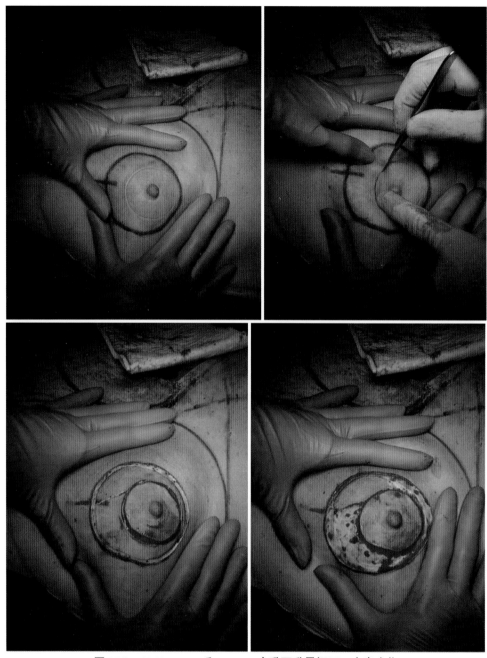

图 17.9、17.10、17.11 和 17.12　右乳环乳晕切口，去表皮化

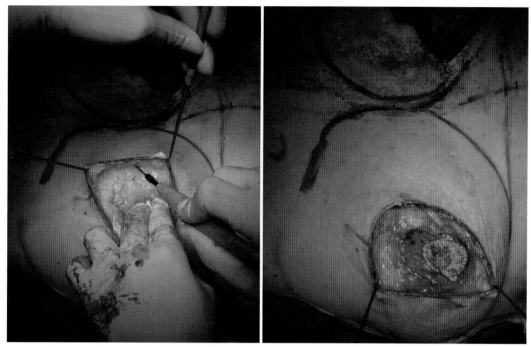

图 17.13 和 17.14 **环形潜行游离腺体**。此步骤可使乳头乳晕复合体无张力移动

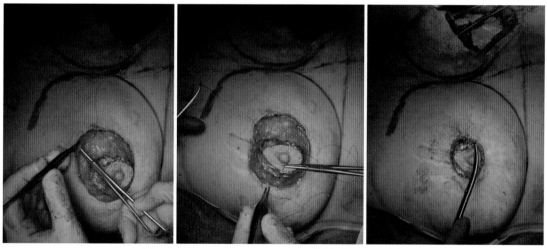

图 17.15、17.16 和 17.17 **不可吸收缝线作荷包缝合**

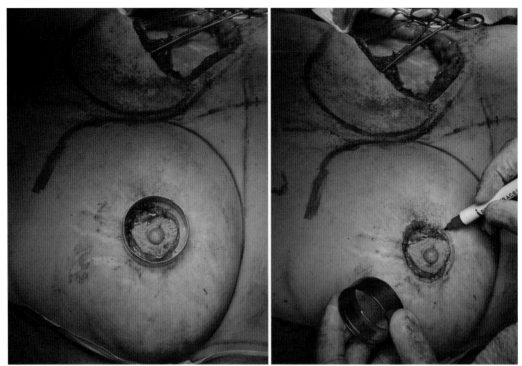

图 17.18 和 17.19　环形装置再次确认乳晕直径

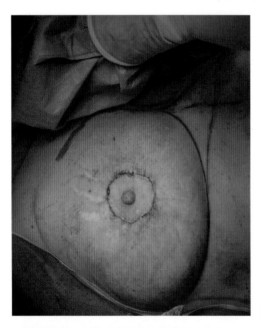

图 17.20　缝合乳头乳晕复合体

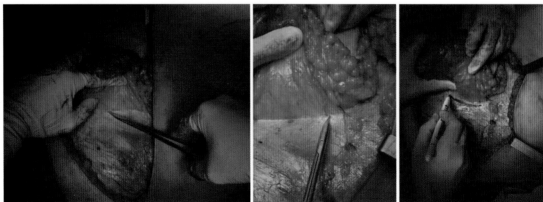

图 17.21、17.22 和 17.23　左侧观，从外侧游离 TRAM 皮瓣直至显露血管穿支。术中画线处为前鞘切开线。前鞘的下三分之二通常予以保留，因为此区无后鞘（Douglas 线），为最薄弱的区域，易形成腹壁疝，而且此区域内无主要血管穿支通过

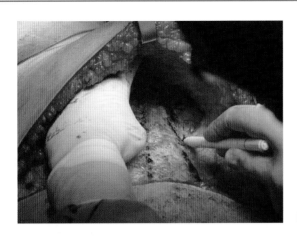

图 17.24 画线标出前筋膜切口

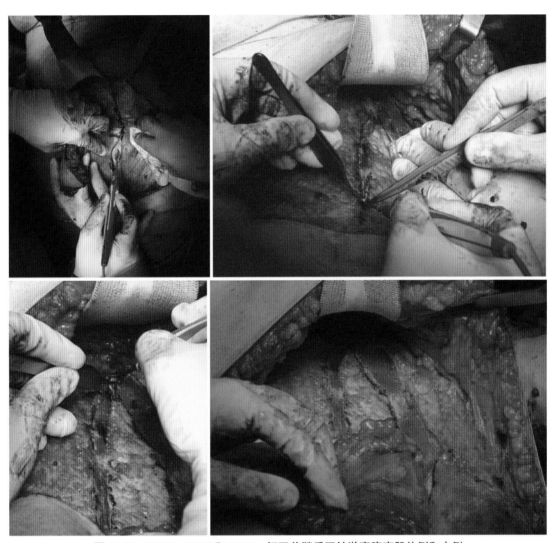

图 17.25、17.26、17.27 和 17.28 切开前鞘后开始游离腹直肌外侧和内侧

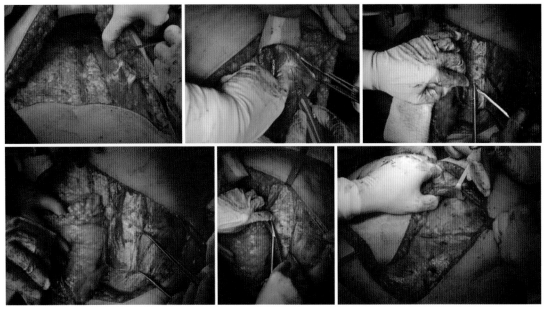

图 17.29、17.30、17.31、17.32、17.33 和 17.34　游离腹直肌外侧缘。仔细结扎节段血管和神经

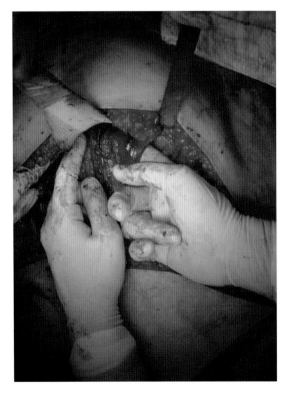

图 17.35　触诊确认腹壁上动脉

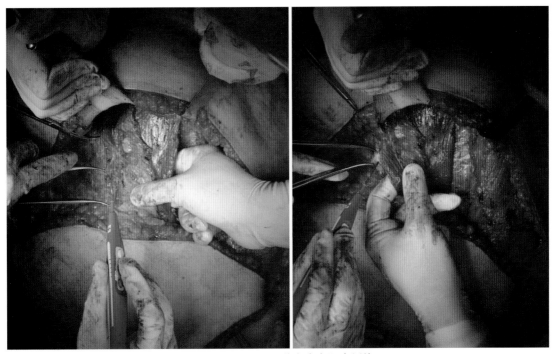

图 17.36 和 17.37　游离腹直肌内侧缘

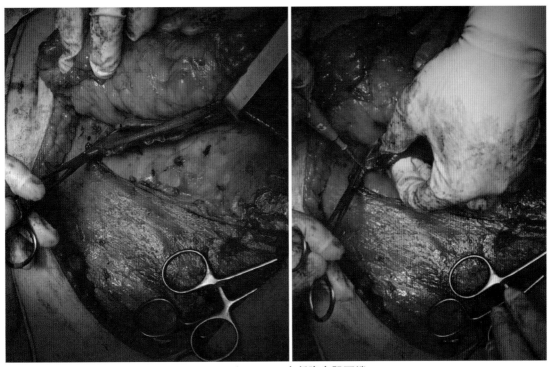

图 17.38 和 17.39　离断腹直肌下端

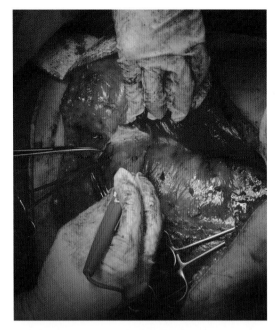

图 17.40　自后鞘提起游离腹直肌

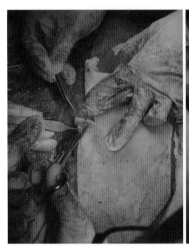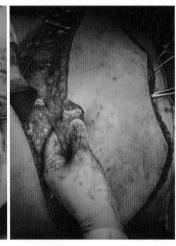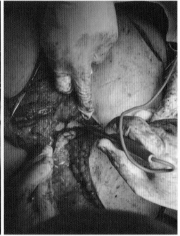

图 17.41、17.42 和
17.43　解剖脐部

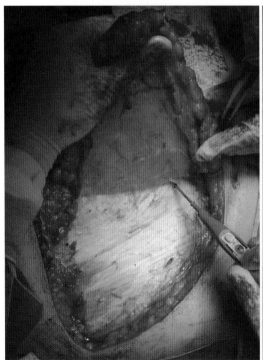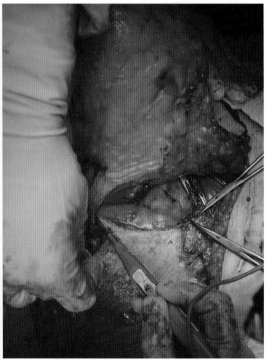

图 17.44 和 17.45
自前鞘游离对侧
TRAM 皮瓣

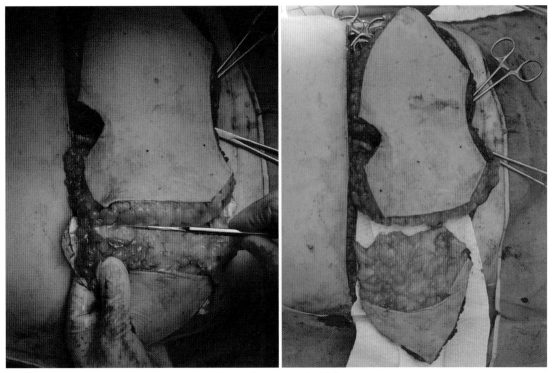

图 17.46 和 17.47　去除Ⅳ区

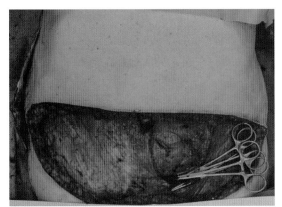

图 17.48　腹部供区

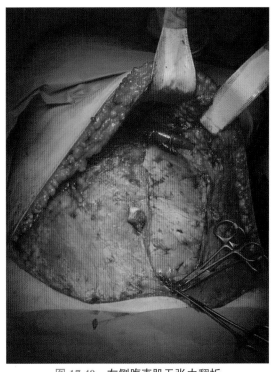

图 17.49　左侧腹直肌无张力翻折

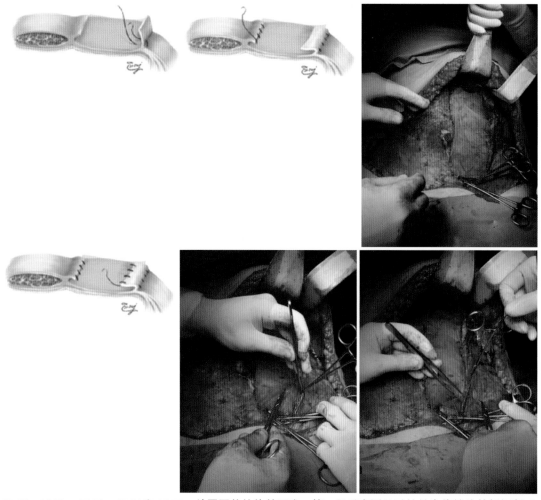

图 17.50、17.51、17.52、17.53、17.54 和 17.55   **放置网状补片并固定。** 第一组示意图显示的是先将补片外侧间断 "U" 形缝合至筋膜，补片内侧连续缝合至筋膜。第二组显示的是将补片外侧再作一排连续缝合，以模拟更符合解剖学的腹壁闭合

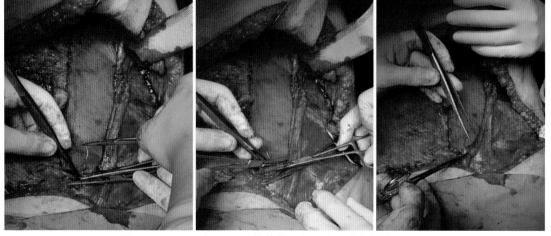

图 17.56、17.57 和 17.58   **补片的下部固定至残留的腹直肌上**

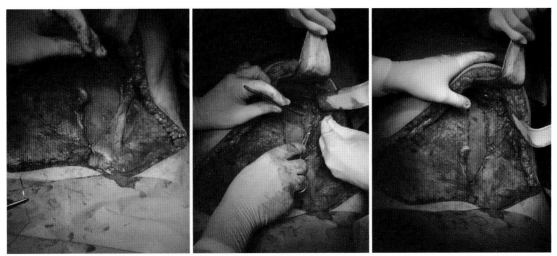

图 17.59、17.60 和 17.61　用保留的腹直肌前鞘覆盖补片，以加强闭合强度

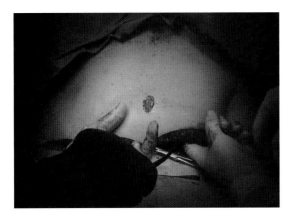

图 17.62　去表皮化并在上腹部皮瓣新建脐区

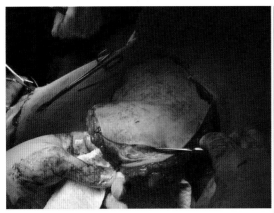

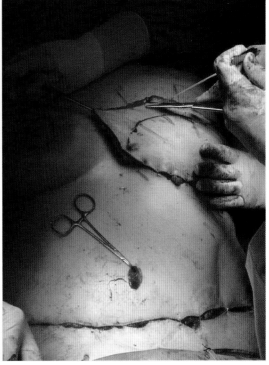

图 17.63 和 17.64　重塑并插入 TRAM 皮瓣。弃掉一些多余的组织，多余皮肤去表皮化

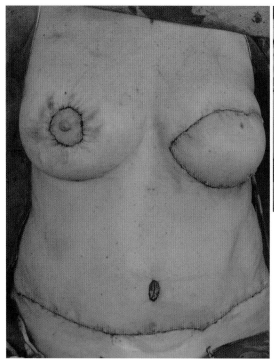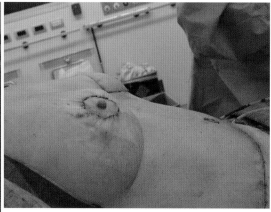

图 17.65 和 17.66　术毕即时效果

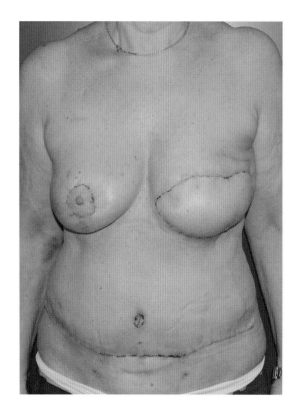

图 17.67　术后 20 天，无并发症

病例 18

带蒂 TRAM 皮瓣重建技术

单蒂 TRAM（对侧蒂）

保留乳头乳晕全乳切除术后即刻乳房重建

患者：66 岁女性。

诊断：右乳导管内癌放疗后局部复发。

手术：

肿瘤手术：右侧保留乳头乳晕全乳切除术（NSM）＋

前哨淋巴结活检。

经右乳外上放射状切口行 NSM 和前哨淋巴结活检。

重建手术：对侧带蒂 TRAM 即刻右乳重建。

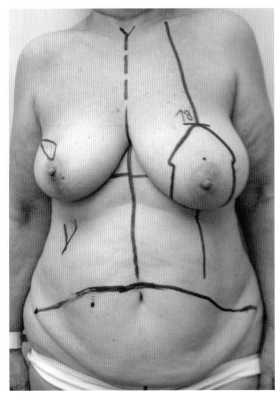

图 18.1　术前画线。乳房Ⅲ度下垂，左乳肥大，右乳中等大小，双侧不对称——左乳大于右乳。标记正中线和下皱襞。右乳切口选择既往象限切除术切口。初步计划行左乳缩乳成形术，以防重建侧出现皮瓣血运不良

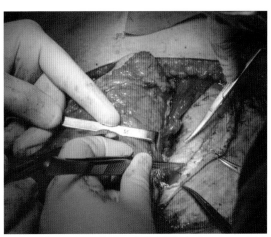

图 18.2　剥离 TRAM 皮瓣。本病例跳过了 TRAM 皮瓣游离的初始步骤。此图显示从腹直肌鞘上游离腹直肌外侧缘的步骤

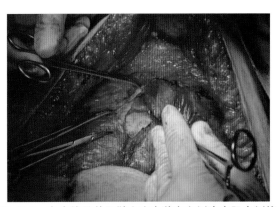

图 18.3　自中线处从肌鞘上完全游离左侧腹直肌内侧缘

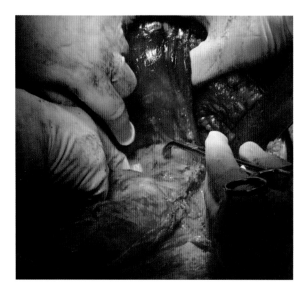

图 18.4   自腹直肌后鞘完全游离腹直肌后方部分

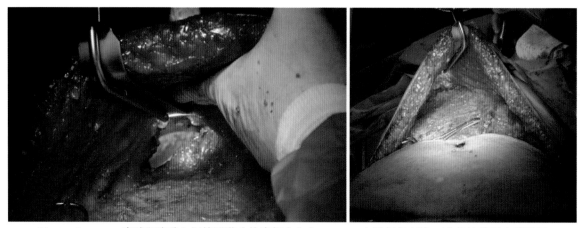

图 18.5 和 18.6   腹壁和胸壁之间的隧道（从腹部方向）。TRAM 皮瓣制备完毕，准备转移至右乳受区

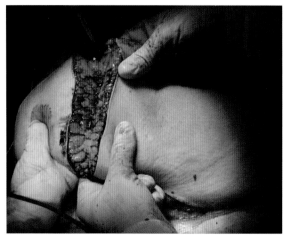

图 18.7   切除Ⅳ区。Ⅳ区组织静脉出血

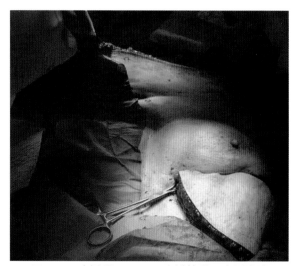

图 18.8   头侧观，TRAM 皮瓣转移至右侧胸壁

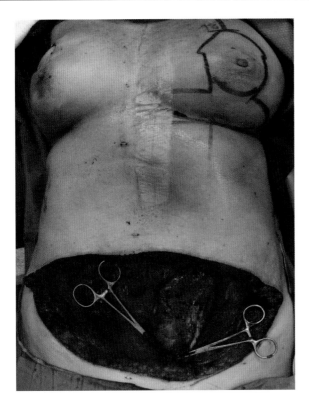

图 18.9　**TRAM 皮瓣转移后的腹部供区**

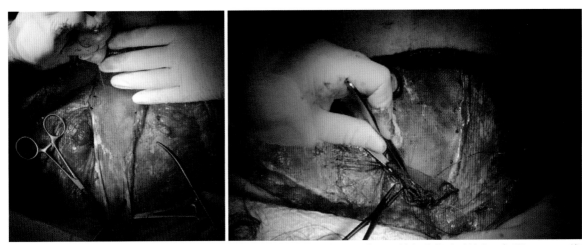

图 18.10 和 18.11　**将不可吸收网状补片固定至中线和肌鞘前方外侧**。保留腹直肌下端部分的重要性在于加强 Douglas 线下方的闭合强度，此处为前腹壁区最薄弱处

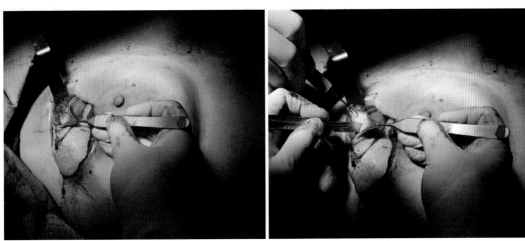

图 18.12 和 18.13　**TRAM 皮瓣皮肤去表皮化**

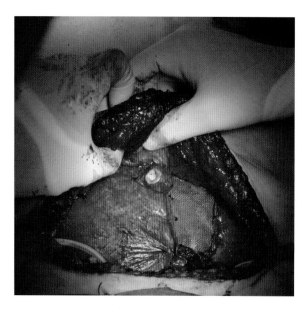

图 18.14　**于腹壁重建新的脐部。**切除皮下组
织，以形成自然凹陷的肚脐

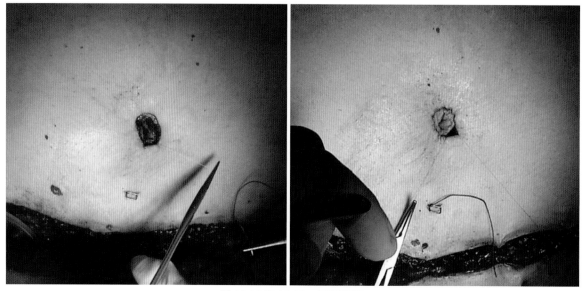

图 18.15 和 18.16　固定脐部

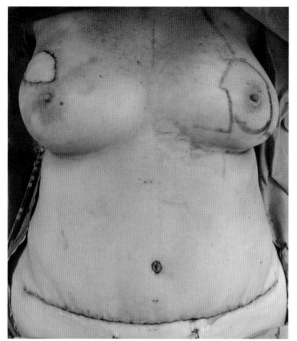

图 18.17　**术毕即时效果**。与左乳相比，右侧重建乳房容量和形态对称性良好。因效果满意，左侧原计划附加手术得以避免

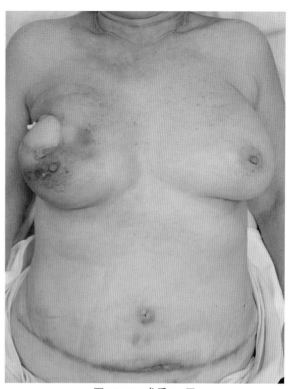

图 18.18　**术后 21 天**

病例 19

带蒂 TRAM 皮瓣重建技术

单蒂 TRAM（对侧蒂）

延期重建（替换组织扩张器）

患者：48 岁女性。

诊断：右乳浸润性导管癌。

既往手术：

2 年前右乳癌改良根治术＋腋窝淋巴结清扫术＋即刻扩张器乳房重建术。

同期行左乳上提固定术。术后接受化疗，右侧胸壁和区域淋巴结放疗。1 年后行永久假体替换扩张器手术，但发生假体脱出，遂取出假体后植入组织扩张器。

本次重建手术：

取出组织扩张器，对侧单蒂 TRAM 皮瓣延期乳房重建。

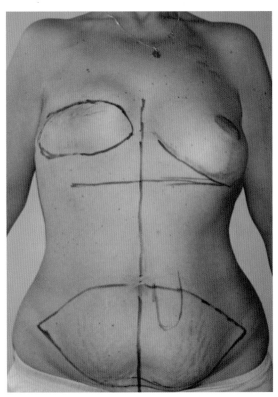

图 19.2　术前画线。标记正中线和下皱襞。标记右乳切口，切除既往受放疗照射的瘢痕。描画腹部 TRAM 皮瓣和腹直肌位置

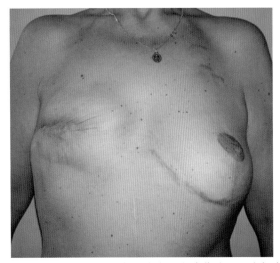

图 19.1　术前拍照。右侧胸壁放疗后皮肤萎缩。上腹部中线上见一消化性溃疡并发症行腹腔镜探查术后遗留手术瘢痕

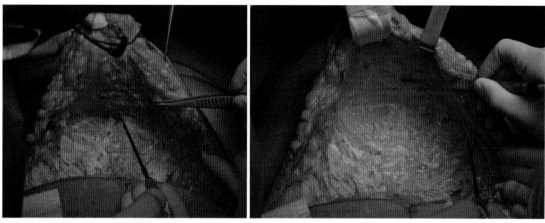

图 19.3 和 19.4　沿腹直肌皮瓣上缘切口切开皮肤，往剑突和肋缘方向游离。腹直肌前鞘上保留部分结缔组织和脂肪

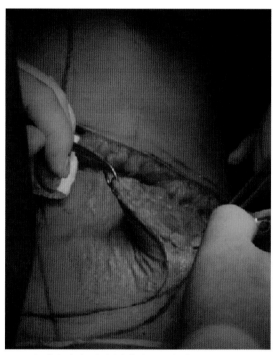

图 19.5　完成上半部分皮瓣游离后，提起外侧皮瓣由外分离向中线方向剥离，显露腹直肌边界，保留血管穿支

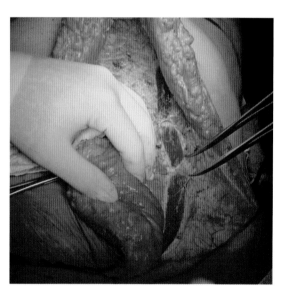

图 19.6　于血管穿支外侧切开腹直肌前鞘

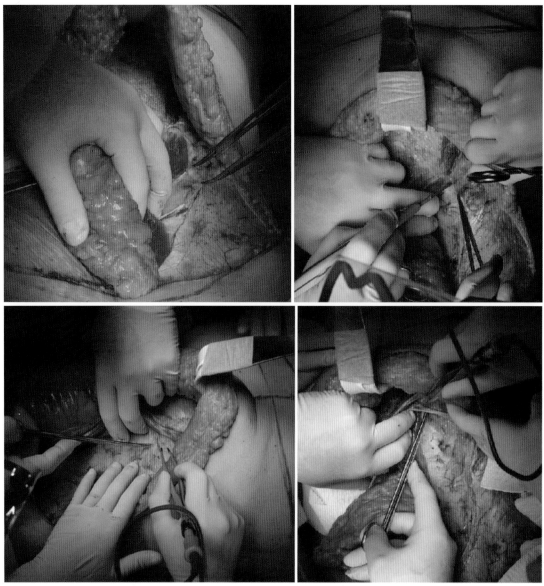

图 19.7、19.8、19.9 和 19.10　　自腹直肌后鞘解剖腹直肌外侧缘，由下往上进行直至肋缘。显露并结扎节段肋间血管和神经

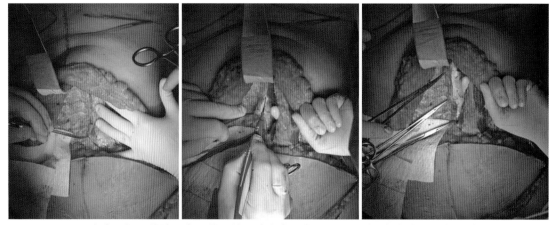

图 19.11、9.12 和 19.13　　自内侧切开前鞘，直至从后鞘释放腹直肌内侧缘。用手指轻轻勾起牵拉腹直肌外侧，便于解剖肌肉中线

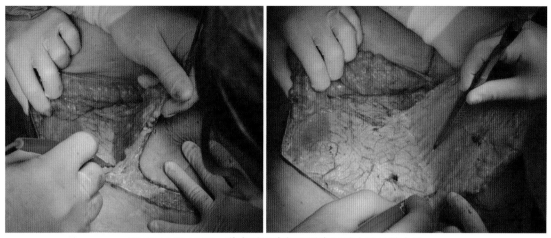

图 19.14 和 19.15　游离对侧腹部皮瓣直至脐水平处的中线

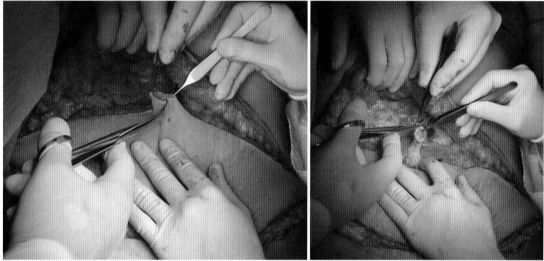

图 19.16 和 19.17　自皮瓣上解剖出脐部，于腹壁上保留其基底和血供

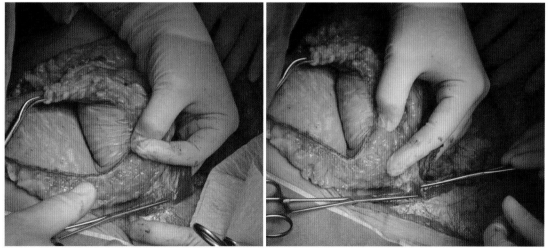

图 19.18 和 19.19　于腹壁皮瓣下缘离断腹直肌下端。下腹深层肌肉必须继续仔细钳夹结扎

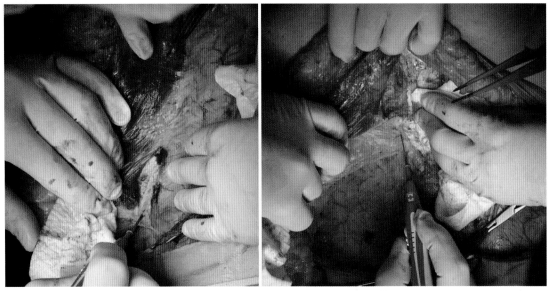

图 19.20 和 19.21　自下往上方向提起剥离包含腹直肌蒂的整个皮瓣

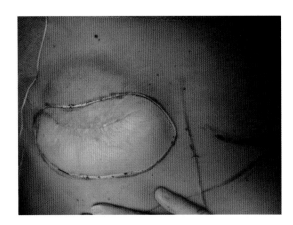

图 19.22　切除右侧胸壁放疗照射过的组织

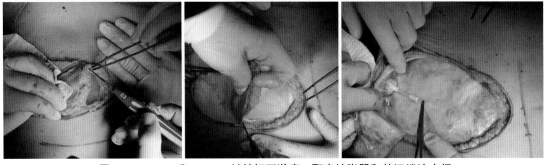

图 19.23、19.24 和 19.25　继续切开游离，取出扩张器和其远端注水阀

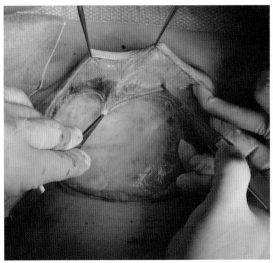

图 19.26　切除假体周围包膜。游离平面位于胸大肌上方，以避免肌肉膨出

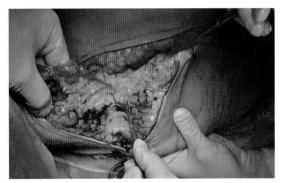

图 19.27　将 TRAM 皮瓣穿过隧道，切除其 Ⅲ 区和Ⅳ区组织。通过静脉或动脉性渗血判断组织活性

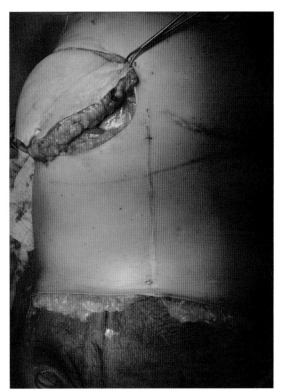

图 19.28　插入皮瓣

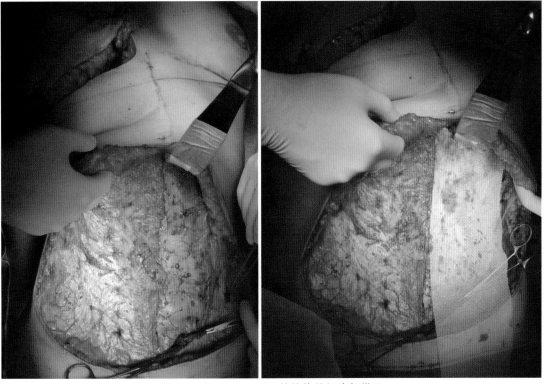

图 19.29 和 19.30　用网状补片关闭腹部供区

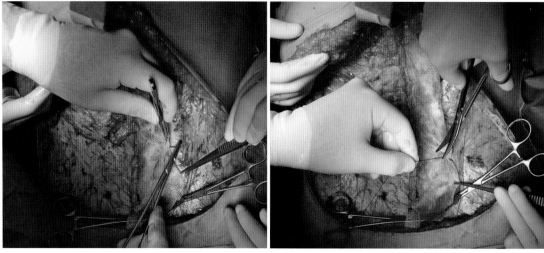

图 19.31 和 19.32　**补片固定缝合内侧和外侧部分。**补片内侧缘缝合固定于肌鞘中线处，用 2-0 不可吸收线 "U" 形间断缝合其外侧部分

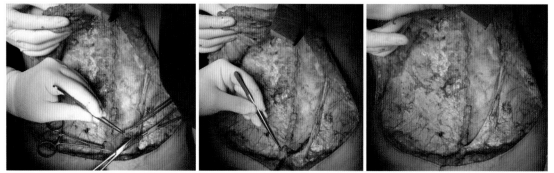

图 19.33、19.34 和 19.35　**补片缝合固定下端。**补片下缘缝合至残留的腹直肌，以加强弓状线下方区域的腹壁强度

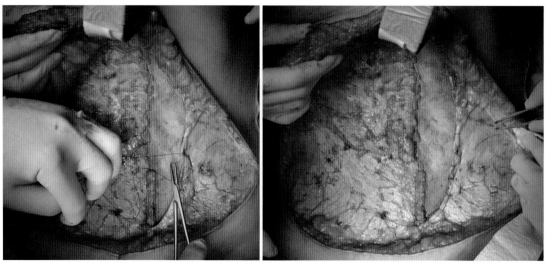

图 19.36 和 19.37　**第二层网状补片闭合。**连续缝合前鞘外侧缘和补片，以强化残余的腹直肌前鞘

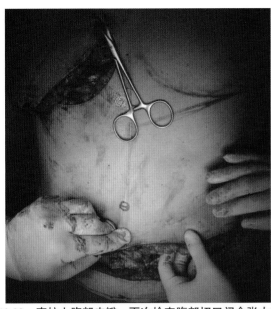

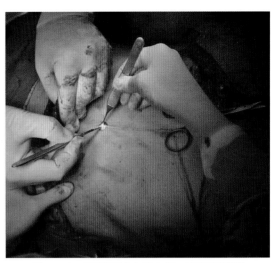

图 19.39　标记区域去表皮化，重建新脐部

图 19.38　牵拉上腹部皮瓣，再次检查腹部切口闭合张力和肚脐位置

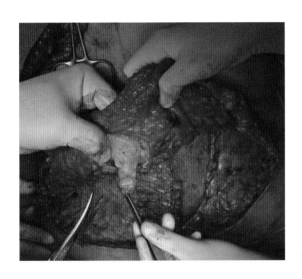

图 19.40　新脐部所在区域的圆盘状皮下层组织予以切除。此步骤意在重建一个外观更自然的肚脐

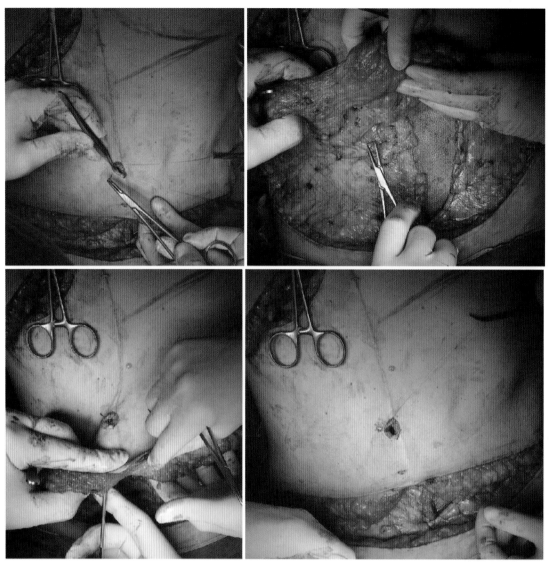

图 19.41、19.42、19.43 和 19.44　**脐部缝合**。脐部缝合技巧如下：第一步在去表皮化区域真皮层进行缝合；第二步缝合于腹直肌前鞘或靠近脐根部的补片上；第三步在皮下和腹壁浅筋膜间缝合，然后在缝线打结前再缝合至脐部真皮层

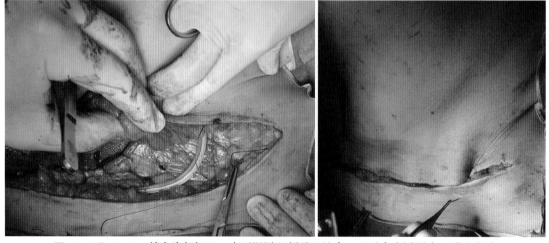

图 19.45 和 19.46　**缝合腹部切口**。皮下深层必须予以缝合，以对合皮瓣层次，减少张力

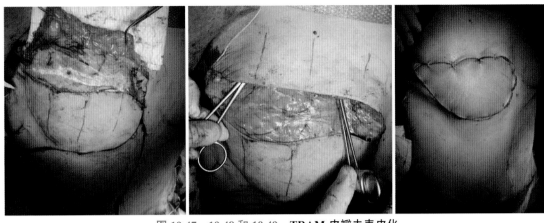

图 19.47、19.48 和 19.49　**TRAM 皮瓣去表皮化**

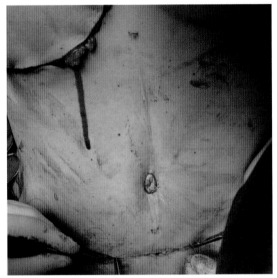

图 19.50　腹壁切口表皮缝合

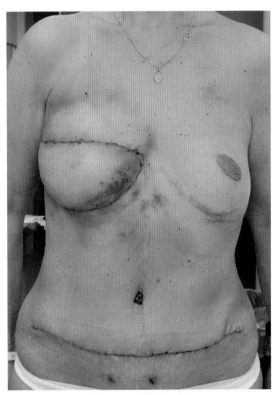

图 19.52　术后 15 天

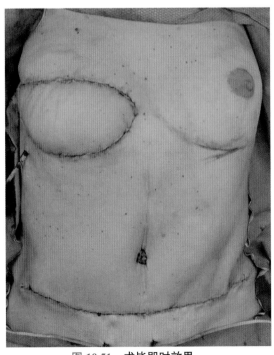

图 19.51　术毕即时效果

病例 20

带蒂 TRAM 皮瓣重建技术

双蒂 TRAM

延期双侧乳房重建

患者: 66 岁女性双侧乳腺癌病史患者。

诊断:

左乳导管内癌。

8 年前因左乳导管内癌行全乳切除术,在确诊左

乳导管内癌前 1 年因浸润性小叶癌行左乳保乳术+腋窝淋巴结清扫术+术后放疗。

右乳浸润性导管癌。

接受右侧全乳切除术+前哨淋巴结活检术+术后放疗。

手术: 双侧 TRAM 皮瓣(横行腹直肌肌皮瓣)延期乳房重建。

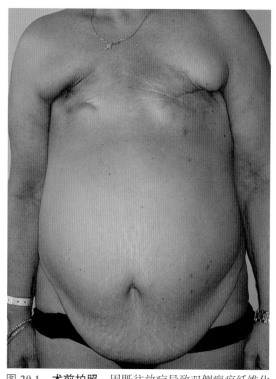

图 20.1　术前拍照。因既往放疗导致双侧瘢痕纤维化

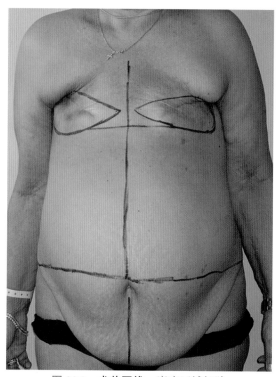

图 20.2　术前画线。瘢痕区域切除

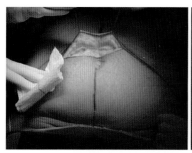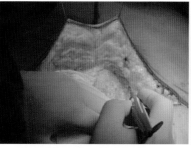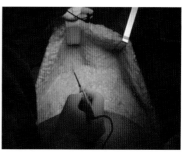

图 20.3、20.4 和 20.5　提起游离上腹部皮瓣。呈斜坡形往腹直肌筋膜游离皮瓣，可更大程度上将血管穿支保留于皮瓣内。上腹部皮瓣范围为中线至剑突，外侧至肋缘。注意两个避免腹部皮肤坏死的操作细节：不要出于避免损伤血管的目的而过分向外侧游离；避免拉钩用力牵拉腹部皮瓣。注意腹部鞘膜上保留了一薄层组织

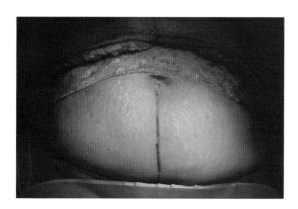

图 20.6　上腹部皮瓣游离完成

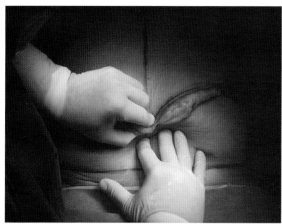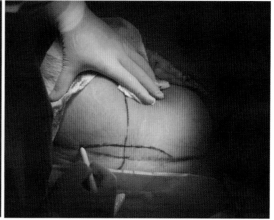

图 20.7 和 20.8　再次确认下腹皮瓣设计。上腹部皮瓣游离完成后，将患者上身抬高 30° 检查上下皮瓣间距离，避免张力过大缝合困难

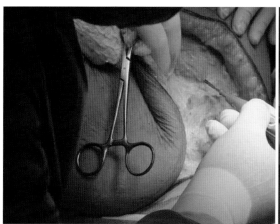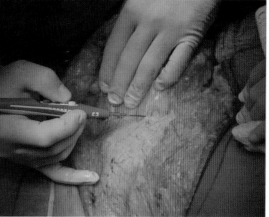

图 20.9 和 20.10　从外侧开始游离 TRAM 皮瓣。自外侧向中线方向提起 TRAM 皮瓣。主要的血管穿支位于脐周，显露和保留这些血管十分关键

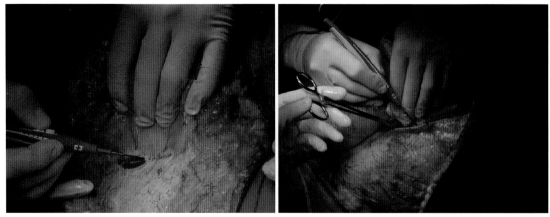

图 20.11 和 20.12　显露血管穿支后，于其外侧的腹直肌上方切开腹筋膜。切开腹直肌鞘直至肋缘

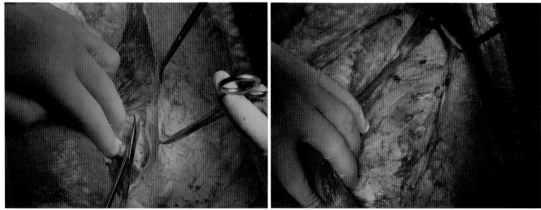

图 20.13 和 20.14　显露腹直肌外侧缘，往内侧拉起、自后鞘上游离腹直肌。注意通往肌肉的血管神经均予以显露和仔细结扎

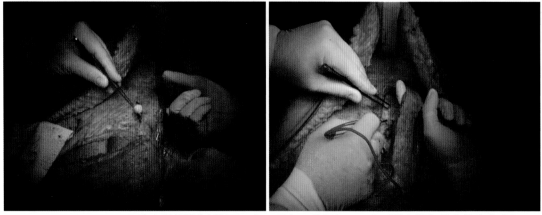

图 20.15 和 20.16　于腹直肌前鞘内侧切开，切口平行于外侧切口。自后鞘上提起游离整个腹直肌

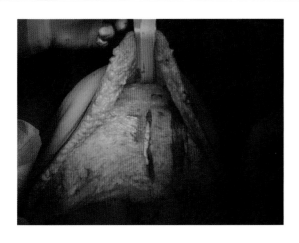

图 20.17　蒂部制备完成

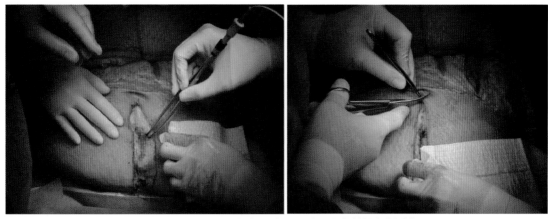

图 20.18 和 20.19　自中线劈开皮瓣。注意锐性解剖脐部

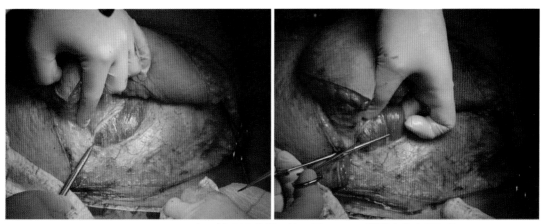

图 20.20 和 20.21　切开腹直肌前鞘下端，用 Kocher 钳钳夹腹直肌下端

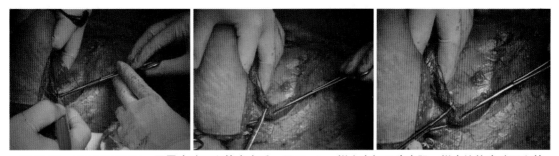

图 20.22、20.23 和 20.24　显露腹壁下血管穿支后，于 Kocher 钳上方切开腹直肌，钳夹结扎腹壁下血管

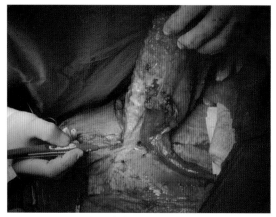

图 20.25　自下腹部提起游离整个单侧皮瓣

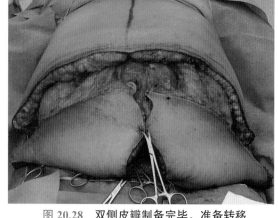

图 20.28　双侧皮瓣制备完毕，准备转移

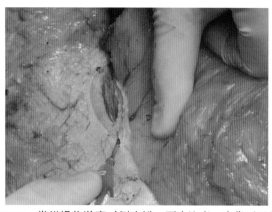

图 20.26　类似操作游离对侧皮瓣。再次注意，在靠近显露的穿支外侧切开腹直肌前鞘

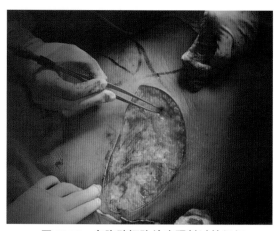

图 20.29　自胸壁切除放疗照射过的组织

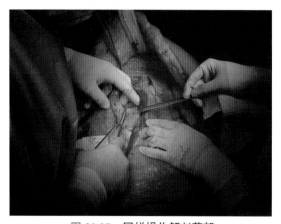

图 20.27　同样操作解剖蒂部

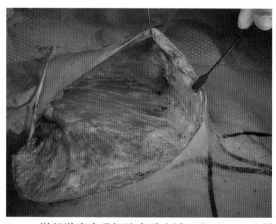

图 20.30　潜行游离全乳切除术后皮瓣，为 TRAM 皮瓣置放建腔

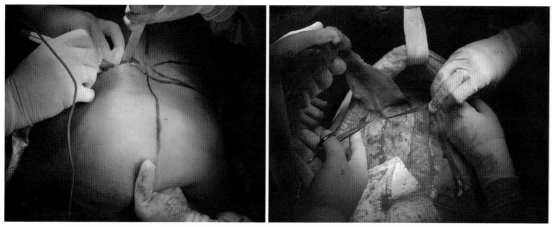

图 20.31 和 20.32　建立连通全乳切除术后下端皮瓣和腹部之间的隧道以备转移皮瓣

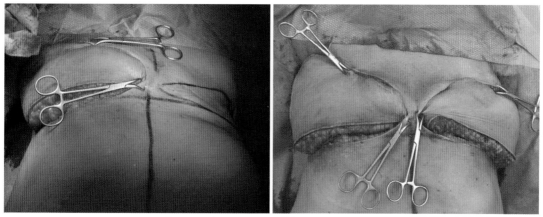

图 20.33 和 20.34　皮瓣转移，置放于胸壁

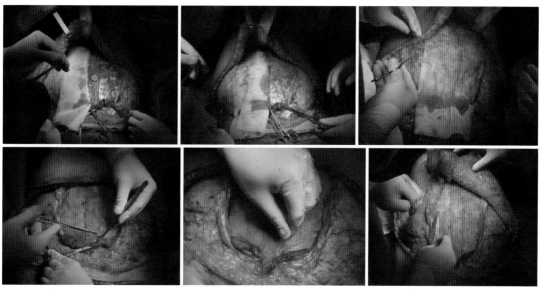

图 20.35、20.36、20.37、20.38、20.39 和 20.40　从中间部分开始，将网状补片缝合固定至残存的腹直肌前鞘上，再于外侧缝合展开补片。注意缝合技巧为 "U" 形折叠缝合（如图）。用相同方法间断缝合下端残留腹直肌，此为覆盖和强化弓状线下方薄弱区域的重要步骤，因该区域为腹壁最薄弱的部分，缝合后可避免疝出。剩余前鞘叠加缝合于补片上

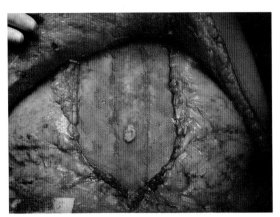

图 20.41　补片上作一开口，引出脐部

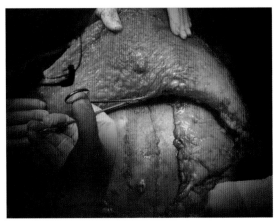

图 20.42　缝合腹部皮瓣和腹壁以关闭二者之间的腔隙，避免形成积液，而且可以适当固定腹部皮瓣

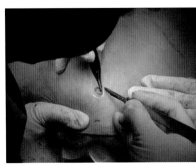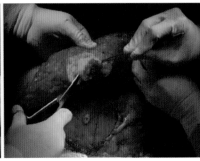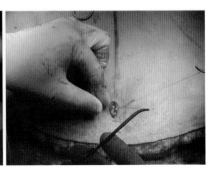

图 20.43、20.44 和 20.45　在腹部标出脐部新位置，新脐部圆形区域去表皮化，保留浅层筋膜用以将脐部固定至腹壁上。然后去除标记区下方组织。作为脐部成形术的一部分，切除皮下组织，目的在于为纳入新的肚脐建立脐孔，并避免形成扁平外形。脐部的缝合技巧如图所示

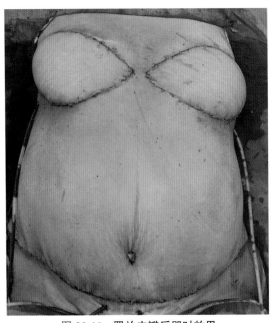

图 20.46　置放皮瓣后即时效果

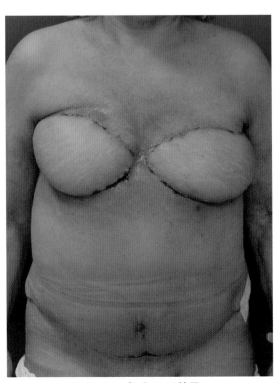

图 20.47　术后 15 天效果

病例 21

背阔肌皮瓣技术

延期重建

背阔肌（LD）肌皮瓣＋假体（对侧乳房隆乳术）

患者：41 岁女性。

诊断：右乳浸润性导管癌复发。

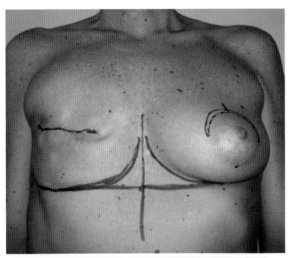

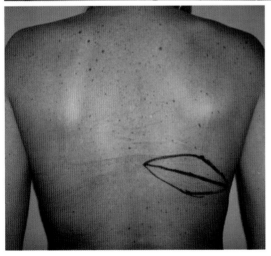

图 21.1 和 21.2　术前拍照、画线。左乳中等大小，右乳全切术后瘢痕。测量描画背部 LD 皮瓣皮岛为 6cm×12cm。切口瘢痕掩藏于胸罩内

手术过程：

既往手术：

肿瘤手术：2 年前右侧全乳切术＋ SLNB。

6 年前右乳象限切除＋辅助化疗。

重建手术：2 年前右侧即刻扩张器乳房重建，后置换成永久型假体，因局部伤口裂开及感染，一年前行假体取出术。

当前诊断：假体取出术后感染。

本次手术：

重建手术：右侧延期背阔肌肌皮瓣＋假体乳房重建。选择 MX470g 解剖型假体。

左侧隆乳术（环乳晕切口），选择 125g 圆形中剖面假体。

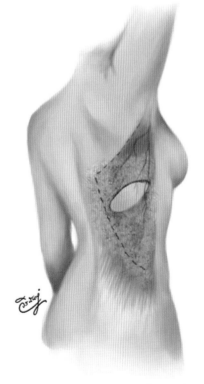

图 21.3　LD 皮瓣背部供区范围示意图

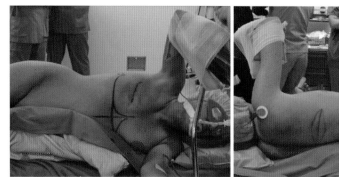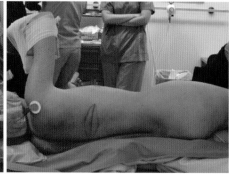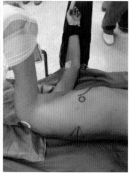

图 21.4、21.5 和 21.6　**患者取侧卧位。**须注意患者的右侧上肢、肩部、颈部、臀部和膝盖，避免压迫性损伤

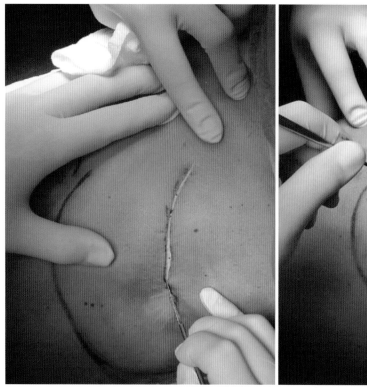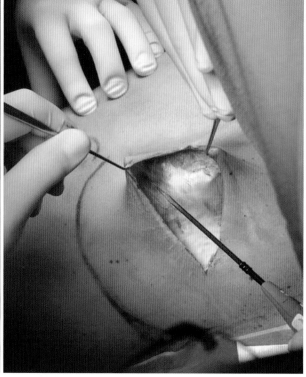

图 21.7 和 21.8　**右侧全乳切除术后瘢痕处切开，皮瓣剥离**

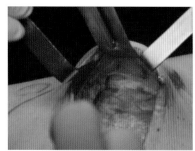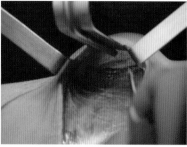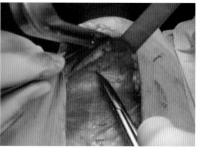

图 21.9、21.10 和 21.11　**自原全乳切除术外侧部解剖显露胸背血管**

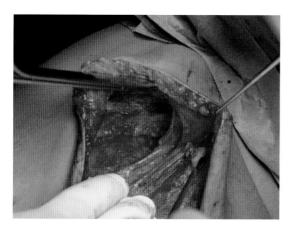

图 21.12　显露背阔肌前缘，沿腋区建立隧道

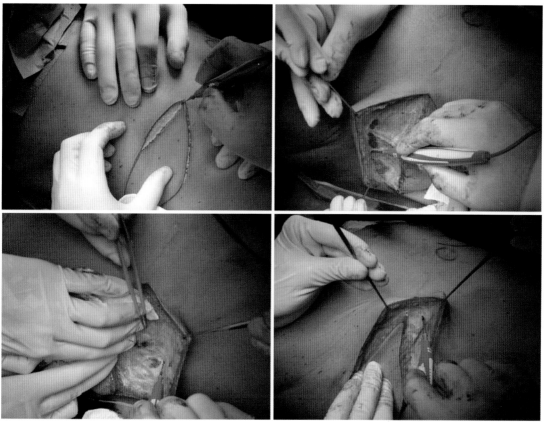

图 21.13、21.14、21.15 和 21.16　沿标记切口切开背阔肌皮瓣，切取皮岛周围的皮下组织以获得更多的组织容量，取得更好的美容效果

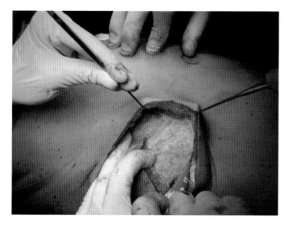

图 21.17　找到背阔肌前缘，此为皮瓣游离的前界

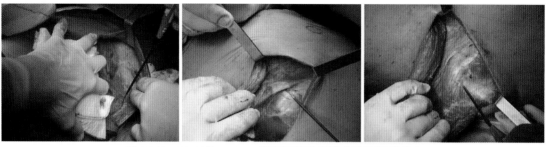

图 21.18、21.19 和 21.20　　然后离断背阔肌皮瓣下端附着点

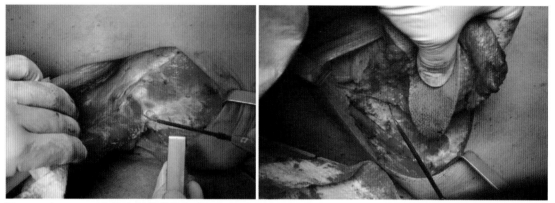

图 21.21 和 21.22　　**自棘突旁筋膜游离背阔肌内侧缘**。重点：在背阔肌的内侧缘和上缘注意显露和分离斜方肌

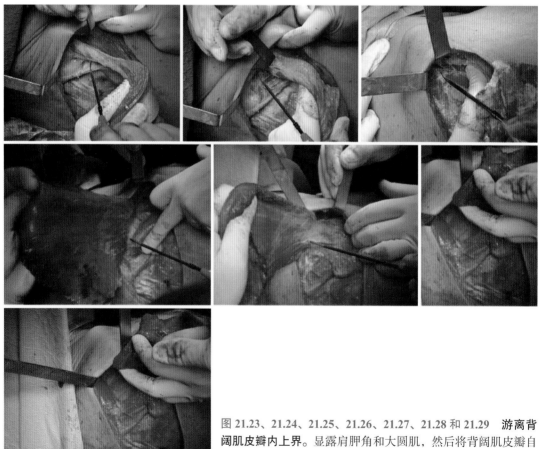

图 21.23、21.24、21.25、21.26、21.27、21.28 和 21.29　　**游离背阔肌皮瓣内上界**。显露肩胛角和大圆肌，然后将背阔肌皮瓣自其表面分离

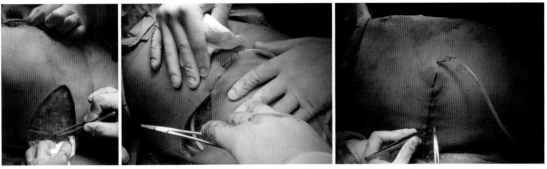

图 21.30、21.31 和 21.32　将背阔肌皮瓣转移至前胸壁。闭合供区切口

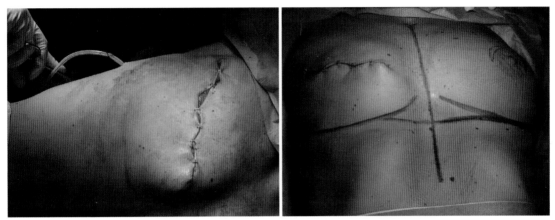

图 21.33 和 21.34　暂时闭合前胸壁切口，便于将患者体位从侧卧位变换为仰卧位

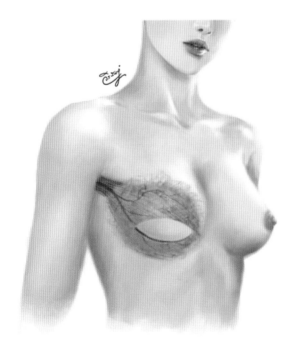

图 21.35　背阔肌皮瓣置放于前胸壁示意图

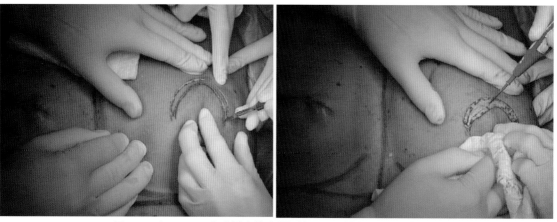

图 21.36 和 21.37　左乳晕上缘半圆形切口环乳晕切开并去表皮化

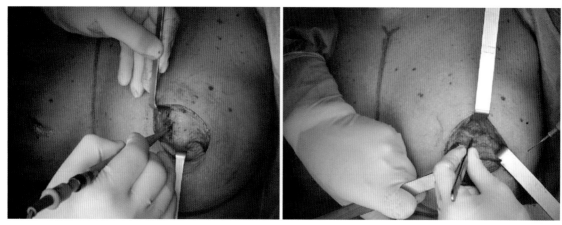

图 21.38 和 21.39　往胸肌方向垂直切开腺体组织

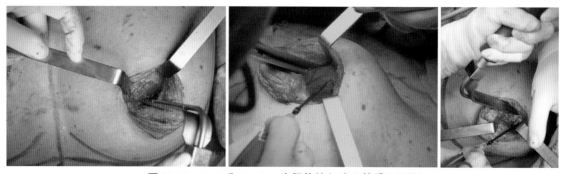

图 21.40、21.41 和 21.42　为假体植入建立筋膜下平面

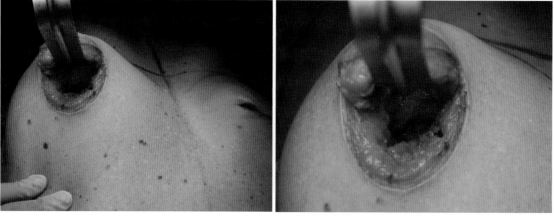

图 21.43 和 21.44　筋膜下囊袋

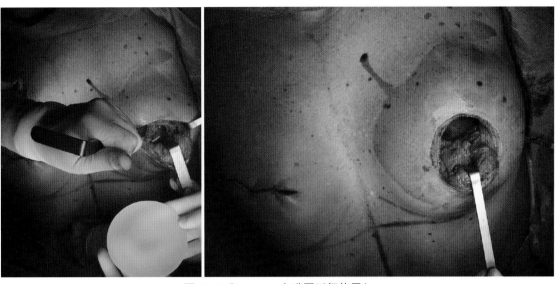

图 21.45 和 21.46　左乳圆形假体置入

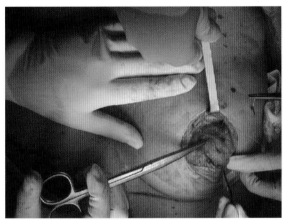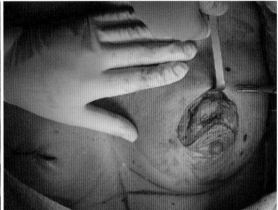

图 21.47 和 21.48　腺体层缝合

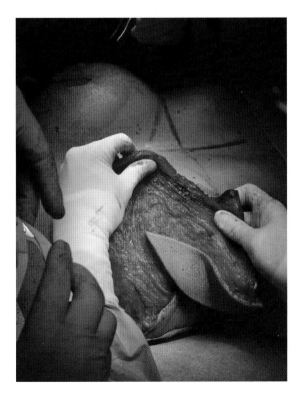

图 21.49　将背阔肌皮瓣展开置于右侧胸壁

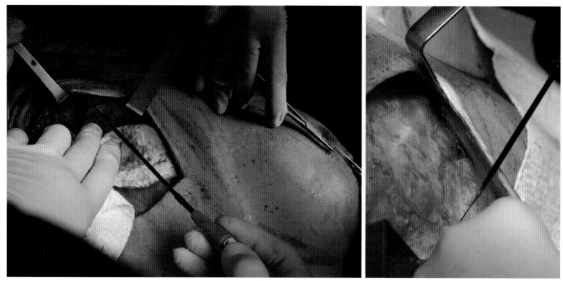

图 21.50 和 21.51　完成皮肤囊袋的潜行游离，为假体和背阔肌皮瓣的置入建立空间

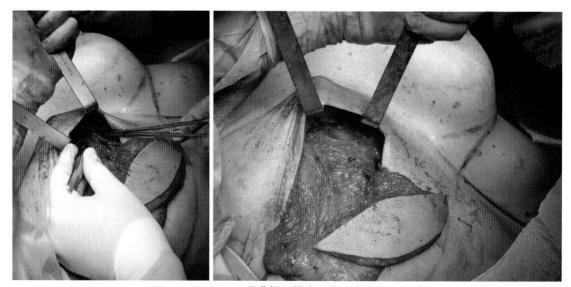

图 21.52 和 21.53　将背阔肌缝合固定于右乳内上部分

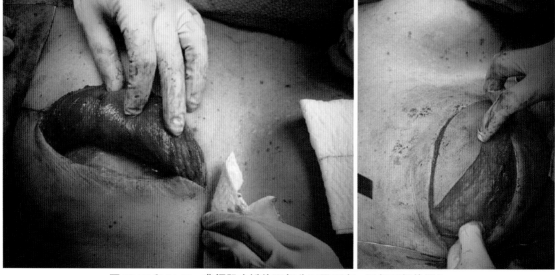

图 21.54 和 21.55　背阔肌皮瓣外下部分不予固定，以便于假体置入

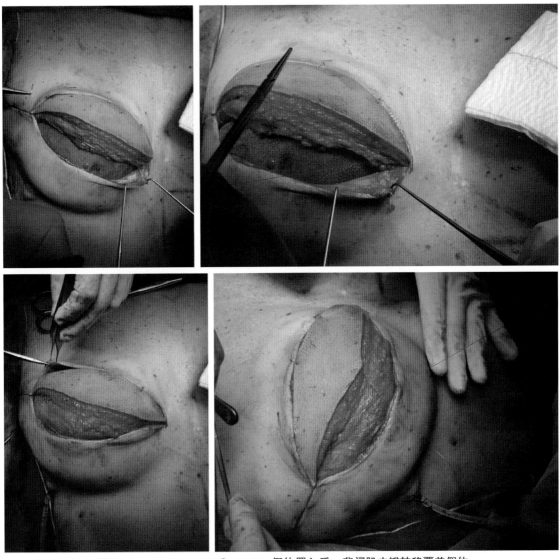

图 21.56、21.57、21.58 和 21.59　假体置入后，背阔肌皮瓣转移覆盖假体

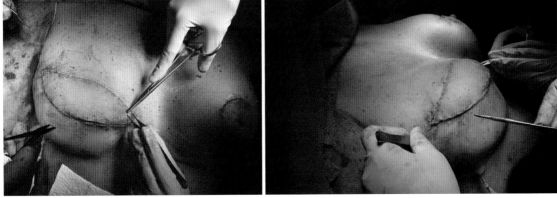

图 21.60 和 21.61　关闭切口

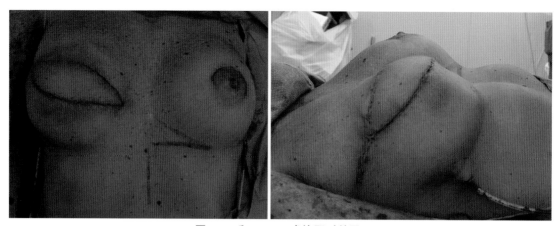

图 21.62 和 21.63   术毕即时效果

病例 22

背阔肌皮瓣技术
延期重建

扩大背阔肌皮瓣

患者：48 岁女性。

诊断：右乳浸润性导管癌复发。

既往手术：

肿瘤手术：5 年前因"右乳浸润性导管癌"行保乳手术＋腋窝淋巴结清扫术，术后放疗。

本次手术：

肿瘤手术：右侧 NSM。

重建手术：右乳即刻扩大背阔肌皮瓣自体组织乳房重建（不联合假体）。

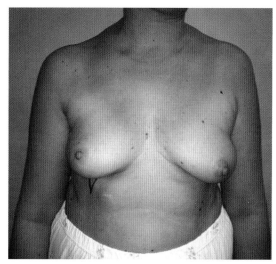

图 22.1 术前拍照。乳房中等大小，不对称，左侧较右侧略大、略下垂

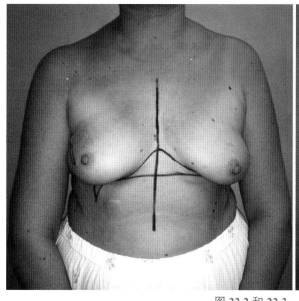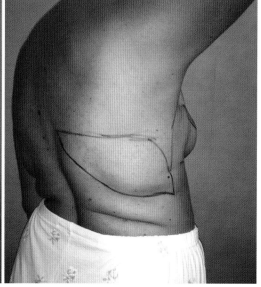

图 22.2 和 22.3 术前画线

137

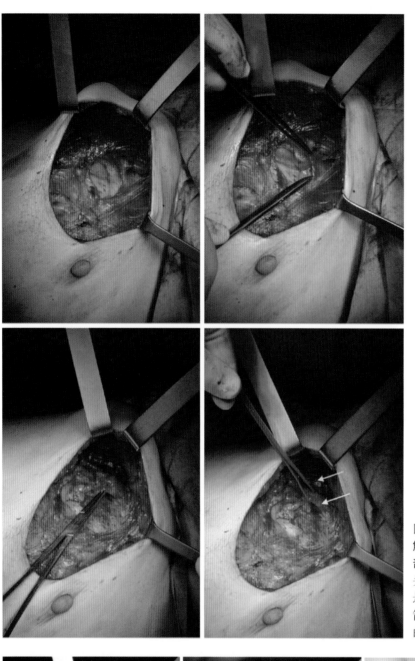

图 22.4、22.5、22.6 和 22.7
解剖完整显露背阔肌蒂部——胸背血管。 白色箭头所指为分离出的以红线悬吊的胸背血管蒂，红色箭头所指为靠近肱骨止点的背阔肌

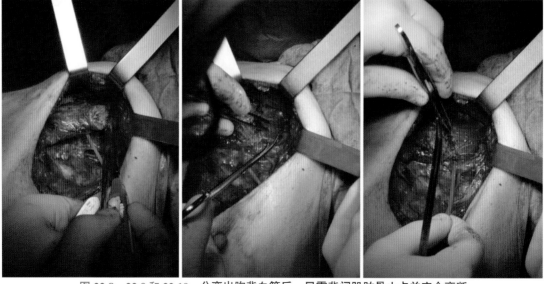

图 22.8、22.9 和 22.10 分离出胸背血管后，显露背阔肌肱骨止点并完全离断

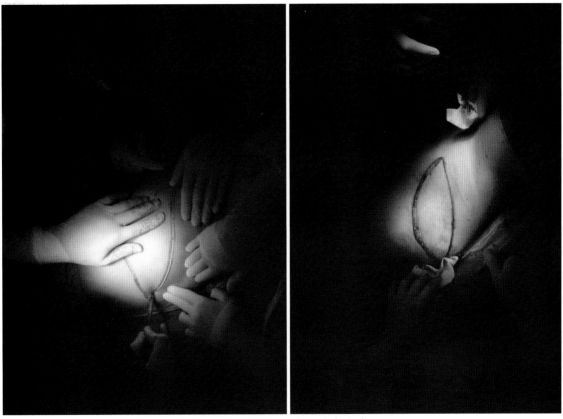

图 22.11 和 22.12　切开皮岛皮肤

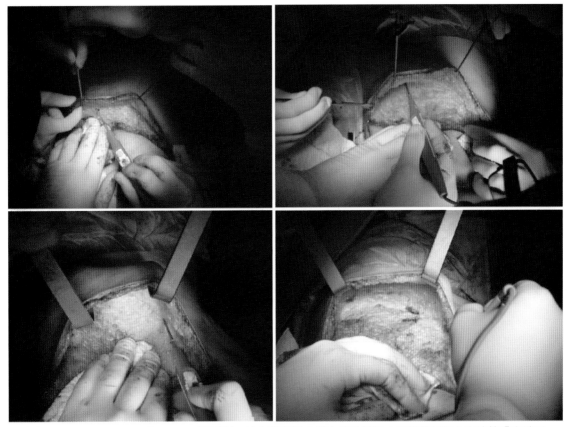

图 22.13、22.14、22.15 和 22.16　尾侧观，扩大背阔肌皮瓣上部的切取亦包括背阔肌上方的筋膜脂肪层

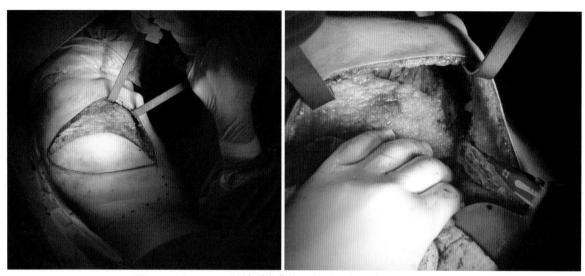

图 22.17 和 22.18　继续剥离背阔肌的外侧部分直至抵达其前缘

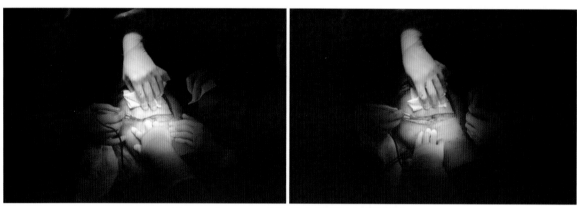

图 22.19 和 22.20　切开扩大背阔肌皮瓣的下缘

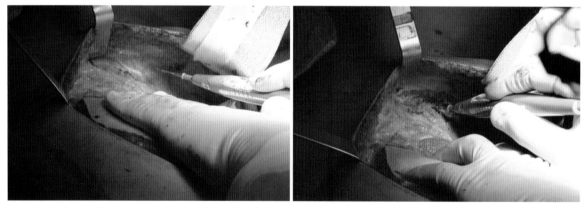

图 22.21 和 22.22　头侧观，扩大背阔肌皮瓣的切取包括下端肌肉上的筋膜脂肪层

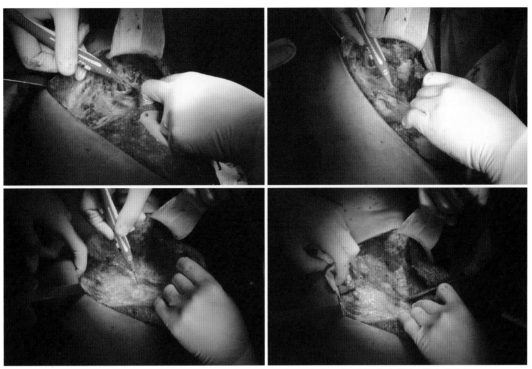

图 22.23、22.24、22.25 和 22.26　头侧观，自肌肉下端（腰背附着点）提起游离背阔肌

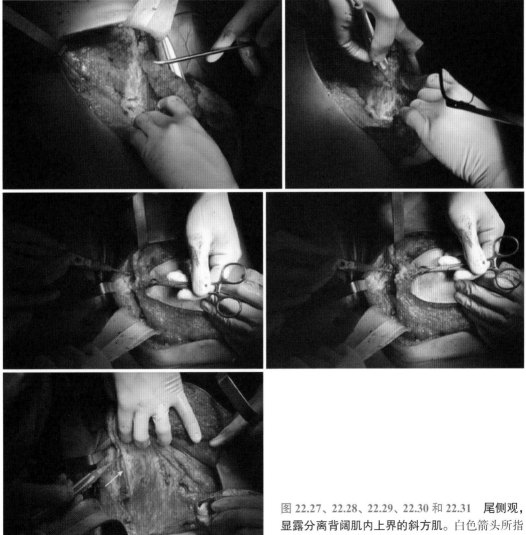

图 22.27、22.28、22.29、22.30 和 22.31　尾侧观，显露分离背阔肌内上界的斜方肌。白色箭头所指为游离切取的斜方肌

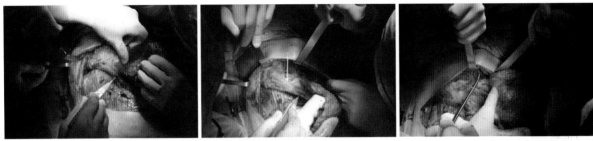

图 22.32、22.33 和 22.34　显露大圆肌，并将其从背阔肌皮瓣上分离。白色箭头所指为大圆肌，将扩大背阔肌皮瓣自其表面游离

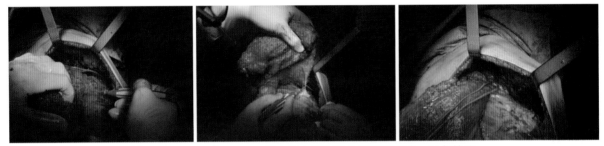

图 22.35、22.36 和 22.37　整个扩大背阔肌皮瓣获取完成，准备转移

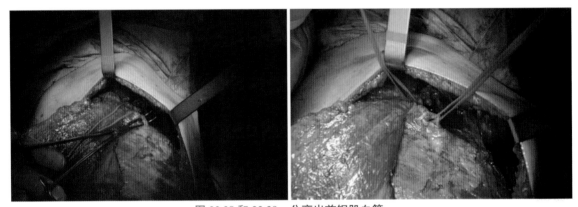

图 22.38 和 22.39　分离出前锯肌血管

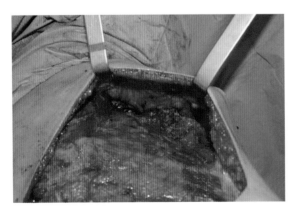

图 22.40　扩大背阔肌皮瓣已转移至前胸壁

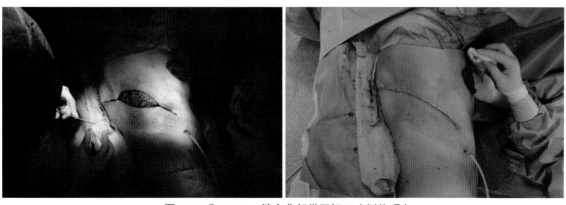

图 22.41 和 22.42　缝合背部供区切口（侧位观）

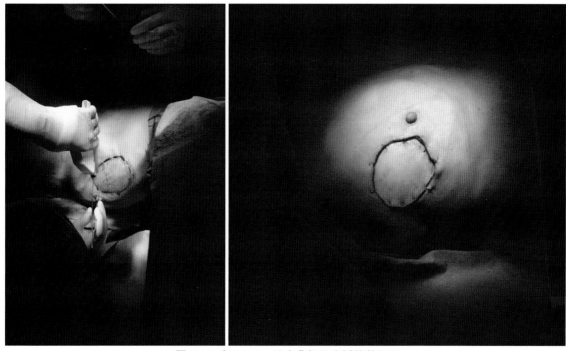

图 22.43 和 22.44　扩大背阔肌皮瓣修整塑形

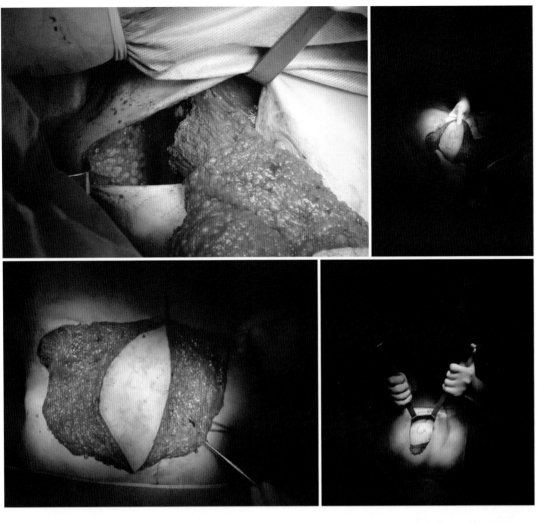

图 22.45、22.46、22.47 和 22.48　完全离断背阔肌肱骨结节间沟止点。将背阔肌皮瓣旋转 180° 以调整重塑皮瓣

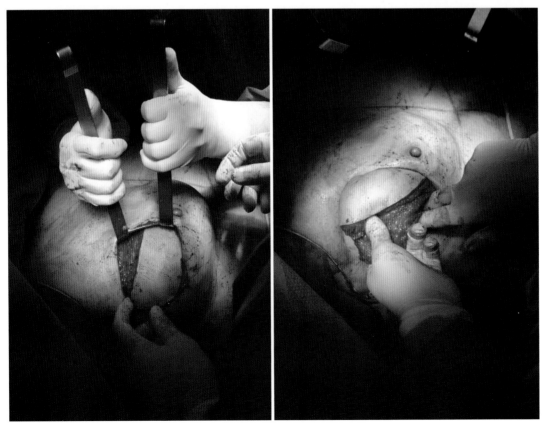

图 22.49 和 22.50 背阔肌皮瓣修整塑形（续图）

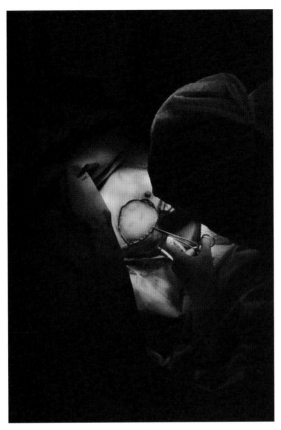

图 22.51　缝合皮肤切口

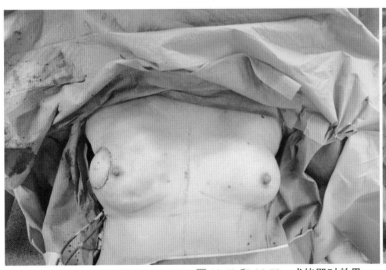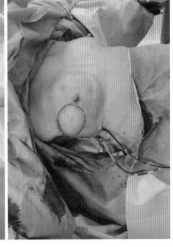

图 22.52 和 22.53　术毕即时效果

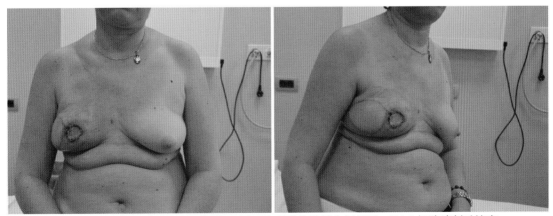

图 22.54、22.55 和 22.56　术后 30 天。出现乳头乳晕全层坏死，NAC 切除清创后植皮

病例 23

背阔肌皮瓣技术

延期重建

背阔肌肌皮瓣联合假体
（假体外露后）

患者：49 岁女性。

既往诊断：右乳浸润性导管癌。

左乳浸润性导管癌。

既往手术：

肿瘤手术：6 年前右乳全切除术＋前哨淋巴结活检术。

1 年前左乳保留皮肤全乳切除术＋前哨淋巴结活检术。

重建手术：5 年前右侧背阔肌联合假体延期乳房重建。

1 年前左侧假体联合脱细胞真皮基质即刻乳房重建。

当前诊断：左乳假体外露。

当前手术：左乳假体取出，背阔肌皮瓣联合假体乳房重建。

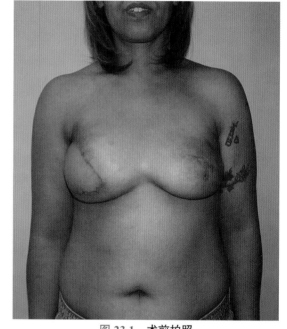

图 23.1　术前拍照

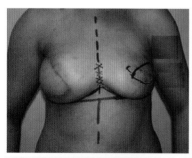
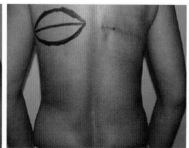
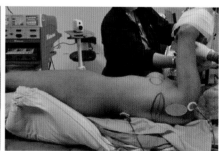
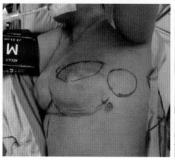
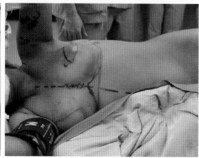

图 23.2、23.3、23.4 和 23.5　**术前画线**。左乳皮肤切除范围包括菲薄的皮岛和外露皮肤缺损区域。同时描画背阔肌皮瓣皮岛

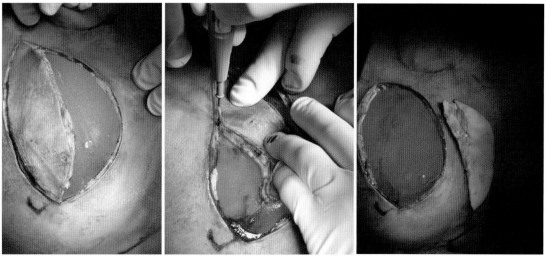

图 23.6、23.7 和 23.8　**左乳皮岛切除**。在假体周围包膜的后方表面可见脱细胞真皮基质

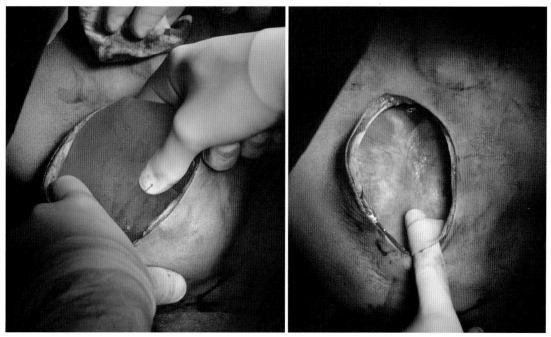

图 23.9 和 23.10　**取出假体**。术者手指处为一片脱细胞真皮基质

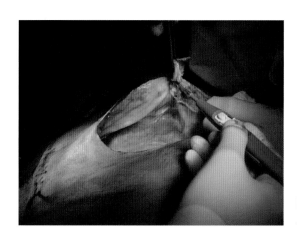

图 23.11　前方包膜切除，连同脱细胞真皮基质层一并切除

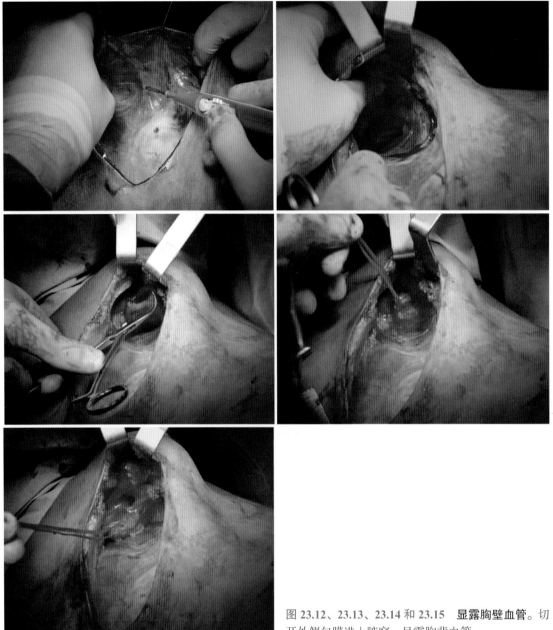

图 23.12、23.13、23.14 和 23.15　**显露胸壁血管。**切开外侧包膜进入腋窝，显露胸背血管

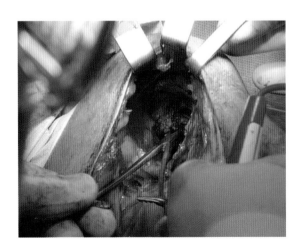

图 23.16　游离背阔肌肌蒂部

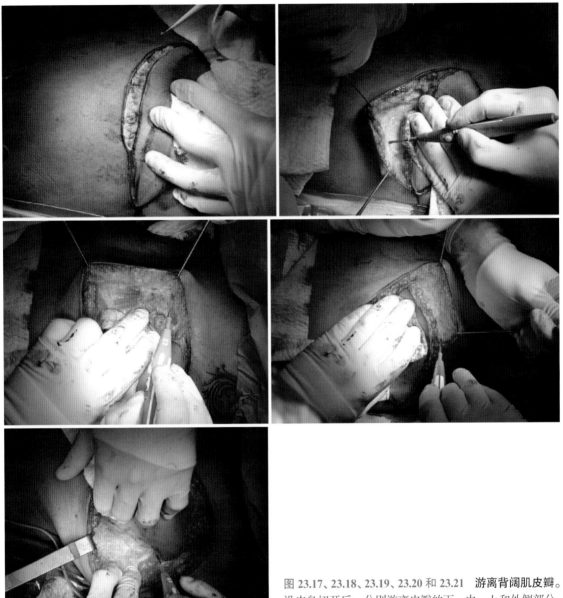

图 23.17、23.18、23.19、23.20 和 23.21　游离背阔肌皮瓣。沿皮岛切开后，分别游离皮瓣的下、内、上和外侧部分

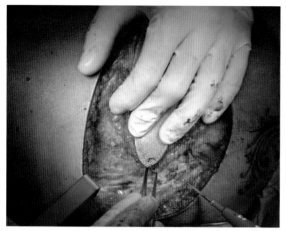

图 23.22　显露并离断背阔肌中线肌肉附着点

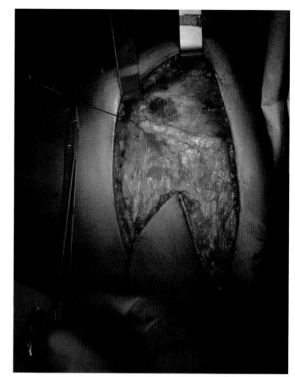

图 23.23　显露并提起背阔肌前缘

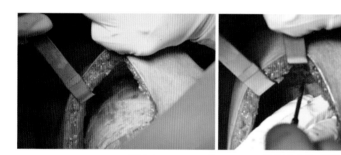

图 23.24、23.25 和 23.26　离断背阔肌腰骶筋膜起始肌纤维（下方）

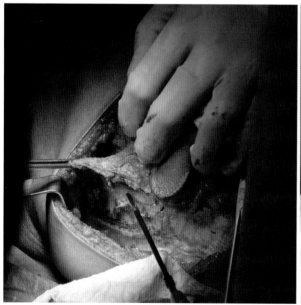
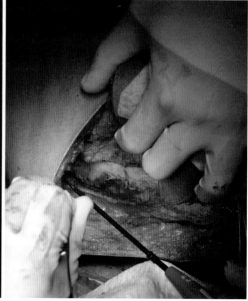

图 23.27 和 23.28　沿后正中线肌纤维起点离断背阔肌

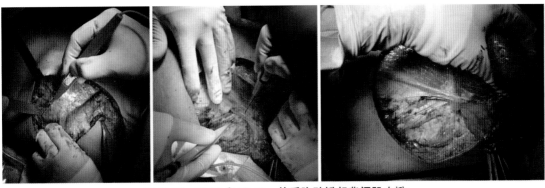

图 23.29、23.30 和 23.31　从后胸壁掀起背阔肌皮瓣

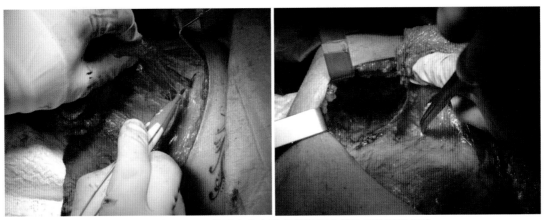

图 23.32 和 23.33　往腋窝方向游离背阔肌上缘和肩胛骨肌纤维

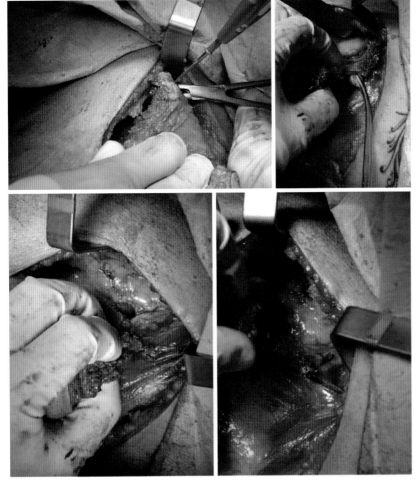

图 23.34、23.35、23.36 和 23.37　自肱骨结节间沟附着点完全离断背阔肌。完全离断背阔肌止点以增加皮瓣活动度

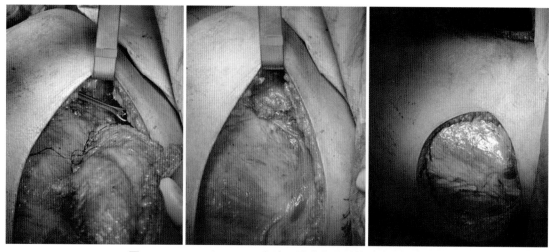

图 23.38、23.39 和 23.40　自腋下隧道将皮瓣转移至前胸壁

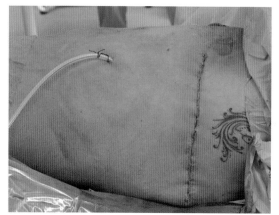

图 23.41　关闭背部供区切口

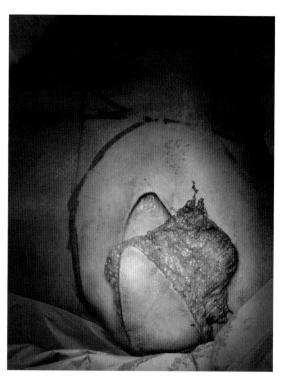

图 23.42　患者体位转为仰卧位

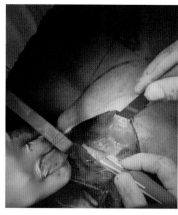

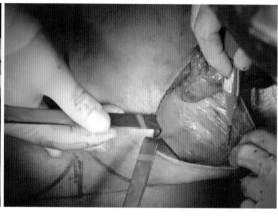

图 23.43 和 23.44　切除下方包膜，建立新下皱襞

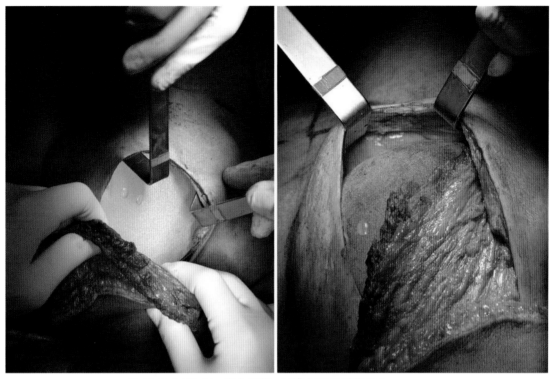

图 23.45 和 23.46　置入假体，以背阔肌皮瓣覆盖之

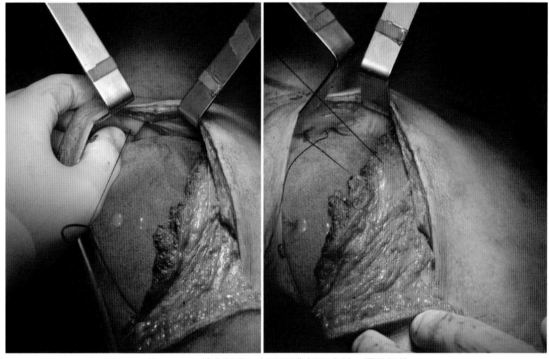

图 23.47 和 23.48　缝合固定，以延展背阔肌皮瓣，覆盖假体

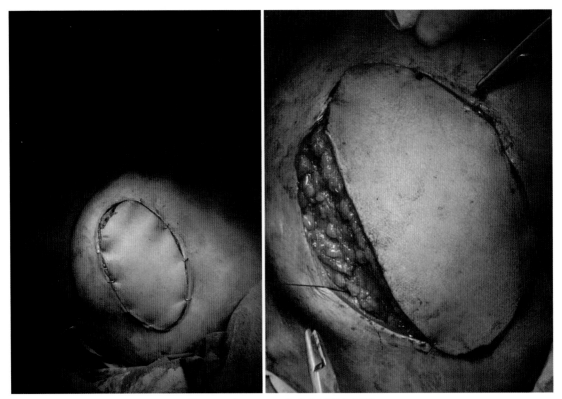

图 23.49 和 23.50　完成皮瓣嵌入覆盖

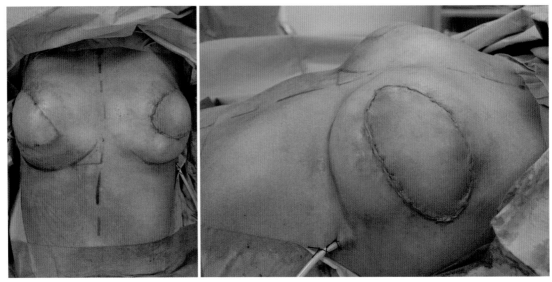

图 23.51 和 23.52　术毕即时效果

病例 24

其他技术
包膜切除术

患者： 62 岁女性。

诊断： 左乳小叶原位癌。

既往手术：

肿瘤手术：2 年前左乳保留乳头乳晕全乳切除术（NSM）＋前哨淋巴结活检术。

重建手术：左乳即刻永久假体重建（355g 中剖面解剖型假体）。

右乳隆乳成形术（150g 圆形假体）。

当前诊断： 左侧包膜挛缩（Baker 分类Ⅳ级）。

本次重建手术： 左乳包膜部分切除＋假体置换（335g 中剖面解剖型假体）。

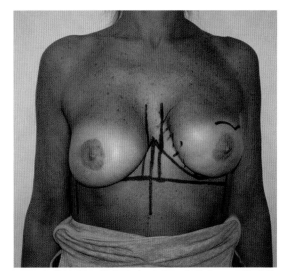

图 24.1　**术前拍照**。乳房Ⅰ度下垂，小乳房，双侧对称——因重度包膜挛缩，左乳失形

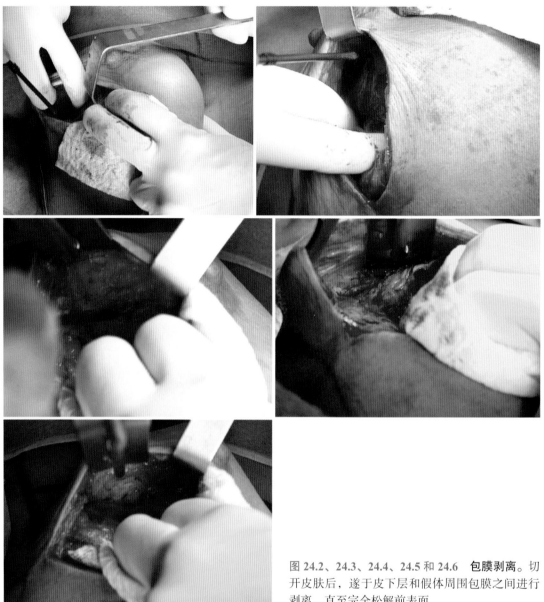

图 24.2、24.3、24.4、24.5 和 24.6 **包膜剥离**。切开皮肤后，遂于皮下层和假体周围包膜之间进行剥离，直至完全松解前表面

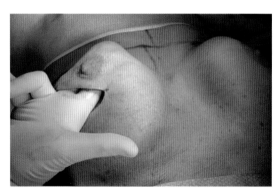

图 24.7 **图示自皮肤囊袋完全剥离松解前方假体周围包膜**

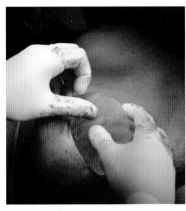
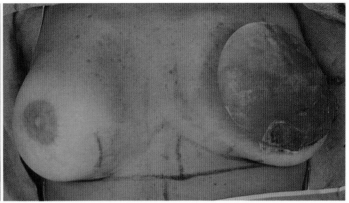

图 24.8 和 24.9 移除假体

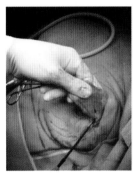
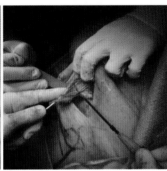
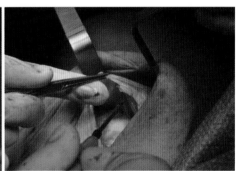

图 24.10、24.11 和 24.12 包膜切除，去除残余包膜

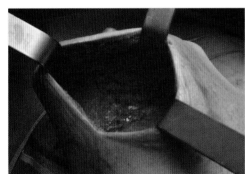
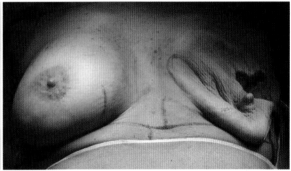

图 24.13 和 24.14 完全去除假体前周围包膜。观察皮肤囊袋的皮下层

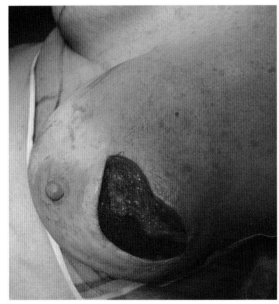
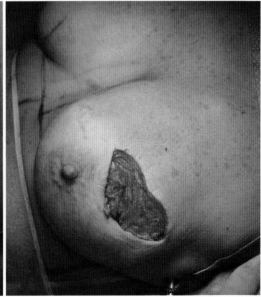

图 24.15 和 24.16 置入新假体。以胸大肌覆盖假体和切口处

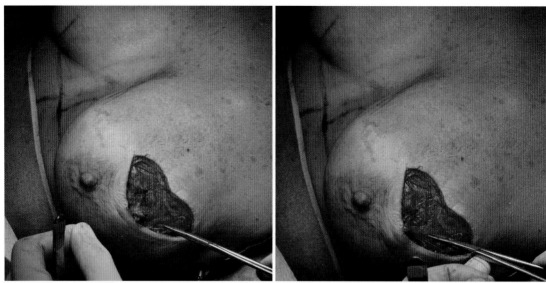

图 24.17 和 24.18   **肌肉覆盖。** 在下侧皮瓣皮下层和胸大肌下缘之间进行缝合，可避免假体直接暴露切口与假体的接触

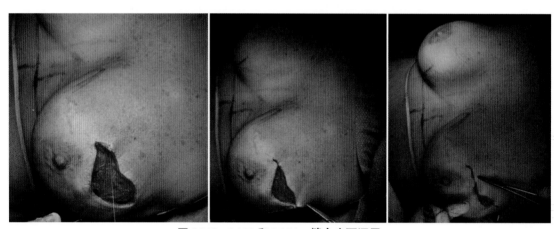

图 24.19、24.20 和 24.21   **缝合皮下深层**

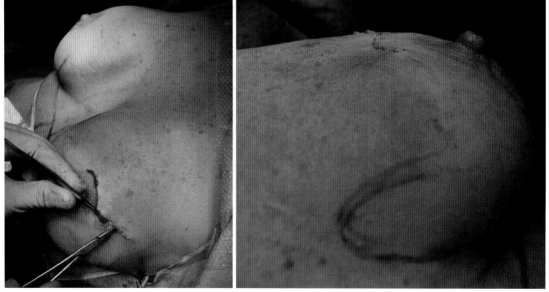

图 24.22 和 24.23   **皮内缝合**

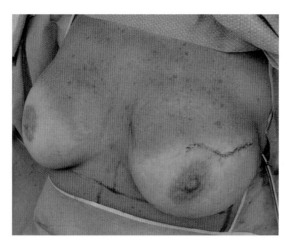

图 24.24　术毕即时效果

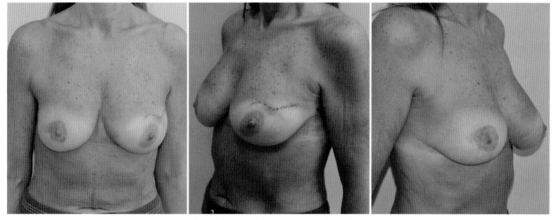

图 24.25、24.26 和 24.27　术后 15 天

病例 25　其他技术
包膜切除术

患者：62 岁女性。

既往诊断：右乳浸润性导管癌。

既往手术：

肿瘤手术：6 年前右乳保留皮肤全乳切除术。

重建手术：右乳即刻永久假体重建（510g 解剖型假体）。

左侧缩乳成形术。

当前诊断：右侧包膜挛缩（Baker 分类 Ⅳ 级），假体破裂。

本次重建手术：右乳前、下侧部分包膜切除术＋假体置换（550g 解剖型假体）。

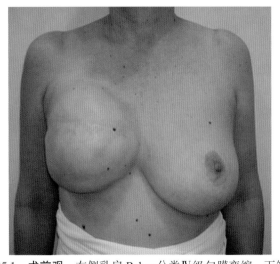 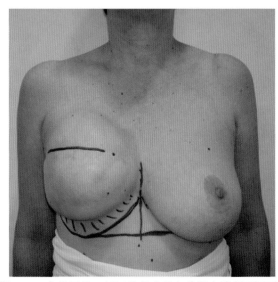

图 25.1　**术前观。**右侧乳房 Baker 分类 Ⅳ 级包膜挛缩，下皱襞位置上移约 2cm

图 25.2　**术前画线。**标记胸骨中线和待游离降低下皱襞区域。右乳选择既往瘢痕切口

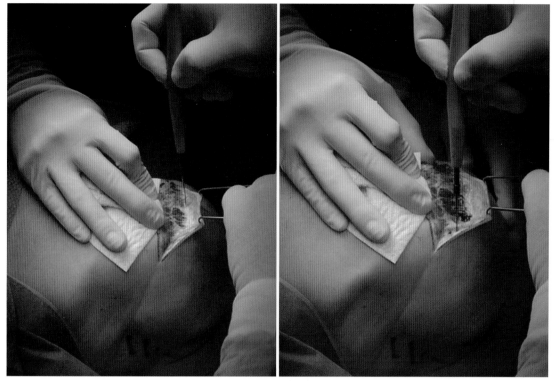

图 25.3 和 25.4　切开皮肤，进入假体周围包膜前从瘢痕处作双平面剥离

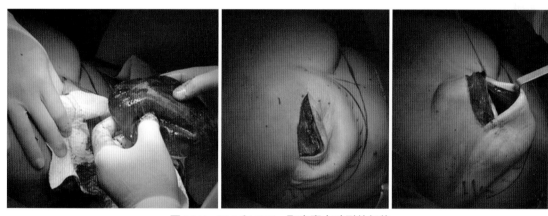

图 25.5、25.6 和 25.7　取出囊内破裂的假体

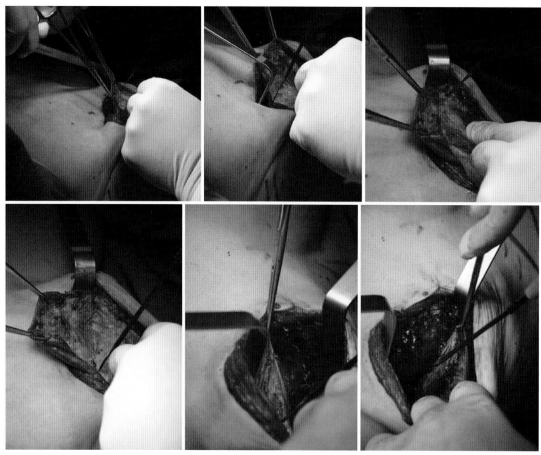

图 25.8、25.9、25.10、25.11、25.12 和 25.13   前方和外侧包膜切除术主要在下象限进行，以形成突出良好的下极，同时建立一个新的假体贴附面，避免假体旋转

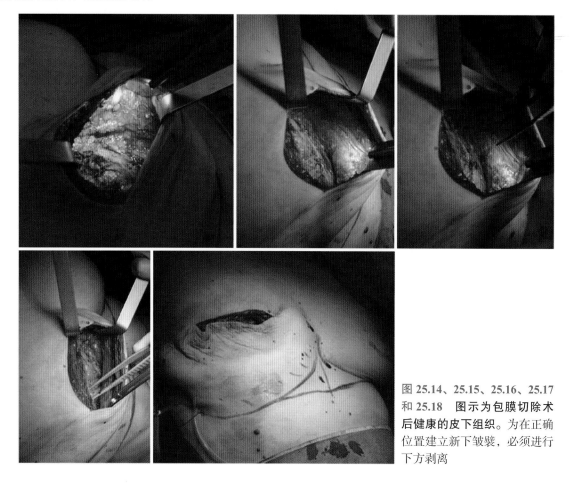

图 25.14、25.15、25.16、25.17 和 25.18   图示为包膜切除术后健康的皮下组织。为在正确位置建立新下皱襞，必须进行下方剥离

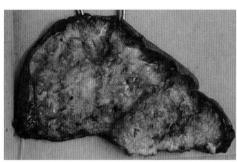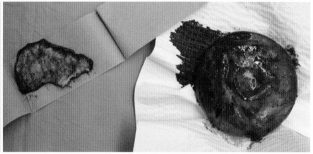

图 25.19 和 25.20 挛缩包膜和破裂的假体

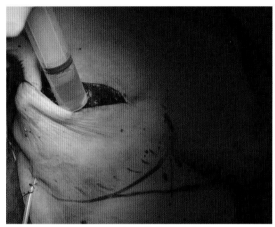

图 25.21 生理盐水冲洗囊袋

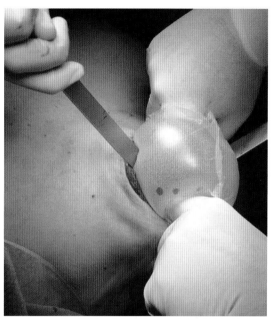

图 25.22 临时置入测试假体，以确定最佳假体容量

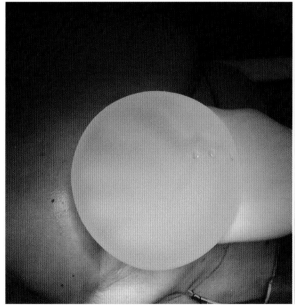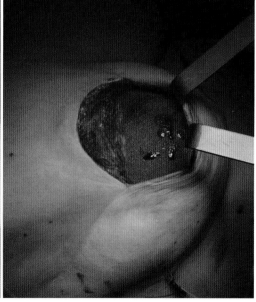

图 25.23 和 25.24 置入永久假体

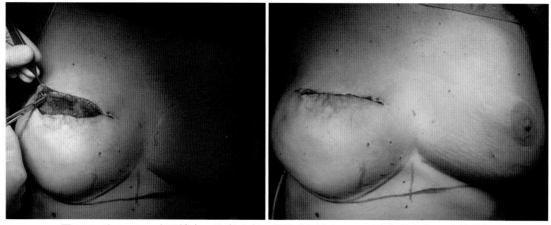

图 25.25 和 25.26　**皮下缝合**。注意观察，以肌肉覆盖切口，避免假体与切口直接接触

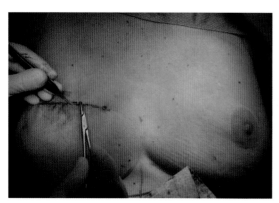

图 25.27　**皮内缝合**

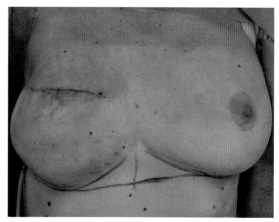

图 25.28　**术毕即时效果**

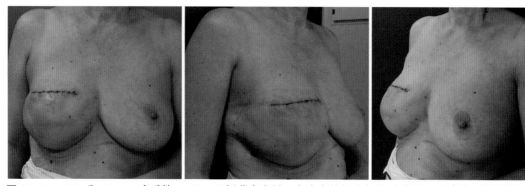

图 25.29、25.30 和 25.31　**术后第 10 天**。双侧乳房容量、突出度均呈良好的对称性，重建的下皱襞结果满意

病例 26

其他技术

对侧隆乳和乳头乳晕复合体重建

患者： 39 岁女性。

既往诊断： 左乳导管内癌复发。

既往手术：

肿瘤手术：3 年前左乳中央象限切除术＋前哨淋巴结活检术。

2 年前左乳保留皮肤全乳切除术＋前哨淋巴结活检术。

重建手术：2 年前背阔肌联合假体即刻重建。

1 年前局部皮瓣乳头乳晕复合体（nipple-areolar complex，NAC）重建＋文身。

当前诊断： 乳房不对称。

当前手术：

重建手术：右侧隆乳成形术。

筋膜下平面囊袋植入 100g 中剖面圆形假体。

左侧包膜切开，乳晕文身。

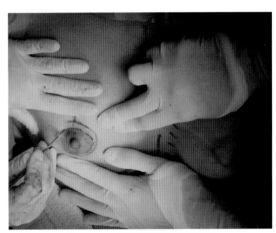

图 26.2　右乳环乳晕切口切开

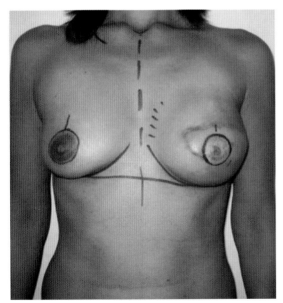

图 26.1　术前拍照。右乳Ⅰ度下垂，双乳中等大小，不对称——左乳较大。标记左乳内侧包膜切开区域。右乳环乳晕切口

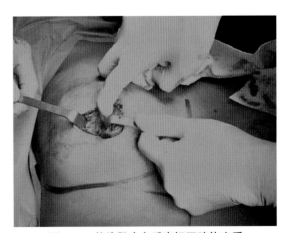

图 26.3　往胸肌方向垂直切开腺体实质

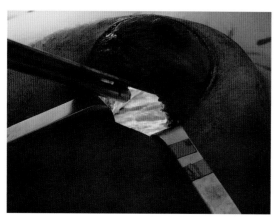

图 26.4　剥离筋膜下囊袋

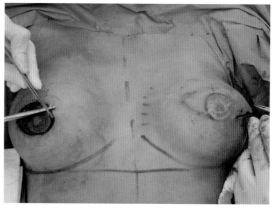

图 26.7　假体植入后缝合左乳切口

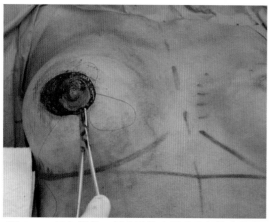

图 26.5　植入假体、缝合腺体实质后荷包缝合收紧

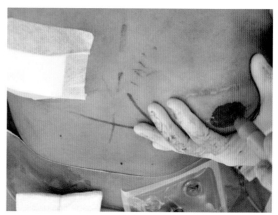

图 26.8　左侧乳头乳晕复合体文身

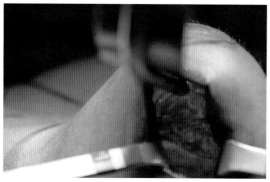

图 26.6　左乳切开，取出假体。图示为内侧包膜切开后的包膜囊

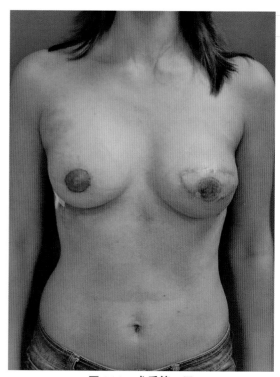

图 26.9　术后第 8 天

病例 27　其他技术

包膜切开术

患者：50 岁女性，无家族史。

诊断：右乳全乳切除假体重建术后双乳不对称。

重建手术：右乳包膜切除，假体置换，乳头乳晕复合体文身。

采用 440g 解剖型新假体。

既往诊断：2000 年右乳浸润性导管癌。

既往手术：

肿瘤手术：2000 年右乳根治术＋腋窝淋巴结清扫。

重建手术：右侧即刻永久假体乳房重建（300g 圆形假体）

2001 年包膜切除术＋假体置换（440g 解剖型假体）。

2002 年局部皮瓣右侧乳头乳晕复合体重建。

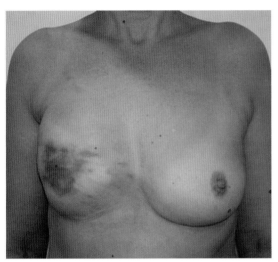

图 27.1　术前拍照。左乳无下垂，大乳房，双乳不对称——左乳大于右侧重建乳房。右乳中央瘢痕为局部皮瓣坏死所致

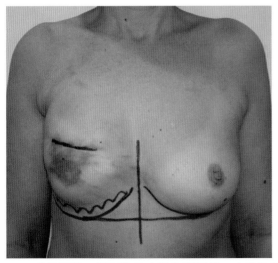

图 27.2　术前画线。标记胸骨中线和下皱襞。右乳选择既往全乳切除术后瘢痕处切口，下象限包膜切除以重置乳房下皱襞

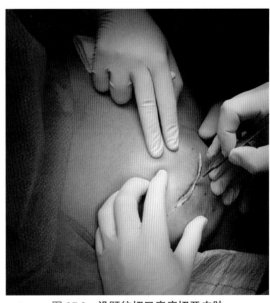

图 27.3　沿既往切口瘢痕切开皮肤

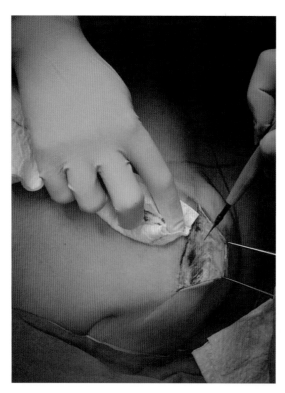

图 27.4 下象限皮下剥离

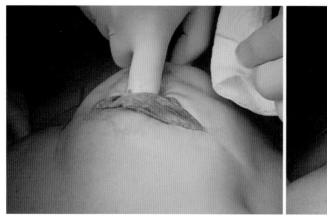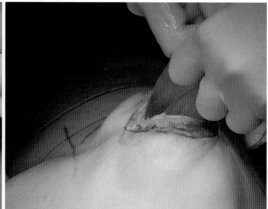

图 27.5 和 27.6 头侧观，假体移除

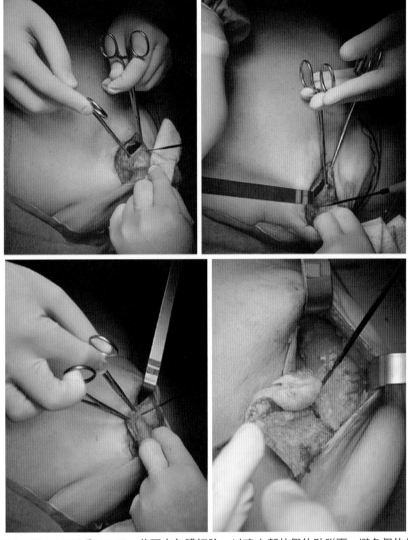

图 27.7、27.8、27.9 和 27.10　前下方包膜切除，以建立新的假体贴附面，避免假体旋转

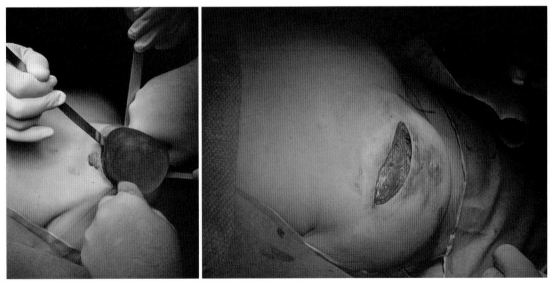

图 27.11 和 27.12　置入新假体

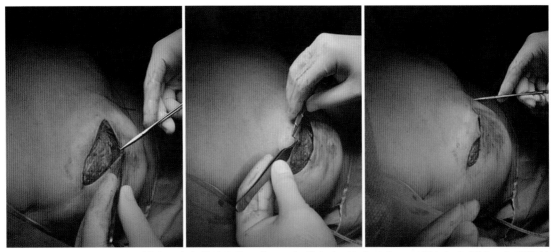

图 27.13、27.14 和 27.15 **皮下缝合**。术者将游离的肌肉置于假体和皮下组织之间，以增加组织厚度，加强假体保护

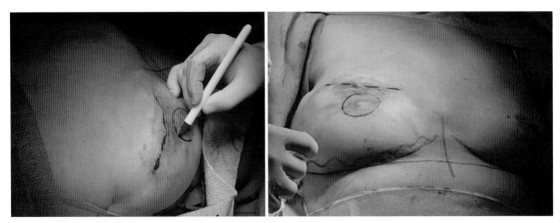

图 27.16 和 27.17 **画出待文身乳晕区**

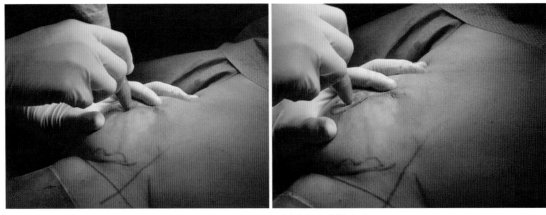

图 27.18 和 27.19 **右侧乳头乳晕文身**

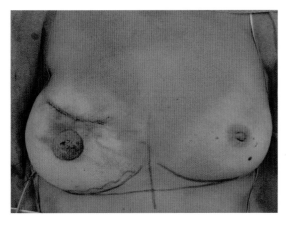

图 27.20　术毕即时效果

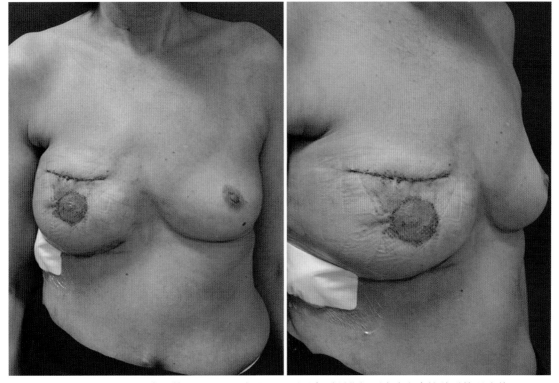

图 27.21 和 27.22　术后第 7 天正面和右位观。可观察到既往坏死瘢痕文身掩盖后外观改善

病例 28

其他技术
脱细胞真皮基质（ADM）

放疗后乳房行保留乳头乳晕全乳切除术＋假体联合 ADM 即刻乳房重建

患者： 39 岁女性，乳腺癌家族史。

诊断： 双侧乳腺癌。

左乳浸润性导管癌，行保乳术＋放疗后复发。

右乳浸润性导管癌。

手术过程：

肿瘤手术：左侧保留皮肤全乳切除术（SSM）＋腋窝淋巴结清扫。

右侧保留乳头乳晕全乳切除术（NSM）＋前哨淋巴结活检术。

重建手术：双侧永久假体即刻乳房重建。左乳因既往接受放疗，有使用 ADM 指征，避免使用肌皮瓣。

左侧 250g、右侧 225g 中凸圆形假体乳房重建。

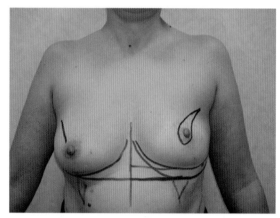

图 28.2　术前拍照。左侧（SSM）梭形切口包绕 NAC。左侧下皱襞略高于右侧。右侧（NSM）选择外上象限放射状切口，以确保乳头乳晕血供

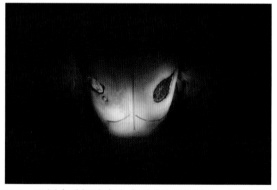

图 28.3　双侧全乳切除术完成后（左侧 SSM，右侧 NSM）

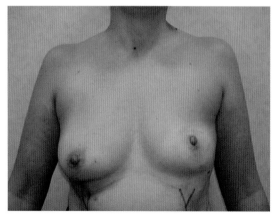

图 28.1　术前拍照。中等大小乳房，无下垂。因左乳保乳手术，双侧乳房容量大小不一、乳头乳晕复合体位置不对称。左乳较小，伴上象限组织缺失及乳头乳晕位置上移

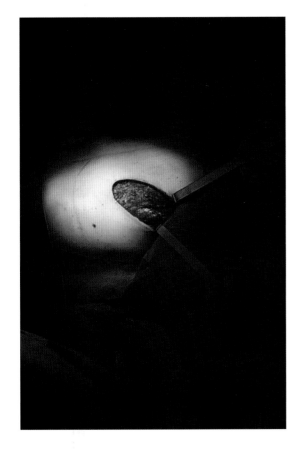

图 28.4 左侧保留皮肤全乳切除术后，图示为胸肌

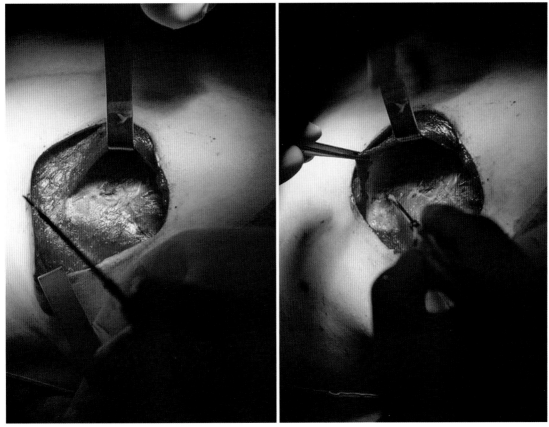

图 28.5 和 28.6 离断外下肌肉附着点，开始分离胸大肌

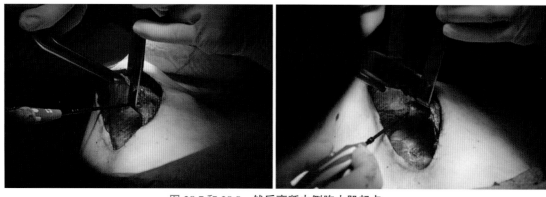

图 28.7 和 28.8　然后离断内侧胸大肌起点

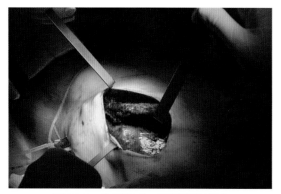

图 28.9　分离完成，囊袋制备完毕

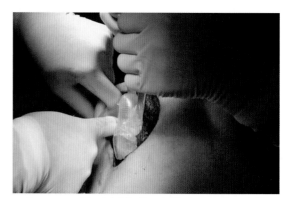

图 28.10　置入测试假体，评估皮肤囊袋顺应性

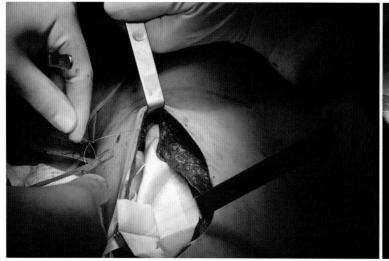

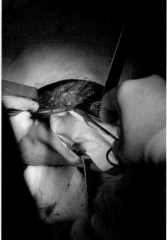

图 28.11 和 28.12　放入 ADM，自胸大肌外侧缘开始缝合

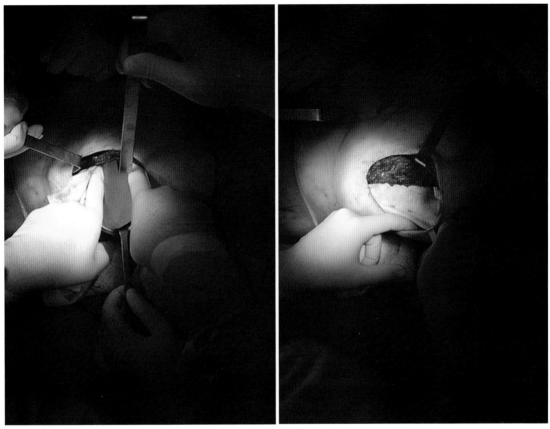

图 28.13 和 28.14　永久假体置入囊袋内，其内上由胸大肌覆盖，外下用 ADM 覆盖

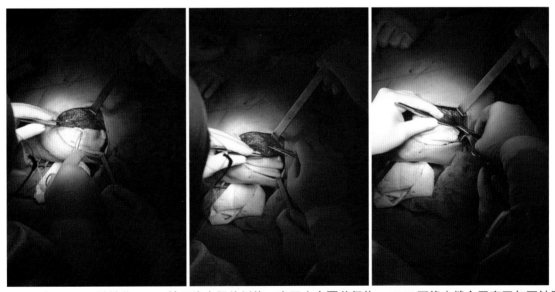

图 28.15、28.16 和 28.17　继续将 ADM 缝至胸大肌外侧缘，直至完全覆盖假体。ADM 下缘亦缝合固定至与下皱襞对应的胸壁上

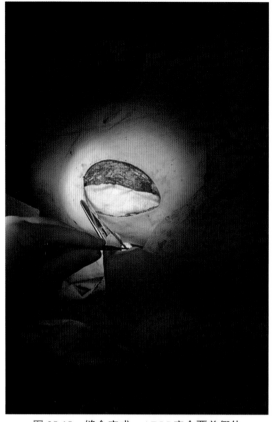

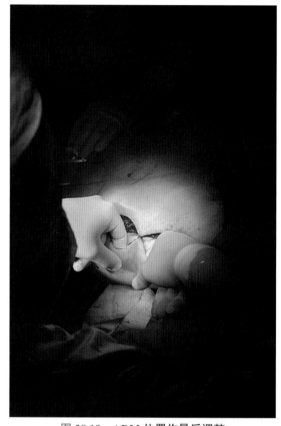

图 28.18   缝合完成，ADM 完全覆盖假体   图 28.19   ADM 位置作最后调整

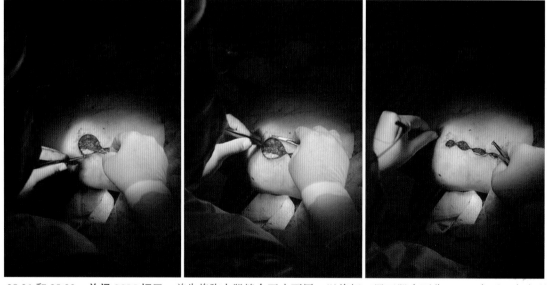

图 28.20、28.21 和 28.22   关闭 SSM 切口。首先将胸大肌缝合至皮下层，以将切口置于肌肉而非 ADM 表面。在出现小范围皮肤坏死、切口裂开的情况下，假体有所保护

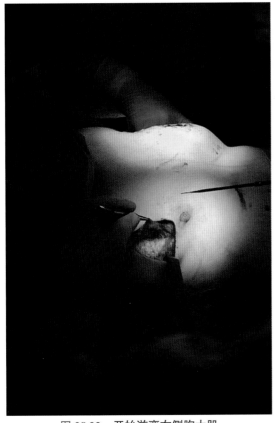

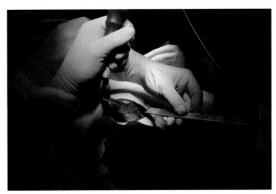

图 28.24 继续内下端肌肉分离。开始分离时在内侧可见血管穿支和筋膜结缔组织

图 28.23 开始游离右侧胸大肌

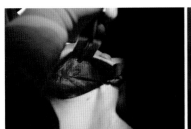 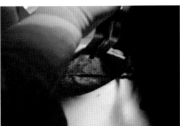 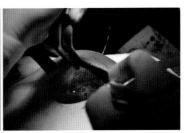

图 28.25、28.26 和 28.27 往下极释放胸大肌内侧起点。假体将置于胸大肌下和外下象限的皮下

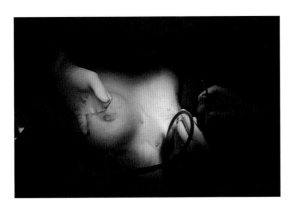

图 28.28 通过伸入手指触摸，与皮肤标记线比较，检查囊袋边界

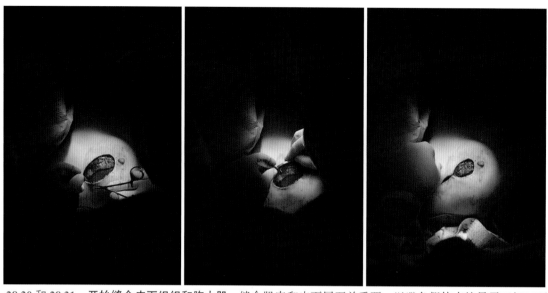

图 28.29、28.30 和 28.31　开始缝合皮下组织和胸大肌。缝合肌肉和皮下层至关重要，以避免假体直接暴露于切口下。这一技巧可防止切口裂开时假体外露

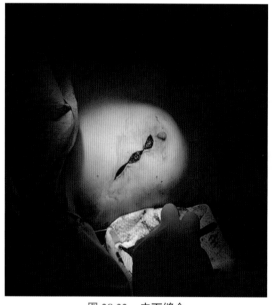

图 28.32　皮下缝合

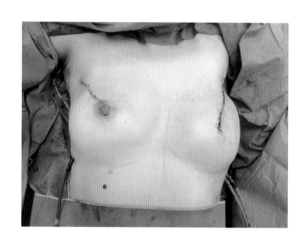

图 28.33　术毕即时效果，尽管进行了不同的全乳切除操作，外观对称性仍良好

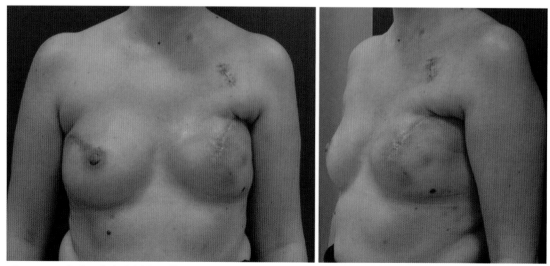

图 28.34 和 28.35　术后正位和左侧位观效果。左乳接受过放疗的皮肤非常菲薄，可能有必要在 4 ～ 6 个月后进行脂肪移植

病例 29

其他技术

脱细胞真皮基质（ADM）

放疗后乳房行保留乳头乳晕全乳切除术后，ADM 联合假体置换修正假体包膜挛缩

患者：69 岁女性。
既往诊断：右乳浸润性导管癌。

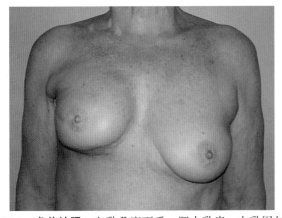

图 29.1　术前拍照。左乳 Ⅱ 度下垂，肥大乳房。右乳因包膜挛缩发生变形和移位

既往手术：
　肿瘤手术：3 年前右侧保留乳头乳晕全乳切除（NSM）＋腋窝淋巴结清扫，术后放疗。
　重建手术：右乳即刻永久假体重建。
　当前诊断：右侧包膜挛缩 Baker 分类 Ⅲ 级。
本次手术：
　重建手术：部分包膜切除＋假体置换。
　用胸大肌和脱细胞真皮基质（ADM）新建假体囊袋。

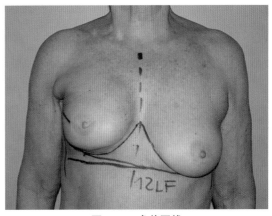

图 29.2　术前画线

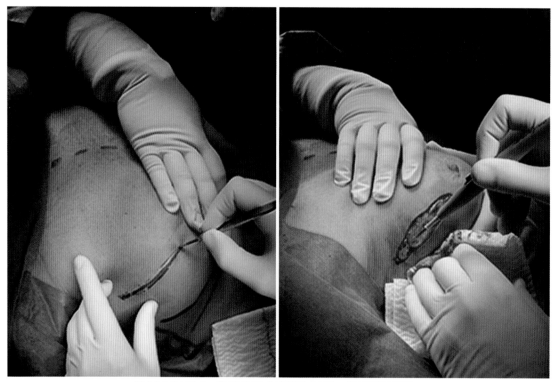

图 29.3 和 29.4　沿既往手术瘢痕作切口，瘢痕予以切除

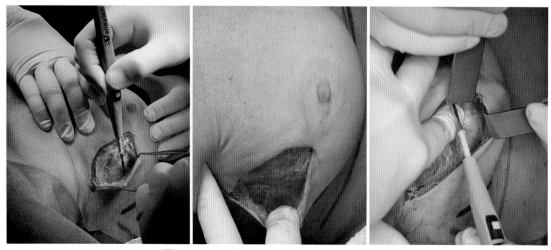

图 29.5、29.6 和 29.7　胸大肌前方皮下游离

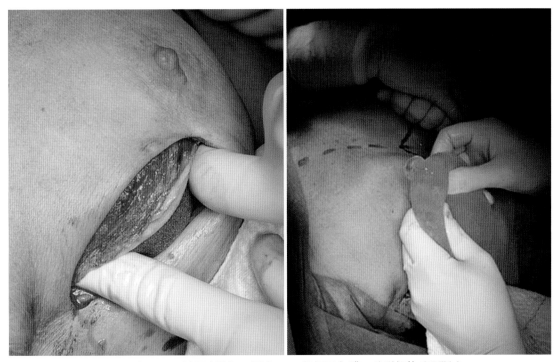

图 29.8 和 29.9　低于皮肤切口下方 **2cm** 处切开包膜。破裂假体硅酮漏出

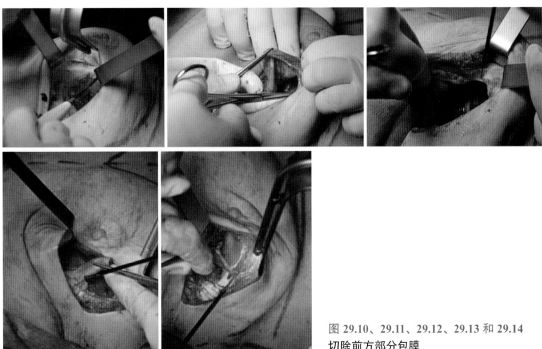

图 29.10、29.11、29.12、29.13 和 29.14
切除前方部分包膜

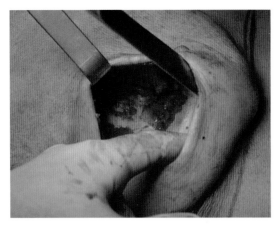

图 29.15   包膜次全切除术完成。检查下皱襞位置

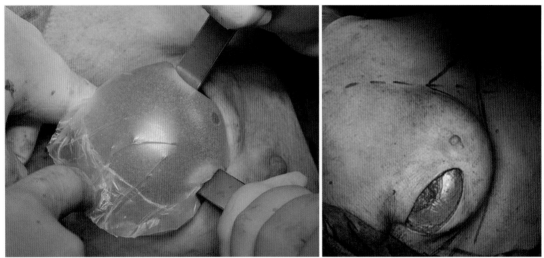

图 29.16 和 29.17   临时放入测试假体，以供参考选择永久假体

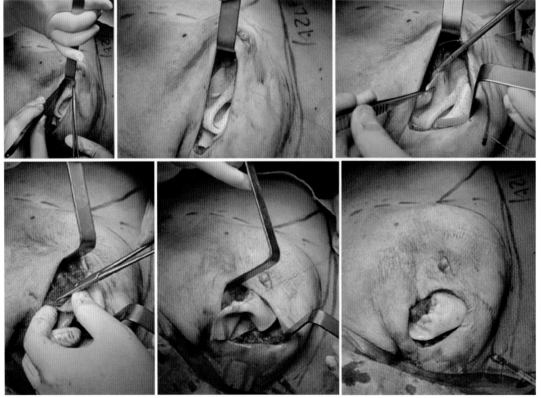

图 29.18、29.19、29.20、29.21、29.22 和 29.23   缝合固定 ADM。ADM 放置于假体囊袋的外下方，其上缘与胸大肌外侧缘缝合固定，下缘与下皱襞缝合。取出测试假体，挑选合适永久假体备用

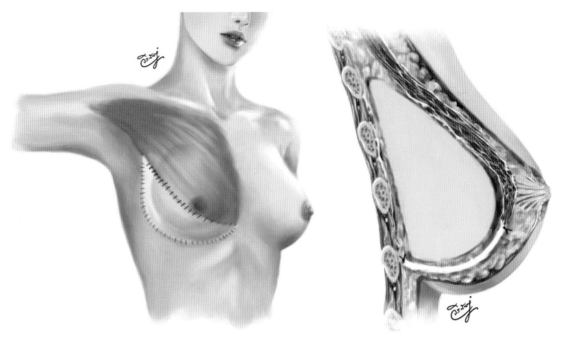

图 29.24 和 29.25　示意图显示补片上缘固定于胸大肌外侧缘，下缘缝合于下皱襞处软组织。注意观察，ADM 基本覆盖了外下象限，完全闭合了假体囊袋，从而不必游离前锯肌

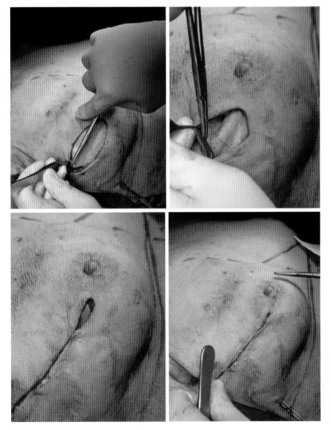

图 29.26、29.27、29.28 和 29.29　皮下缝合。注意观察，以脱细胞真皮基质完全覆盖假体，避免了假体与切口的直接接触，同时形成自然下垂

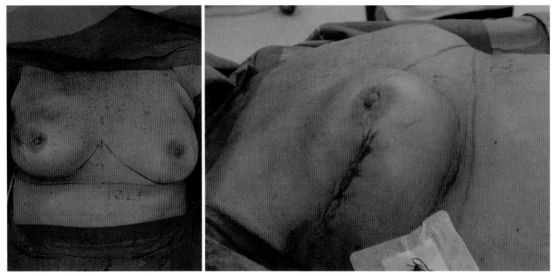

图 29.30 和 29.31　术毕即时效果

病例 30

其他技术

双侧保留皮肤全乳切除术＋背阔肌肌皮瓣联合假体即刻重建术后双侧假体置换

患者： 41 岁女性。

诊断： 右乳浸润性导管癌。

既往手术：

肿瘤手术：2 年前行双侧保留乳头乳晕预防性全乳切除术＋即刻背阔肌联合假体乳房重建。

当前诊断： 双侧 Baker 分类 Ⅲ 级包膜挛缩。

当前手术：

重建手术：双侧包膜切除术＋假体置换。

采用双侧 295g 解剖型假体。

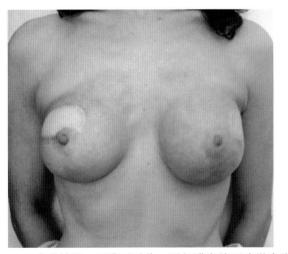

图 30.1 **术前拍照。** 双乳不对称，因包膜挛缩而略微失形。右乳下皱襞轻微上移，右侧乳头乳晕复合体较左侧偏向外上

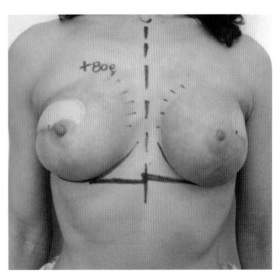

图 30.2 **术前画线。** 设计包膜切开范围

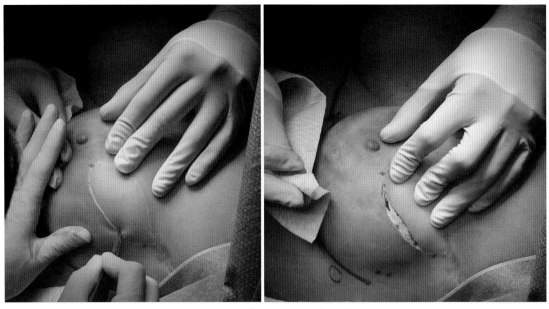

图 30.3 和 30.4   沿前背阔肌皮瓣皮岛下缘作左乳切口

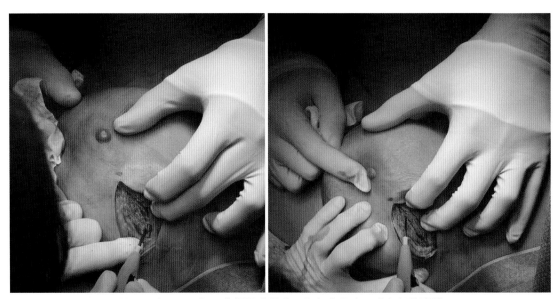

图 30.5 和 30.6   切开背阔肌皮瓣皮下组织和肌肉，进入假体囊袋

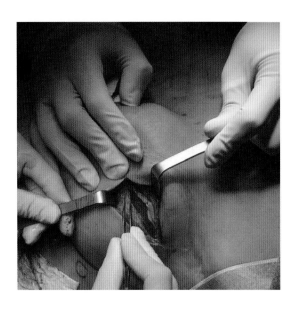

图 30.7   显露左乳假体

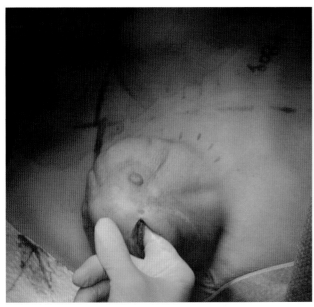
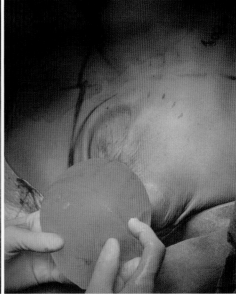

图 30.8 和 30.9　取出假体

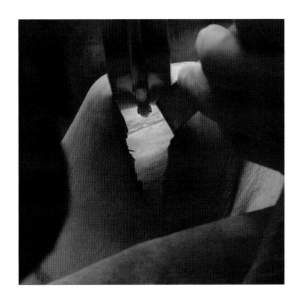

图 30.10　环形低位包膜切除

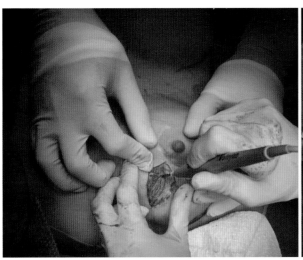
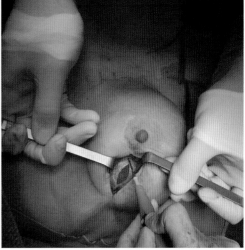

图 30.11 和 30.12　右乳背阔肌皮瓣皮下和肌肉切开

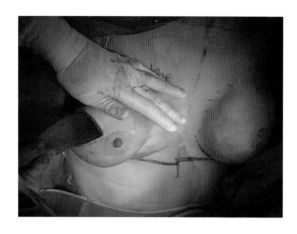

图 30.13　取出右乳假体

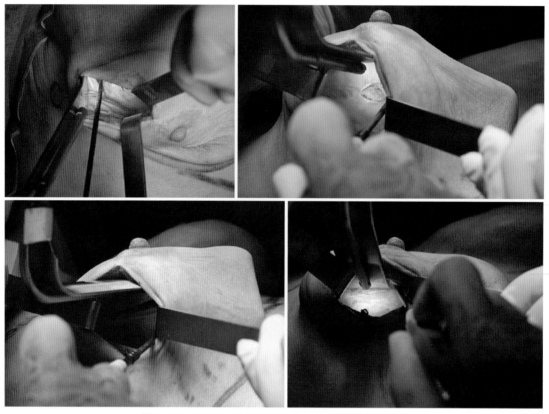

图 30.14、30.15、30.16 和 30.17　右乳包膜环形切开

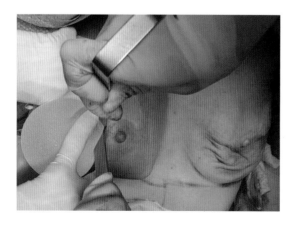

图 30.18　右乳假体置换

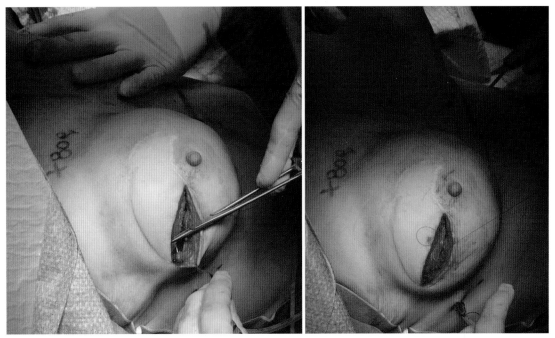

图 30.19 和 30.20　缝合背阔肌皮瓣肌肉层和皮下层

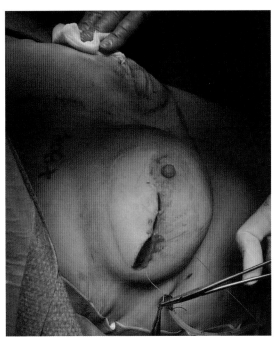

图 30.21　右乳皮下缝合

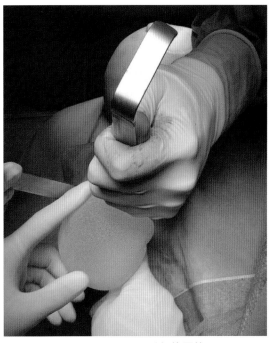

图 30.22　左乳假体置换

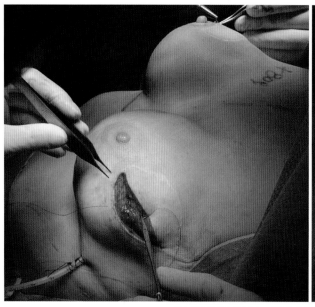
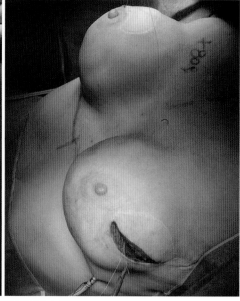

图 30.23 和 30.24　缝合左乳背阔肌皮瓣

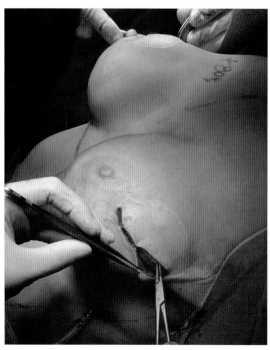

图 30.25　左乳皮下缝合

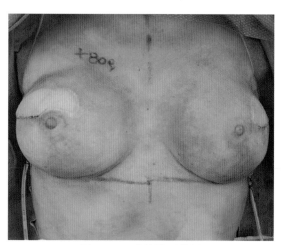

图 30.26　术毕即时效果

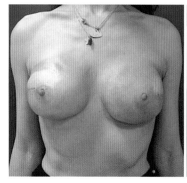
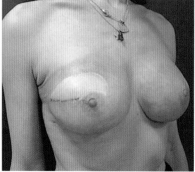
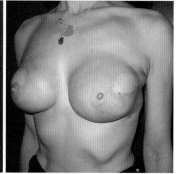

图 30.27　术后 15 天效果

病例 31

其他技术

保留乳头乳晕全乳切除术＋即刻扩张器重建后置换永久假体＋对侧乳房上提固定术（生物植入物）

患者： 40 岁女性。

诊断： 左乳浸润性导管癌。

既往手术：

肿瘤手术：2 年前左侧保留乳头乳晕全乳切除（NSM）＋前哨淋巴结活检术。

重建手术：左侧组织扩张器即刻乳房重建。

当前手术： 左乳包膜切开，扩张器置换为永久假体。

左侧 NAC 复位。

右乳上方蒂、改良 Lejour 切口上提固定术，保留下极腺体实质作为腺体瓣以改善外形。

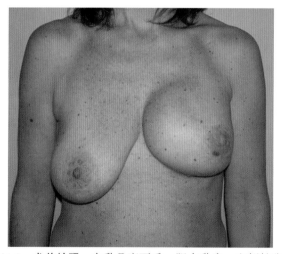

图 31.1 **术前拍照。** 右乳Ⅱ度下垂，肥大乳房，左侧扩张器容量 600ml

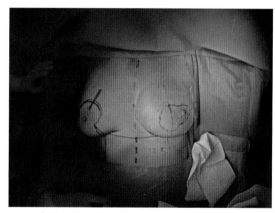

图 31.2 **术前画线。** 标记胸骨中线、下皱襞和新的乳晕位置

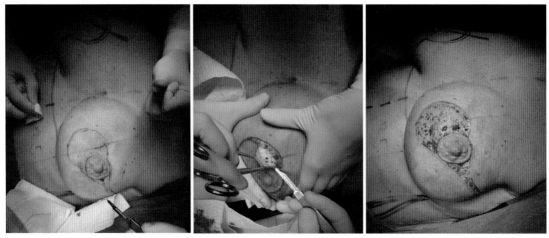

图 31.3、31.4 和 31.5   **修整乳晕。**放置环形标志器，确定新的乳晕直径后切开皮肤，去表皮化

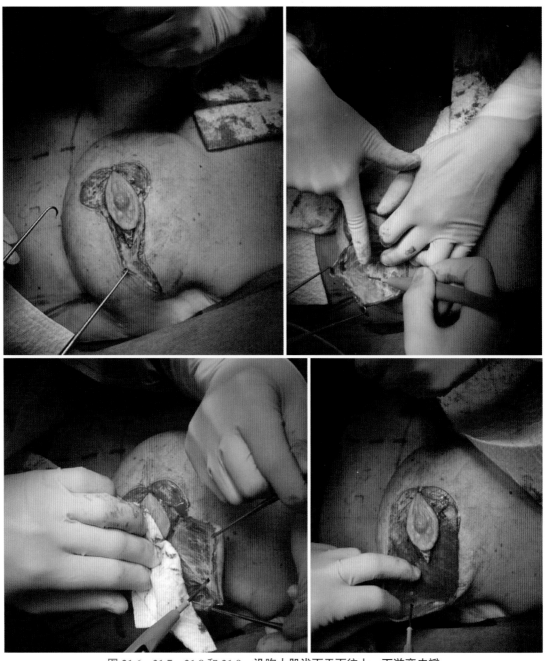

图 31.6、31.7、31.8 和 31.9   沿胸大肌浅面平面往上、下游离皮瓣

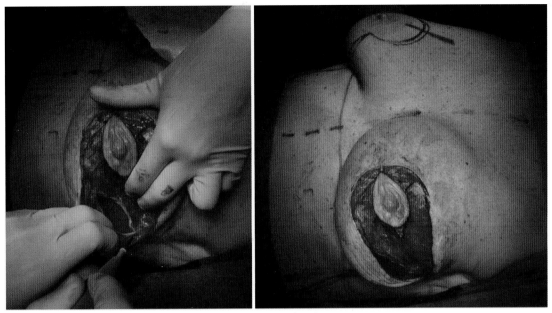

图 31.10 和 31.11　自胸大肌外侧缘切开，取出扩张器

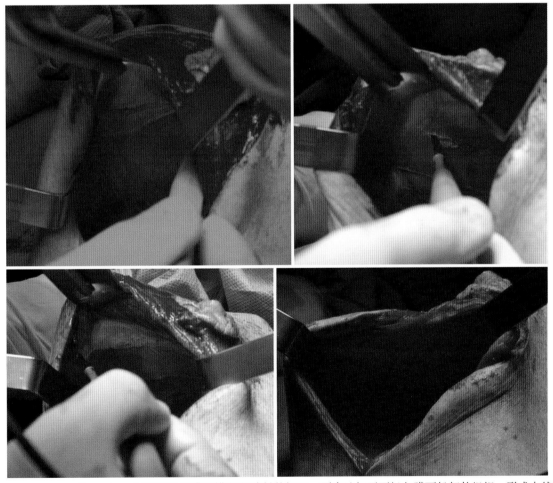

图 31.12、31.13、31.14 和 31.15　左乳下极包膜行横向和放射状切开。更多地切开下极包膜可松解软组织，形成自然下垂的外观

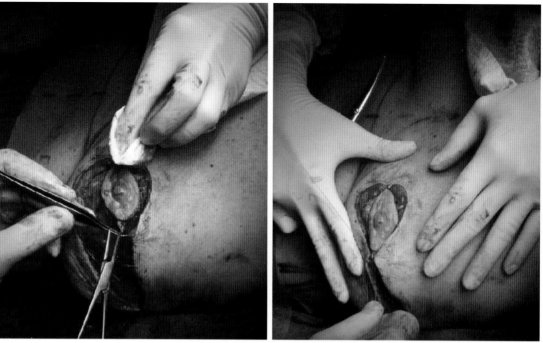

图 31.16 和 31.17 临时放入测试假体，与上提固定的右乳比较，检查对称性

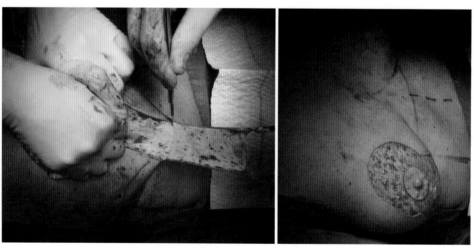

图 31.18 和 31.19 右乳去表皮化

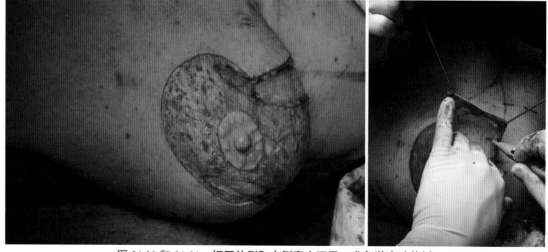

图 31.20 和 31.21 切开外侧和内侧真皮深层，准备游离腺体瓣

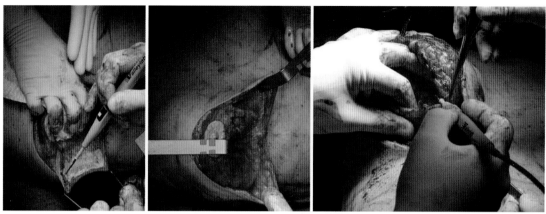

图 31.22、31.23 和 31.24　游离内侧、外侧和下方腺体瓣。本病例中，下方腺体瓣是额外设计的，目的是将该瓣置于右乳中央部分，以提升其凸出度

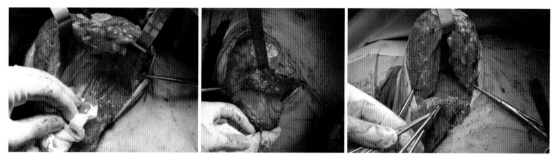

图 31.25、31.26 和 31.27　游离内下腺体蒂部

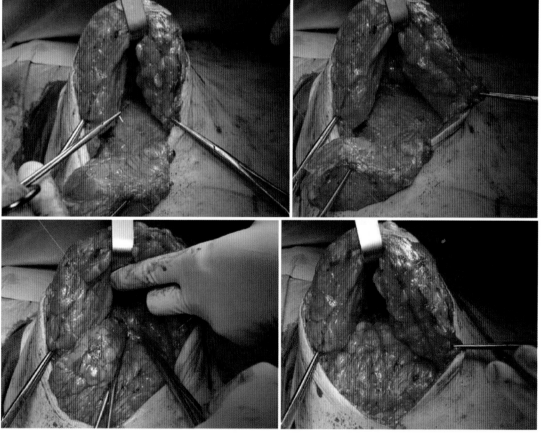

图 31.28、31.29、31.30 和 31.31　下方腺体瓣固定至胸大肌上极

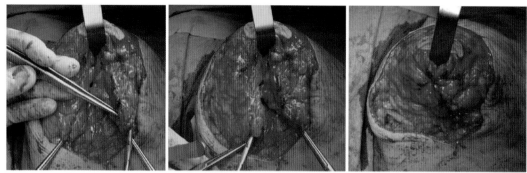

图 31.32、31.33 和 31.34　内侧和外侧腺体瓣缝合在一起，叠加于下方腺体瓣上

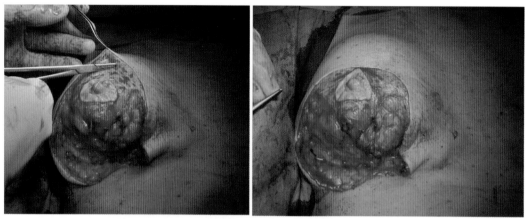

图 31.35 和 31.36　进行 12 点钟位关键点缝合，固定 NAC

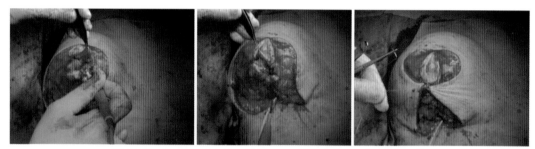

图 31.37、31.38 和 31.39　松解 NAC 下半部分，以避免其回缩

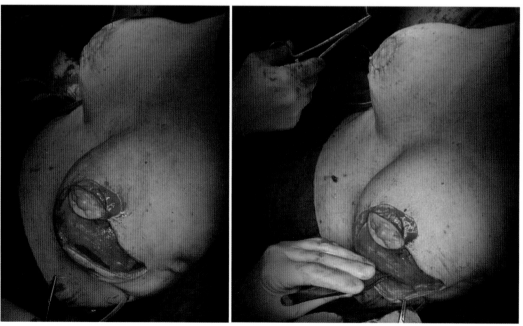

图 31.40 和 31.41　左乳永久假体置入

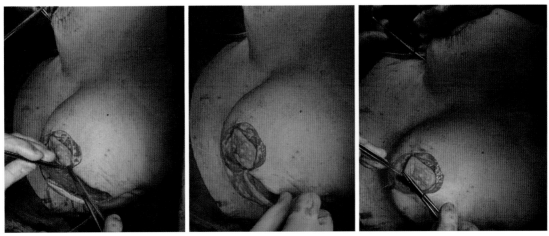

图 31.42、31.43 和 31.44　植入永久假体后，缝合左乳晕切口和放射状切口

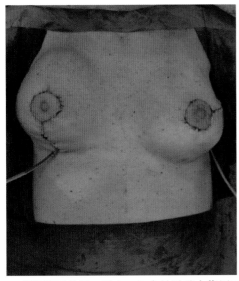

图 31.45　**术毕即时效果**。因 1 ～ 2 个月后重力作用可使右乳下垂，右乳下垂予以过矫正

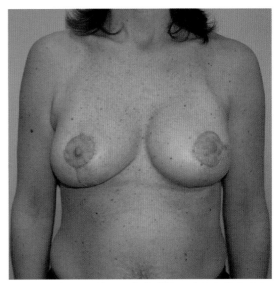

图 31.46　**术后 13 天效果**。右乳过矫正后现在形成适度下垂

第二部分　部分乳房切除术和其他部分乳房变形的重建技术

保乳治疗或保乳手术是指乳腺组织部分切除，后续放疗。放疗可于手术时进行，即所谓术中放疗，亦可行术后体外放疗。因此，不同的部分切除术，术语诸如广泛局部切除、广泛切除、肿块切除、区段切除、象限切除或部分乳腺切除术等，均可导致乳房不同程度的变形。针对这些缺陷进行重建的主要目的，是在外形、容量大小方面恢复自然的乳房外观，不在乳房上留下坑洼或畸形。

重建手术方法有两种：容量置换技术和容量移位技术。这些技术已被赋予"肿瘤整形"或"乳房肿瘤整形术"等术语称谓。然而，这一名词并没有确切的定义，因为它可以仅指简单的通过潜行游离邻近腺体组织的腺体迁移技术，或者是乳腺肿瘤切除后包括全乳再造在内的任何乳房重建技术。

重建时机

重建手术可于肿瘤切除后在同一次手术中即刻进行，其优势是仅需一次手术，患者出院后没有外形缺陷，而且可避免处理受放疗照射的组织。但在出现切缘状态不确定或部分乳房重建方法受限制的情形时，亦可进行延期重建。

同时，即刻肿瘤整形技术可帮助发现和探查其他隐匿性肿瘤，有利于获得更宽的切缘和更好的美容效果。

重建技术

- 容量移位技术

  中等至肥大乳房，或者当肿瘤相比于剩余乳腺组织体积较小的情况下，可采用容量移位技术。虽然乳房体积会稍变小，但外形得到修复，最终乳房得以上提。外科医生应进行钼靶阅片，观察腺体实质的密度和皮下层的厚度，以决定游离层次的最佳深度和平面。

  —腺体实质重置

  这被认为是 I 级水平肿瘤整形乳房重建技术，主要用于乳房缺损少于 20% 的情形。将邻近乳腺组织自胸肌和皮下层游离，然后约略缝合到一起以避免残腔缺损。腺体实质重置后须注意乳头乳晕复合体的位置。必要时可作新月形或环乳晕去表皮化以复位乳头乳晕复合体。

  —乳房成形术相关技术

  乳房上提固定和缩乳有若干术式。原则上乳房成形相关技术是多种手术选择的联合，包括切口选择，乳头乳晕复合体蒂部的选择以及腺体实质切除范围的选择。蒂指的是提供乳头乳晕血供的组织蒂。有多种切口设计方法，依据肿瘤位置和可能产生的瘢痕而定。常用的切口有乳晕缘切口，环形垂直切口（亦称雪人样或棒棒糖样切口），倒 T 形切口或锚形切口。在此导论中不一一详举所有的操作和技巧，但会介绍两个在部分乳房重建手术中最常用的技术。

  ○ 内上或上方蒂是一个强健可靠的组织蒂，有着来自第二、第三肋间穿支血管的丰富血供。对位于除上象限和内象限以外任何象限的肿瘤来说，都是一个可靠的选择；对位于下象限的肿瘤更为实用；并且能为乳房成形术带来良好的上极丰满度。下方腺体实质通常切分为内、外两瓣，互相折叠后可很好地重塑腺体实质，矫正下垂。

○内中或下方蒂技术亦广为使用，尤其是肿瘤位于下象限以外的其他象限者，其血供来自外侧肋间穿支。

● 容量置换技术

当剩余乳腺组织太少时，譬如小乳房或中等大小乳房，大肿瘤，或者患者想要更大的乳房时，容量置换技术是一个可供商讨的选择。

—基于假体重建

通常并不建议将假体用于部分乳房重建，特别是需要术后放疗时。但若有术中放疗技术是可行的。术中放疗可避免照射肌肉皮肤和胸壁，由于靶区仅限于乳腺腺体实质，所以可将假体置于肌肉下，并可同步完成对侧隆乳手术。

—自体组织重建

部分乳腺切除术后，自体组织可提供有效的容量置换，而且能够耐受术后放疗。大多数自体组织皮瓣为脂肪瓣或皮肤脂肪瓣。以下为常用于部分乳房重建的皮瓣：

○ 微型或部分背阔肌皮瓣

此皮瓣包括皮肤、脂肪和接受胸背血管降支血供的背阔肌前缘部分，保留胸背血管的横支，背阔肌肱骨附着点肌腱不予离断。皮瓣容量有限，大小视患者体形而定，主要适用于外上象限缺损。

○ 背阔肌肌皮瓣

获取包括皮肤脂肪组织的全背阔肌，肱骨附着点肌腱可予以离断以增加皮瓣旋转度。根据缺损区情况可将整个皮瓣折叠成不同的形状。此皮瓣可提供更多的容量，有更强的通用性，可用于任何象限乳房缺损的修复。

○ TRAM 皮瓣

带蒂 TRAM 皮瓣亦可用于修复部分乳房缺损。操作与其他 TRAM 皮瓣全乳再造类似，但Ⅲ区和Ⅳ区（对侧）通常予以切除。

○ 胸外侧皮瓣

胸外侧皮瓣为一筋膜脂肪瓣，最初被应用和描述为带蒂或任意皮瓣。近来，这一皮瓣被称为由肋间动脉外侧穿支供血的穿支皮瓣或推进皮瓣，较适用于乳房外侧缺损。

○ 腹部推进皮瓣

此皮瓣的应用设计很多，最初被引入用来覆盖局部晚期乳腺癌胸壁缺损。其容量可能不是很大，但其覆盖皮肤的优势使其在某些情况下也是一个适宜的选择。应注意的是要新建下皱襞，并使其与对侧下皱襞处于相对称的水平。

○ 其他皮瓣

还有许多其他皮瓣可用于部分乳房重建，尤其是游离组织转移皮瓣或穿支皮瓣。可根据外科医生的偏好和经验选择。

对侧手术

如果乳腺腺体实质切除超过 20%，就有可能造成双侧乳房大小和形态的不对称。常用的对侧手术操作为缩乳成形术或单纯上提固定术，其目的是使双乳大小对称，更重要的是调整乳头乳晕复合体（NAC），使其位于对称的位置。可采用乳房上提固定技术，根据同侧上提固定术选择蒂和切口。对侧乳房上提固定术可在部分乳房重建时即刻进行，或在辅助治疗结束后延期进行。

在某些情况下，重塑乳腺腺体实质后可行双侧隆乳。对侧选择较小的假体进行隆乳。但是，如果患者需接受术后放疗，将增加放疗侧假体包膜挛缩的风险。

病例

● 容量置换
  —永久假体
  病例 32
  —背阔肌肌皮瓣
  病例 33
  —局部皮肤脂肪皮瓣
  ○ 侧胸壁皮瓣
  病例 34
  ○ 腹部推进皮瓣
  病例 35
● 运用肿瘤整形技术进行容量移位
  —即刻重建
  ○ 外上象限缺损
  病例 36
  病例 37
  ○ 内上象限缺损
  病例 38
  ○ 外下象限缺损
  病例 39

推荐阅读

1. De Lorenzi F, Rietjens M, Soresina M, Rossetto F, Bosco R, Vento AR, Monti S, Petit JY (2010) Immediate breast reconstruction in the elderly: can it be considered an integral step of breast cancer treatment? The experience of the European Institute of Oncology, Milan. J Plast Reconstr Aesthet Surg 63(3):511–515

2. De Lorenzi F, Lohsiriwat V, Barbieri B, Rodriguez Perez S, Garusi C, Petit JY, Galimberti V, Rietjens M (2012) Immediate breast reconstruction with prostheses after conservative treatment plus intraoperative radiotherapy. long term esthetic and oncological outcomes. Breast 21(3):374–379

3. Garusi C, Lohsiriwat V, Brenelli F, Galimberti VE, De Lorenzi F, Rietjens M, Rossetto F, Petit JY (2011) The value of latissimus dorsi flap with implant reconstruction for total mastectomy after conservative breast cancer surgery recurrence. Breast 20(2):141–144

4. Kaur N, Petit JY, Rietjens M, Maffini F, Luini A, Gatti G, Rey PC, Urban C, De Lorenzi F (2005) Comparative study of surgical margins in oncoplastic surgery and quadrantectomy in breast cancer. Ann Surg Oncol 12(7):539–545

5. Lohsiriwat V, Curigliano G, Rietjens M, Goldhirsch A, Petit JY (2011) Autologous fat transplantation in patients with breast cancer: "silencing" or "fueling" cancer recurrence? Breast 20(4): 351–357

6. Petit JY, Rietjens M, Contesso G, Bertin F, Gilles R (1997) Contralateral mastoplasty for breast reconstruction: a good opportunity for glandular exploration and occult carcinomas diagnosis. Ann Surg Oncol 4(6):511–515

7. Petit JY, Rietjens M, Garusi C, Greuze M, Perry C (1998) Integration of plastic surgery in the course of breast-conserving surgery for cancer to improve cosmetic results and radicality of tumor excision. Recent Results Cancer Res 152:202–211

8. Petit JY, Avril MF, Margulis A, Chassagne D, Gerbaulet A, Duvillard P, Auperin A, Rietjens M (2000) Evaluation of cosmetic results of a randomized trial comparing surgery and radiotherapy in the treatment of basal cell carcinoma of the face. Plast Reconstr Surg 105(7):2544–2551

9. Petit J, Rietjens M, Garusi C (2001) Breast reconstructive techniques in cancer patients: which ones, when to apply, which immediate and long term risks? Crit Rev Oncol Hematol 38(3):231–239

10. Petit JY, De Lorenzi F, Rietjens M, Intra M, Martella S, Garusi C, Rey PC, Matthes AG (2007) Technical tricks to improve the cosmetic results of breast-conserving treatment. Breast 16(1):13–16

11. Petit JY, Gentilini O, Rotmensz N, Rey P, Rietjens M, Garusi C, Botteri E, De Lorenzi F, Martella S, Bosco R, Khuthaila DK, Luini A (2008) Oncological results of immediate breast reconstruction: long term follow-up of a large series at a single institution. Breast Cancer Res Treat 112(3):545–549

12. Petit JY, Lohsiriwat V, Clough KB, Sarfati I, Ihrai T, Rietjens M, Veronesi P, Rossetto F, Scevola A, Delay E (2011) The oncologic outcome and immediate surgical complications of lipofilling in breast cancer patients: a multicenter study–Milan-Paris-Lyon experience of 646 lipofilling procedures. Plast Reconstr Surg 128(2): 341–346

13. Petit JY, Rietjens M, Lohsiriwat V, Rey P, Garusi C, De Lorenzi F, Martella S, Manconi A, Barbieri B, Clough KB (2012) Update on breast reconstruction techniques and indications. World J Surg 36(7):1486–1497

14. Rey P, Martinelli G, Petit JY, Youssef O, De Lorenzi F, Rietjens M, Garusi C, Giraldo A (2005) Immediate breast reconstruction and high-dose chemotherapy. Ann Plast Surg 55(3):250–254

15. Rietjens M, De Lorenzi F, Veronesi P, Intra M, Venturino M, Gatti G, Petit JY (2006) Breast conservative treatment in association with implant augmentation and intraoperative radiotherapy. J Plast Reconstr Aesthet Surg 59(5):532–535

16. Rietjens M, Urban CA, Rey PC, Mazzarol G, Maisonneuve P, Garusi C, Intra M, Yamaguchi S, Kaur N, De Lorenzi F, Matthes AG, Zurrida S, Petit JY (2007) Long-term oncological results of breast conservative treatment with oncoplastic surgery. Breast 16(4):387–395

17. Rietjens M, De Lorenzi F, Manconi A, Lanfranchi L, Teixera Brandao LA, Petit JY (2008) 'Ilprova', a surgical film for breast sizers: a pilot study to evaluate its safety. J Plast Reconstr Aesthet Surg 61(11):1398–1399

18. Rietjens M, De Lorenzi F, Rossetto F, Brenelli F, Manconi A, Martella S, Intra M, Venturino M, Lohsiriwat V, Ahmed Y, Petit JY (2011) Safety of fat grafting in secondary breast reconstruction after cancer. J Plast Reconstr Aesthet Surg 64(4):477–483

病例 32

容量置换

永久假体

患者： 41 岁女性。

诊断： 右乳浸润性导管癌，5 年前行保乳手术＋放疗后乳房不对称。

手术： 双侧永久假体乳房成形术。

右乳选择既往外上象限放射状切口。175ml 中剖面圆形假体。

左乳选择乳晕下缘切口。150ml 圆形中剖面假体。

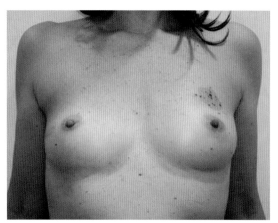

图 32.1 **术前拍照**。无下垂，小乳房，右乳外上象限保乳治疗后轻度不对称。左乳略大于右乳。仅当放疗后乳房未受明显放疗损害（放疗性萎缩和纤维化）时才进行此手术

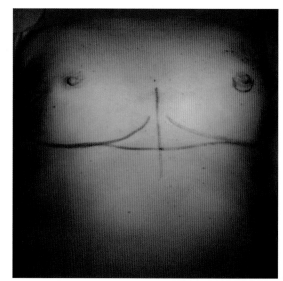

图 32.2 **术前画线**。切口设计：右乳既往手术瘢痕切口，左乳晕下缘切口

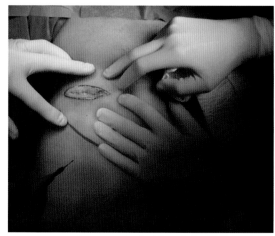

图 32.3 **沿右乳切口切开**

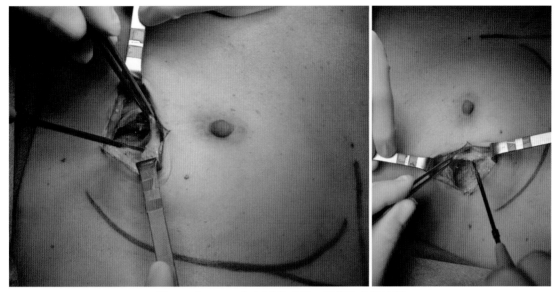

图 32.4 和 32.5 　切开腺体实质，显露胸大肌边缘

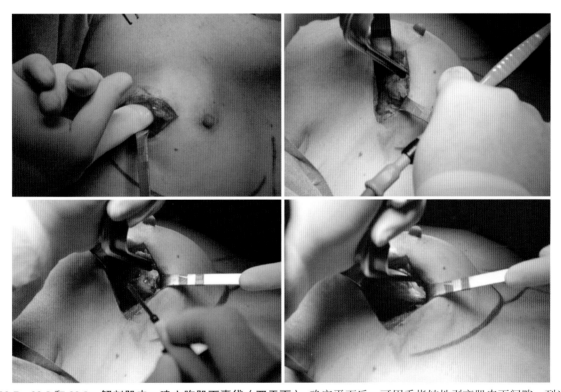

图 32.6、32.7、32.8 和 32.9 　解剖肌肉，建立胸肌下囊袋（双平面）。确定平面后，可用手指钝性剥离肌肉下间隙，到达致密的内、下侧肌肉附着点后改用电刀锐性剥离。须注意在内侧致密组织中有主要血管穿支

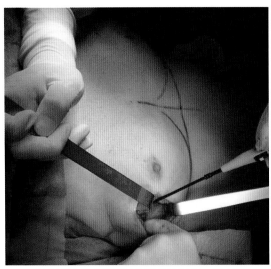

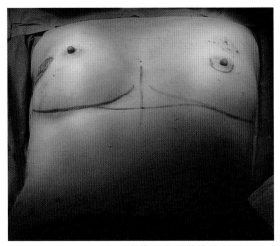

图 32.11　右侧囊袋剥离后最终外观

图 32.10　剥离既往手术区域以松解纤维组织，建立囊袋外侧界

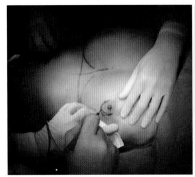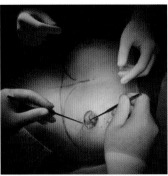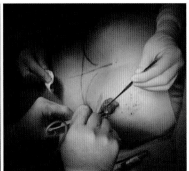

图 32.12、32.13 和 32.14　沿左乳晕下缘切口切开，然后往胸壁垂直切开腺体实质，直至胸大肌

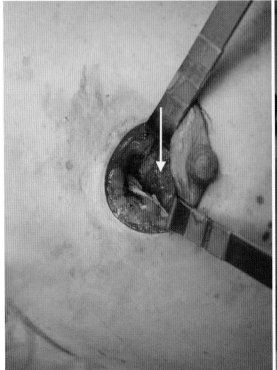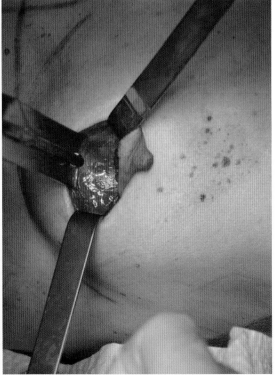

图 32.15 和 32.16　白色箭头所示为腺体实质切开完成后显露胸大肌，随后与对侧乳腺操作相同，开始建立胸肌下囊袋

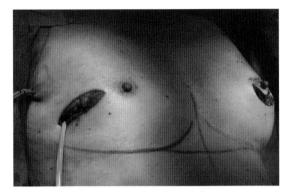

图 32.17　放置右乳引流

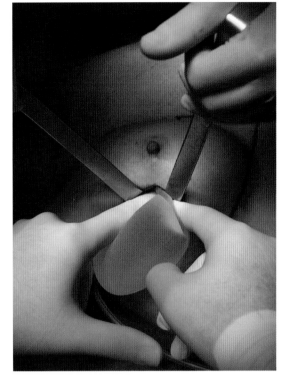

图 32.18　置入永久圆形假体

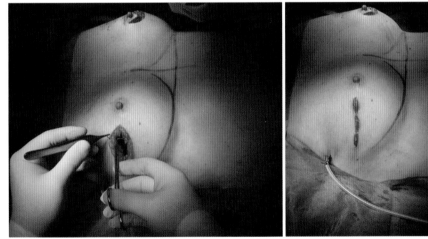

图 32.19 和 32.20　腺体实质和皮下缝合

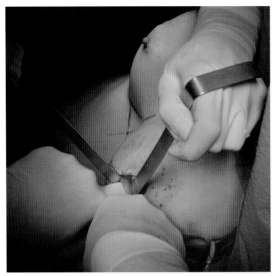
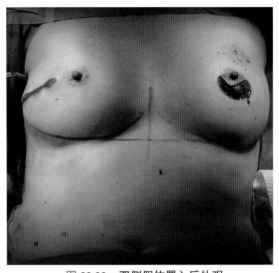

图 32-21   左侧置入假体   图 32.22   双侧假体置入后外观

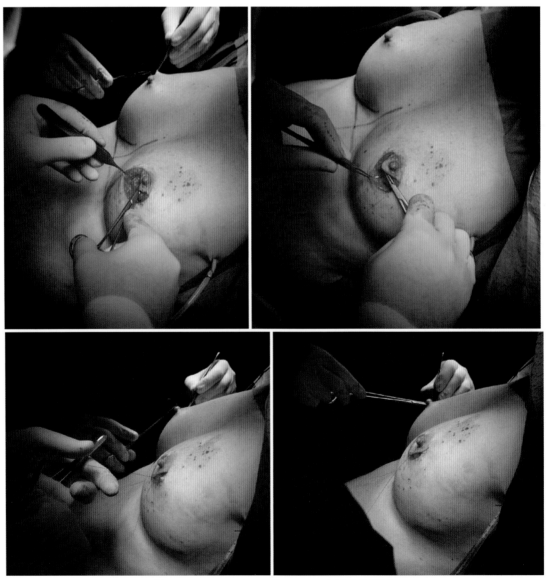

图 32.23、32.24、32.25 和 32.26   左乳皮下缝合

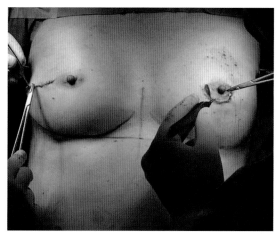

图 32.27　皮肤皮内缝合

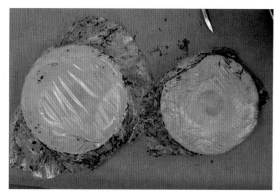

图 32.28　使用过的不同规格的测试假体（ilprova），右侧较大。测试假体为塑料无菌装置，可重复使用

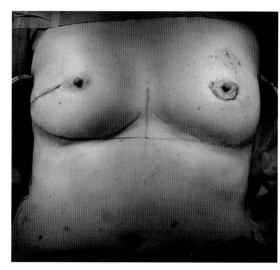

图 32.29　植入假体后最终外观。乳头乳晕欠对称，右侧偏向内上方

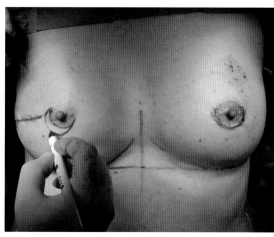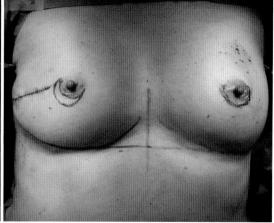

图 32.30 和 32.31　标记范围去表皮化，以期双侧乳头乳晕复合体对称

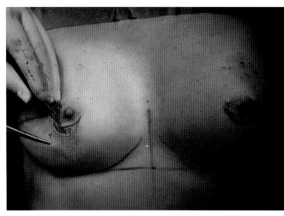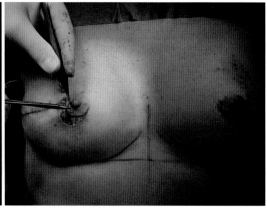

图 32.32 和 32.33　去表皮化后，调整缝合乳头乳晕复合体

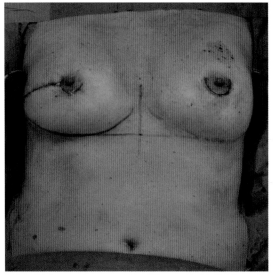

图 32.34　术毕即时效果

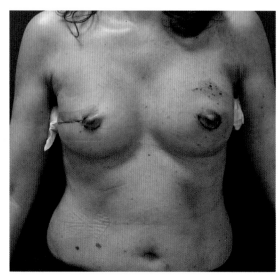

图 32.35　术后效果

病例 33

容量置换
背阔肌肌皮瓣

患者：55 岁女性，无阳性家族史。

诊断：右乳浸润性导管癌。

既往手术：

肿瘤手术：2009 年右乳全乳切除术＋腋窝淋巴结清扫＋即刻永久假体重建＋左侧缩乳成形术。

2010 年接受辅助化疗和右乳放疗。

重建手术：2010 年右乳包膜切开＋假体置换＋乳头乳晕重建术＋双乳脂肪填充术。

2011 年左乳假体隆乳＋双乳脂肪填充术。

2011 年左乳瘘管切除＋假体取出术。

本次重建手术：左乳下象限背阔肌皮瓣延期重建。

因假体并发症，背阔肌是填充左乳缺损的补救性方法。

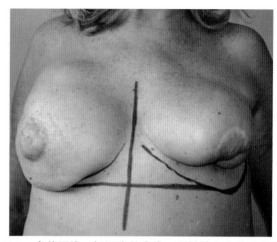

图 33.2　**术前画线**。标记胸骨中线、下皱襞和左乳近乳头乳晕复合体下方切口。注意：下象限乳房组织完全缺失，下皱襞上移

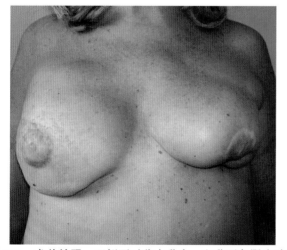

图 33.1　**术前拍照**。双侧不对称大乳房，左乳下象限皮肤牵拉，广泛组织缺损

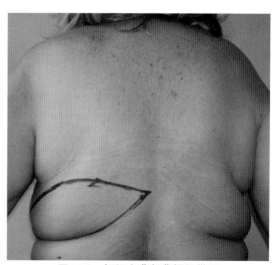

图 33.3　**标记左背部背阔肌供区**

209

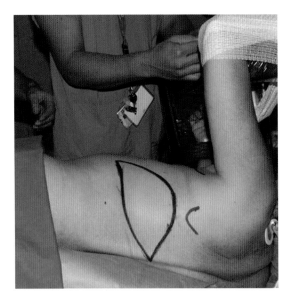

图 33.4 **患者取右侧卧位**。左臂摆位固定

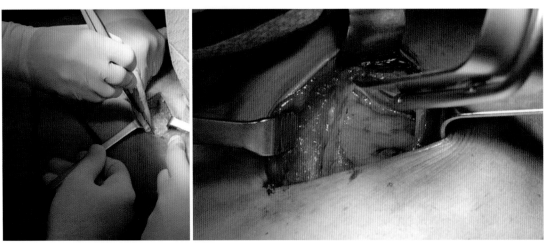

图 33.5 和 33.6 首先作左腋窝横行切口，解剖腋窝，以检查背阔肌蒂的完整性。确认血管蒂完整无损后按常规继续后续操作

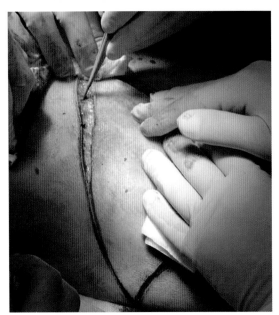

图 33.7 切开背阔肌皮瓣皮肤及皮下组织

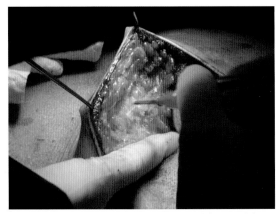

图 33.8 **游离下方皮肤真皮瓣**。背阔肌皮瓣下界游离没有标准，视计划转移至受区所需皮瓣容量而定

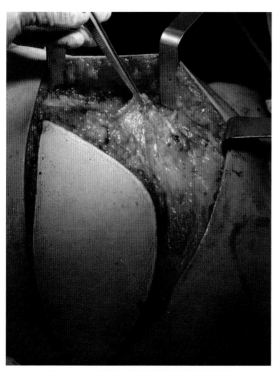

图 33.9　游离外侧显露背阔肌外侧缘

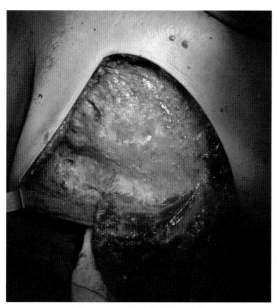

图 33.10　游离背阔肌后方

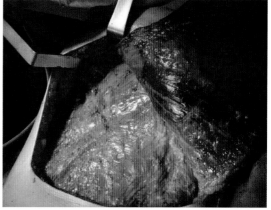

图 33.11　建立隧道，准备转移背阔肌皮瓣至左前胸壁

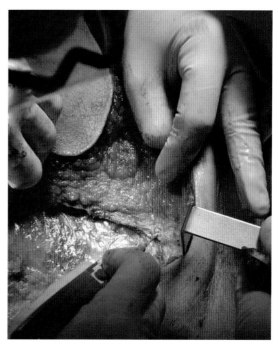

图 33.12　本图显示的是离断结节间沟肌腱止点，此为完成背阔肌皮瓣解剖的重要一步。离断肌肉止点可大大增加皮瓣活动度

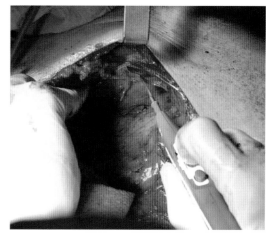

图 33.13　离断背阔肌上点。可以清楚地观察到蒂部并予以保护

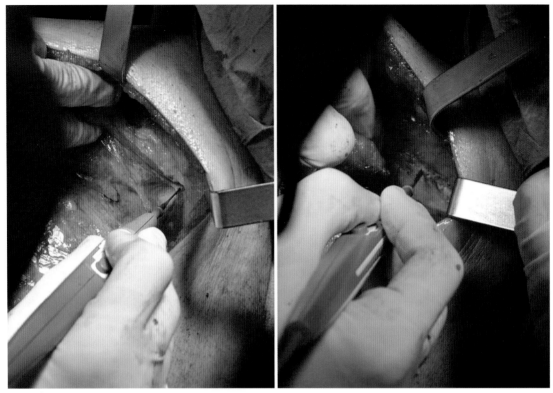

图 33.14 和 33.15　**小心离断肌肉止点**。外科医生容易看到最后的背阔肌纤维离断

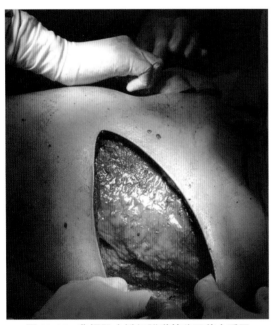

图 33.16　背阔肌皮瓣经隧道转移至前方受区

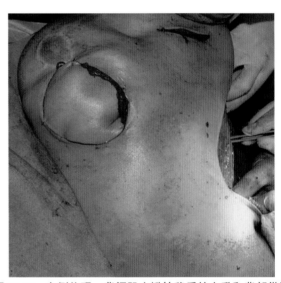

图 33.17　左侧位观，背阔肌皮瓣转移后的左乳和背部供区

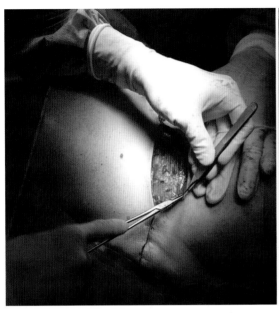
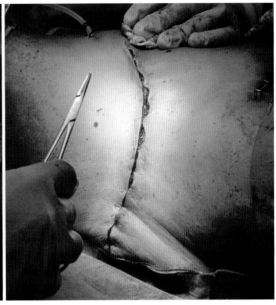

图 33.18 和 33.19　背部供区皮下缝合

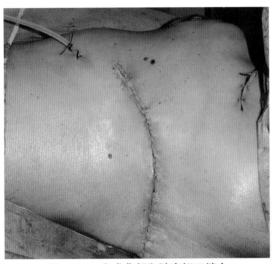

图 33.20　完成背部和腋窝切口缝合

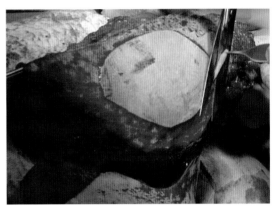

图 33.22　背阔肌皮瓣多余皮肤去表皮化

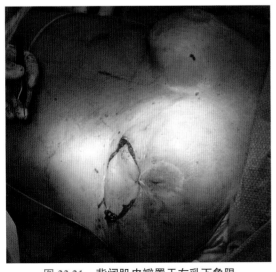

图 33.21　背阔肌皮瓣置于左乳下象限

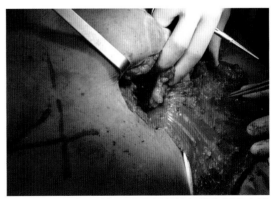

图 33.23　下象限缺损和准备覆盖缺损的背阔肌皮瓣

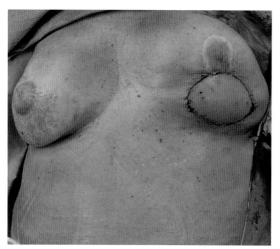

图 33.24　术毕即时效果

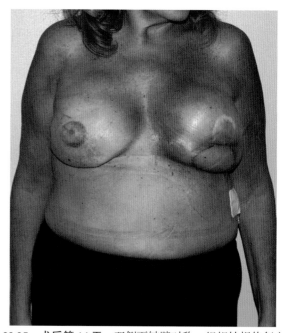

图 33.25　术后第 14 天。双侧下皱襞对称，组织缺损修复良好

病例 34

容量置换

局部皮肤脂肪皮瓣

侧胸壁皮瓣

患者： 50 岁女性。

既往诊断： 右乳浸润性导管癌。

既往手术：

肿瘤手术：2 年前行右侧保留乳头乳晕全乳切除术＋前哨淋巴结活检术。

重建手术：右侧永久假体即刻乳房重建。

当前诊断： 右乳外上象限浸润性导管癌复发。

本次手术：

肿瘤手术：右乳软组织广泛切除＋腋窝淋巴结清扫术＋乳头乳晕复合体术中放疗。

腋窝淋巴结清扫术经乳腺手术切口进行。

重建手术：利用局部皮肤筋膜皮瓣行组织置换。

局部皮肤筋膜皮瓣取自胸背血管穿支供血的外侧胸壁。

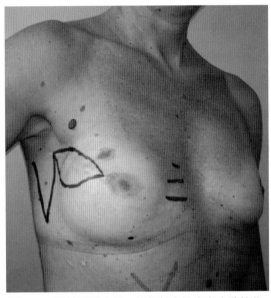

图 34.2 设计局部皮瓣。局部复发性多发皮肤结节

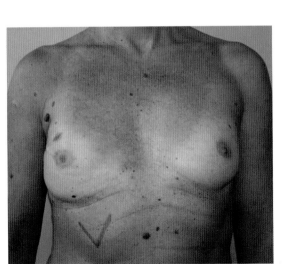

图 34.1 术前拍照。无下垂、小乳房。右乳瘢痕为既往 NSM 术切口

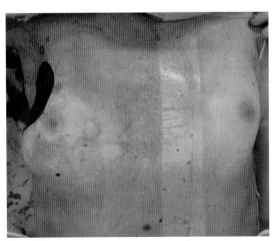

图 34.3 外上象限软组织广泛切除术后，右乳失形

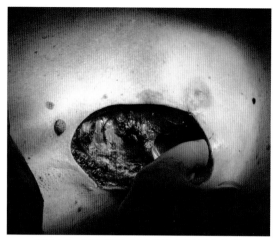

图 34.4 同时切除右乳假体周围部分包膜

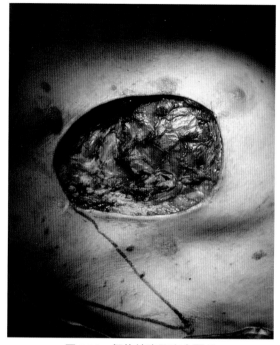

图 34.5 假体被胸肌完全覆盖

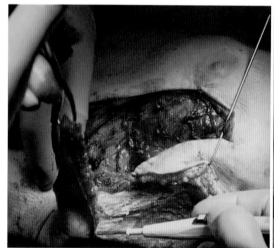

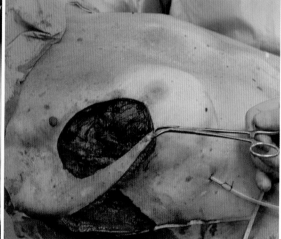

图 34.6 和 34.7 按术前标记范围切取皮瓣

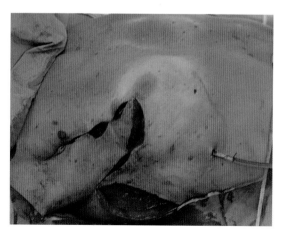

图 34.8 皮肤筋膜瓣转至缺损区域

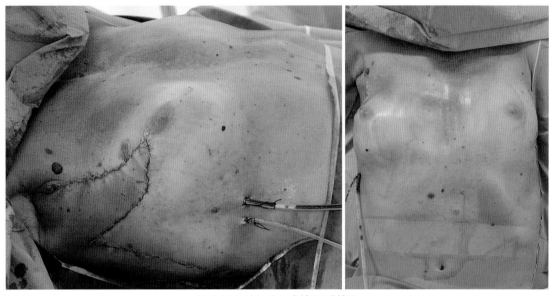

图 34.9 和 34.10　术毕即时效果

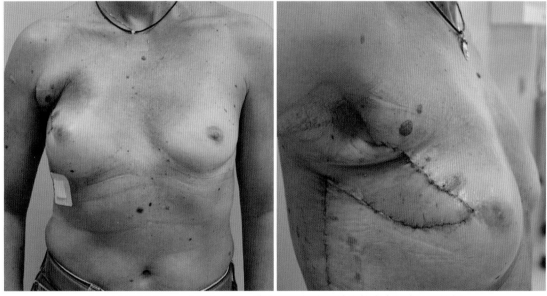

图 34.11 和 34.12　术后第 7 天。将来可选择脂肪填充技术来解决组织缺损

病例 35

容量置换

局部皮肤脂肪皮瓣

腹部推进皮瓣

患者：59 岁女性，有阳性家族史。

既往诊断：右乳导管原位癌。

手术：

肿瘤手术：右乳象限切除＋前哨淋巴结活检术。

肿瘤位于内下象限，患者拒绝做为求达到对称的对侧缩乳成形术。

重建手术：利用局部皮肤筋膜推进皮瓣进行组织置换。

皮瓣取自右前胸壁。

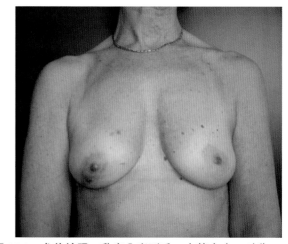

图 35.1　**术前拍照**。乳房 I 度下垂，中等大小，对称——左乳略大

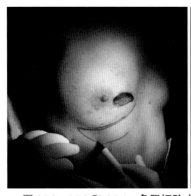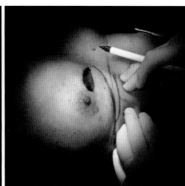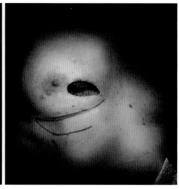

图 35.2、35.3 和 35.4　象限切除术后，设计局部皮瓣。检查推进上腹部皮肤，以避免缝合时张力过大

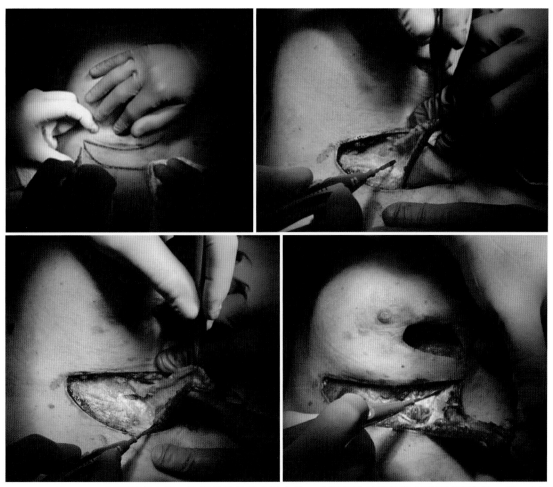

图 35.5、35.6、35.7 和 35.8　**切开游离皮瓣**。为保持最佳的皮瓣血供，皮瓣切取时其长度应不超过宽度的 3 倍。皮瓣的蒂部和支点位于内侧部分。皮瓣包括皮肤和全层皮下组织。贴近皮瓣基底游离以保存皮瓣的全部血供

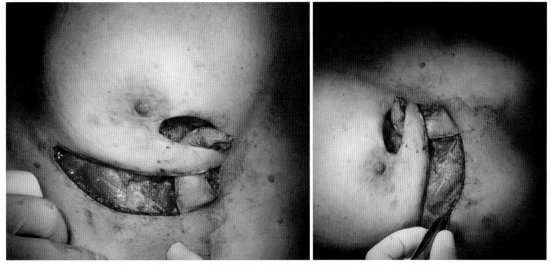

图 35.9 和 35.10　保留象限切除术后缺损处下方皮肤，建立隧道

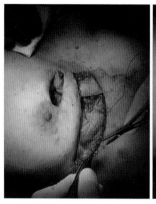
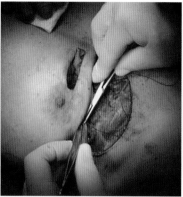
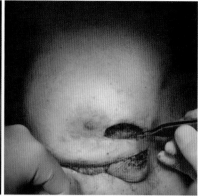

图 35.11、35.12 和 36.13　闭合供区。此为重要步骤，关乎新下皱襞的形状和位置。预期缝合张力较大，为减少伤口裂开的风险，应使用不可吸收外科缝线。下皱襞应事先予以标记，拉起腹部皮瓣以维持下皱襞的正确位置

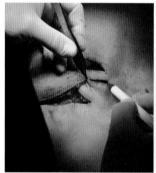
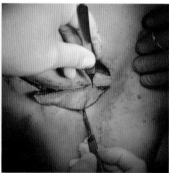
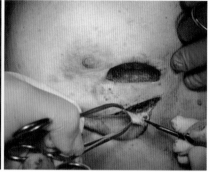

图 35.14、35.15 和 35.16　皮瓣标记去表皮化，以备旋转插入

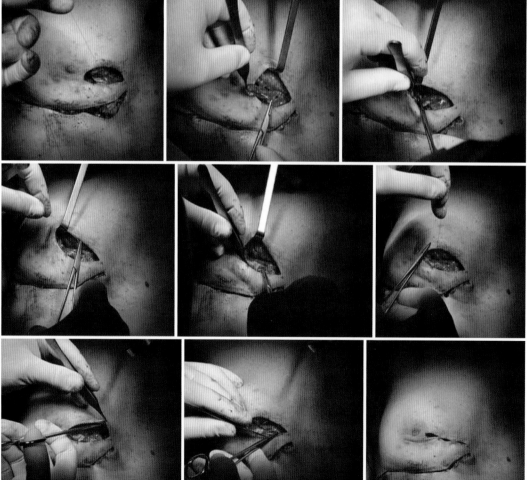

图 35.17、35.18、35.19、35.20、35.21、35.22、35.23、35.24 和 35.25　插入皮瓣

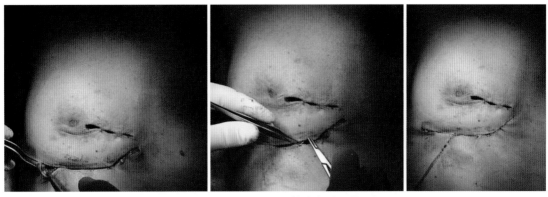

图 35.26、35.27 和 35.28　缝合右乳和供区切口

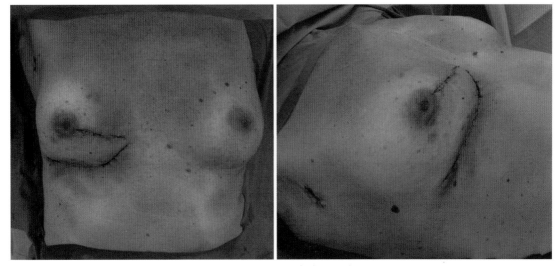

图 35.29 和 35.30　术毕即时效果

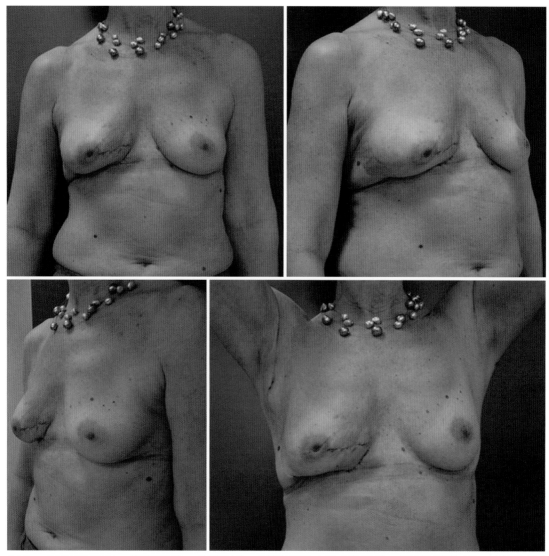

图 35.31、35.32、35.33 和 35.34　**术后正面观、外侧位观、内侧位观和上肢上抬效果。**双乳轻微不对称，主要体现在右乳内下象限。双侧乳头乳晕复合体对称，右乳下皱襞可见不连续瘢痕

病例 36

运用肿瘤整形技术进行容量移位

即刻重建

外上象限缺损

患者： 50 岁女性。

既往诊断： 右乳浸润性导管癌。

手术：

肿瘤手术：右乳外上象限切除＋腋窝淋巴结清扫术。

重建手术：即刻右乳塑形＋对侧内上方蒂缩乳成形术（对称化手术）。

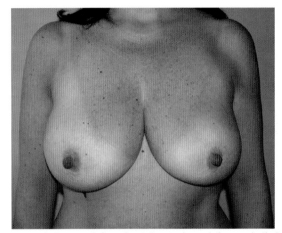

图 36.1　**术前观。乳房 I 度下垂、肥大、对称——右乳略大**

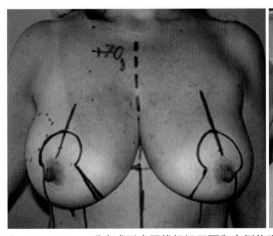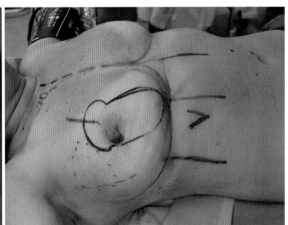

图 36.2 和 36.3　**Lejour** 乳房成形术画线标记正面和右侧位观，肿瘤位于右乳外上象限标记处。直观预计切除组织相差 70g

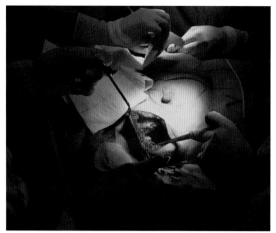

图 36.4   **象限切除和腋窝淋巴结清扫术后右乳缺损**。经肿块表面同一切口进行乳腺和腋窝手术操作。象限切除标本重170g

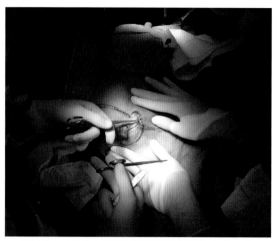

图 36.5   **开始左乳环乳晕标记范围的去表皮化**

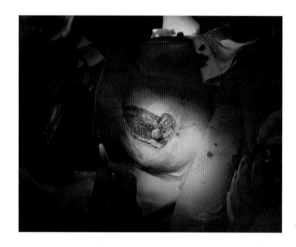

图 36.6   **去表皮化完成**。除上极外的浅筋膜予以切开

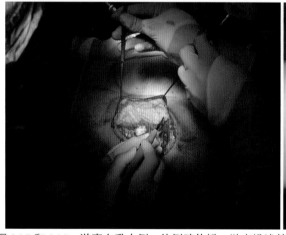

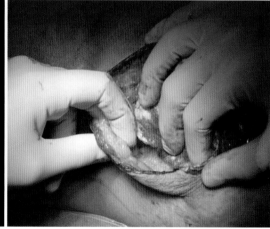

图 36.7 和 36.8   **游离左乳内侧、外侧腺体瓣**。游离沿浅筋膜平面进行，与全乳切除术皮瓣游离层次相同或稍厚

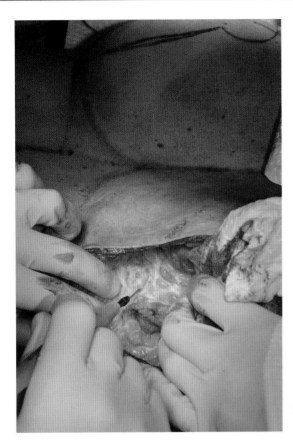

图 36.9　**游离下方真皮腺体瓣**。此范围游离平面要比内、外侧腺体厚，以保护下皱襞

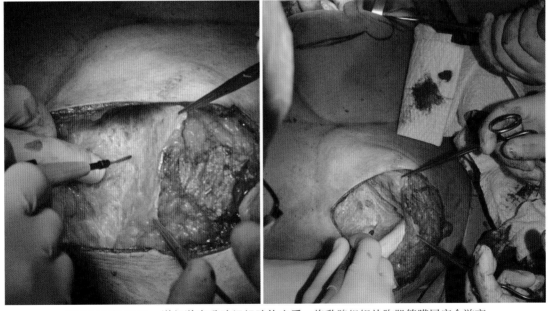

图 36.10 和 36.11　**潜行游离乳腺组织腺体实质**。将乳腺组织从胸肌筋膜层完全游离

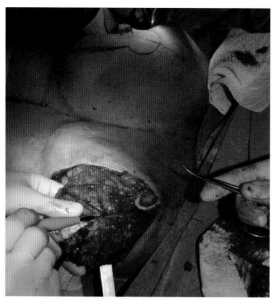

图 36.12   **开始切除下极组织。**进行下极组织切除前缝合固定
NAC 上缘

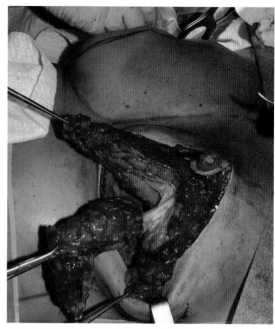

图 36.13   **下方中央约 100g 乳腺组织准备予以切除**

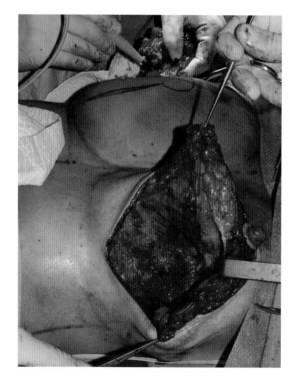

图 36.14   **下方中央乳腺腺体实质切除后**

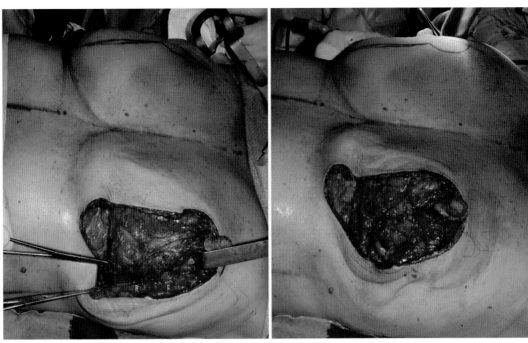

图 36.15 和 36.16　粗略缝合内侧、外侧真皮腺体瓣（交叉）

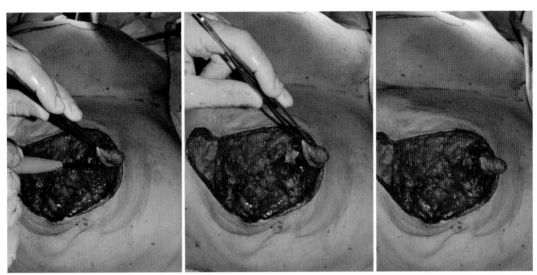

图 36.17、36.18 和 36.19　切开 NAC 下缘去表皮化真皮层，避免乳头乳晕回缩

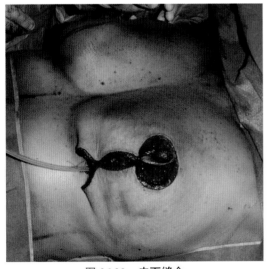

图 36.20　皮下缝合

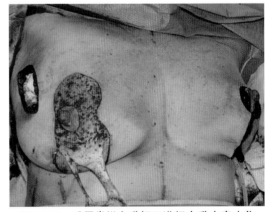

图 36.21　采用类似左乳切口进行右乳去表皮化

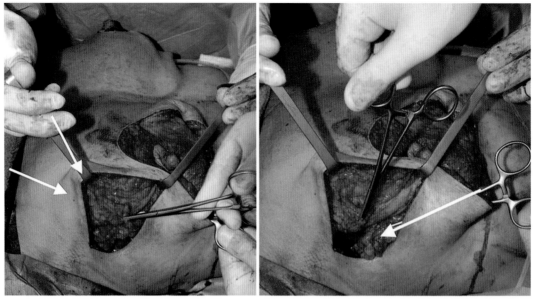

图 36.22 和 36.23 **自上方和外下象限游离局部腺体瓣填充象限切除后及腋窝的缺损。**白色双箭头所指为上方腺体瓣往下移位至外上象限和腋窝缺损处，单箭头所指为下蒂瓣后方旋转提升至外上象限

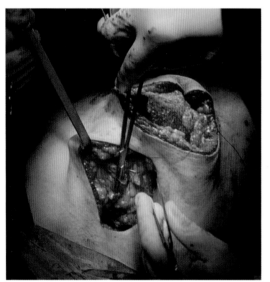

图 36.24 缝合腺体瓣于缺损处

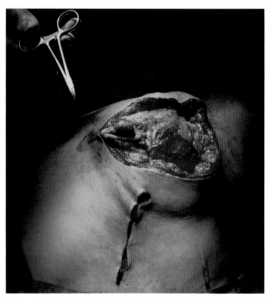

图 36.25 缝合外上切口，固定 NAC 上缘。游离内侧和外侧部分腺体瓣，不切除乳腺腺体实质。同样，切开 NAC 下缘去表皮化真皮层

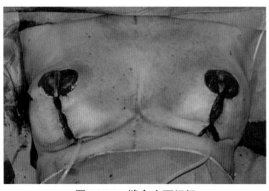

图 36.26 缝合皮下组织

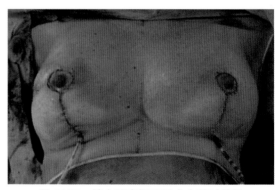

图 36.27 缝合垂直切口后术中即时效果

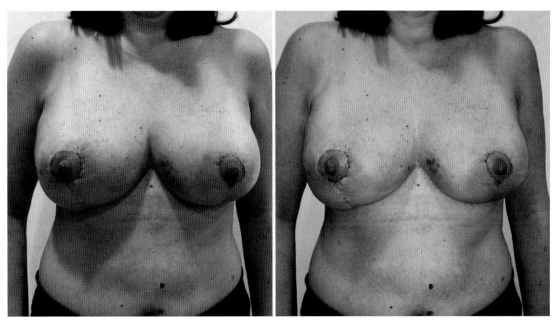

图 36.28 和 36.29　术后效果

病例 37

运用肿瘤整形技术进行容量移位

即刻重建

外上象限缺损

患者：70 岁女性。

既往诊断：左乳外上象限浸润性导管癌。

手术：

肿瘤手术：左乳上象限切除＋前哨淋巴结活检。

重建手术：运用乳头乳晕下方蒂组织移位技术行即刻左乳肿瘤整形。

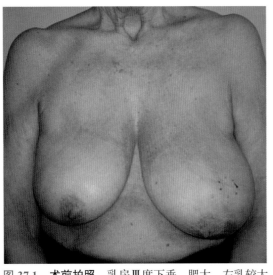

图 37.1　术前拍照。乳房Ⅲ度下垂、肥大，左乳较大

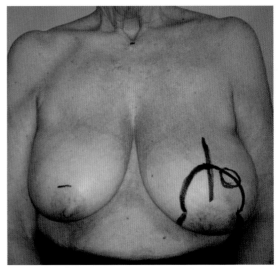

图 37.2　术前画线。倒 T 型切口行乳腺象限切除和塑形。因双侧不对称，故没有必要行对侧乳房对称化手术。切除左乳部分组织足以形成最终大小对称，画圈处为肿瘤位置。

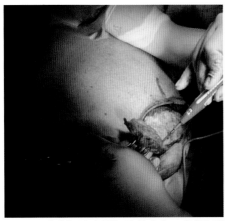
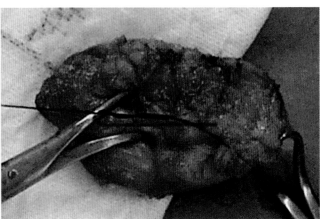

图 37.3 和 37.4　肿瘤切除术及切除的病变。象限切除切口沿倒 T 切口的上极部分标记区域进行。缝线标记定位手术标本方向

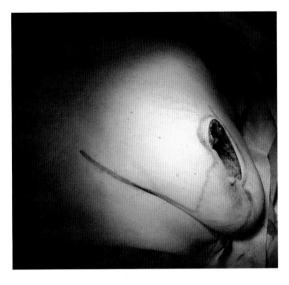

图 37.5　象限切除术后组织缺损

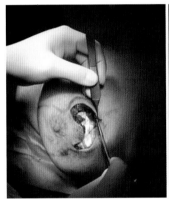 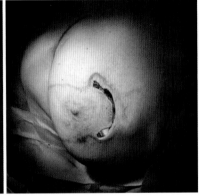 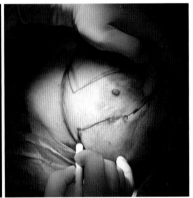

图 37.6、37.7 和 37.8　暂时缝合切口，重塑乳房外形，再次确认术前标记

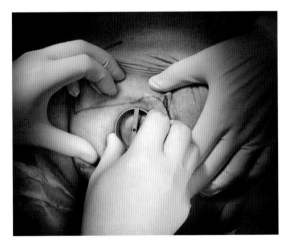

图 37.9　放置环形乳晕装置，标记确定新 NAC 直径

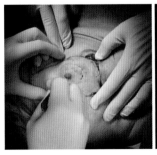 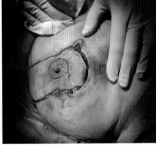 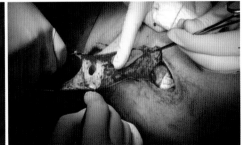

图 37.10、37.11 和 37.12　切开皮肤，去表皮化

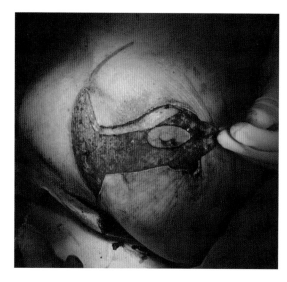

图 37.13　去表皮化完成后切开真皮层

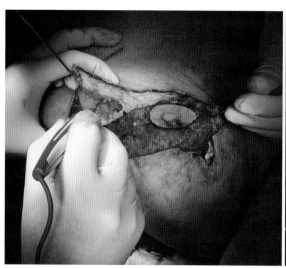 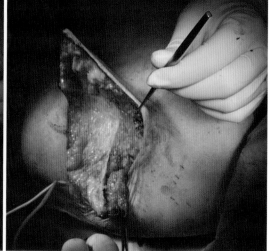

图 37.14 和 37.15　**制备内侧皮瓣**。皮瓣厚度约为 1cm

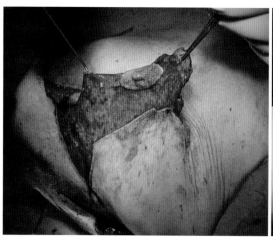 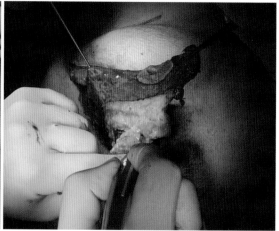

图 37.16 和 37.17　**制备外侧皮瓣**

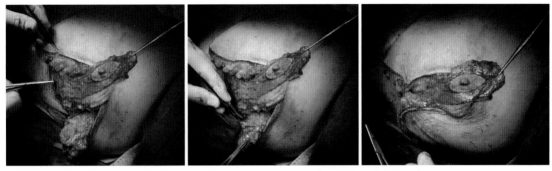

图 37.18、37.19 和 37.20　将内侧、外侧腺体瓣缝合至一起

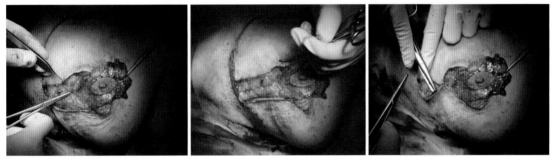

图 37.21、37.22 和 37.23　将内侧和外侧皮瓣皮下层缝合至一起

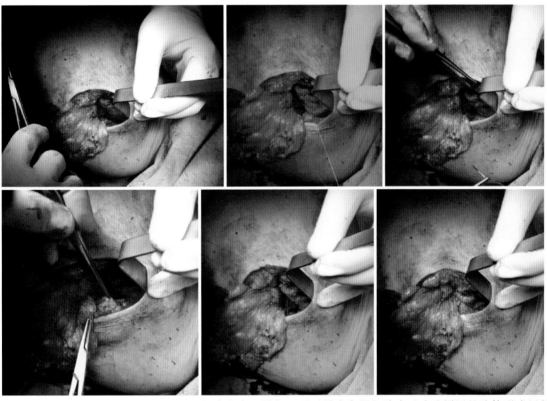

图 37.24、37.25、37.26、37.27、37.28 和 37.29　闭合上象限缺损。通过游离象限切除术后残腔周围的腺体形成局部腺体瓣，以其填充上象限缺损

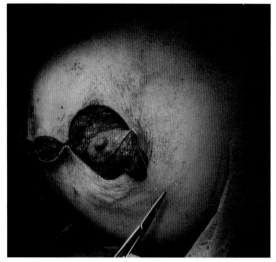

图 37.30　将 NAC 皮瓣固定于 12 点钟方向

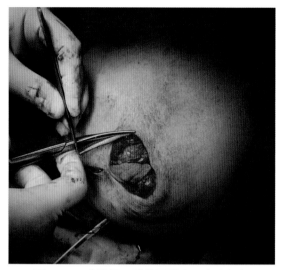

图 37.32　去除切口边缘不健康、多余组织

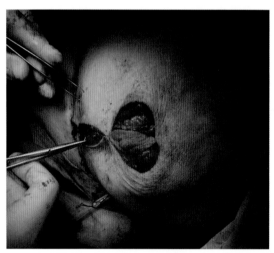

图 37.31　于 6 点钟方向固定 NAC 皮瓣，开始缝合垂直切口

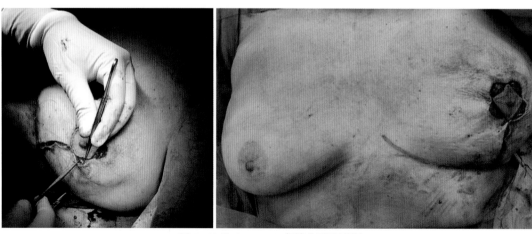

图 37.33 和 37.34　4 点缝合固定乳晕

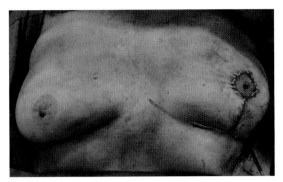

图 37.35　术毕即时效果

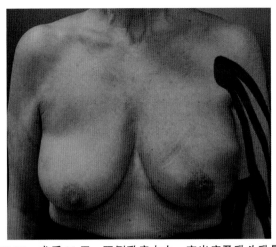

图 37.36　术后 21 天，双侧乳房大小、突出度及乳头乳晕对称性良好。左上臂紫色带子系上肢淋巴水肿物理治疗所用

病例 38　运用肿瘤整形技术进行容量移位

即刻重建

内上象限缺损

患者： 41 岁女性。

诊断： 左乳浸润性导管癌。

手术：

肿瘤手术：左乳内上象限切除＋前哨淋巴结活检。

象限切除标本重 56g。

重建手术：运用容量移位技术行即刻左乳内上象限组织肿瘤整形。

游离上象限和内下象限腺体形成局部腺体实质瓣。

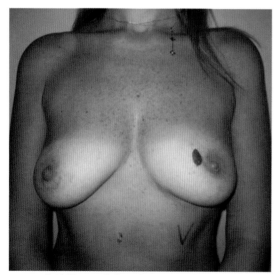

图 38.1　**术前拍照。**乳房Ⅰ度下垂、中等大小，左乳略大

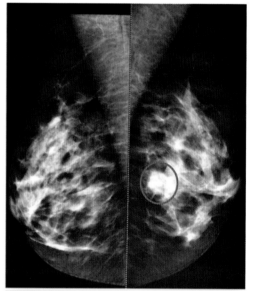

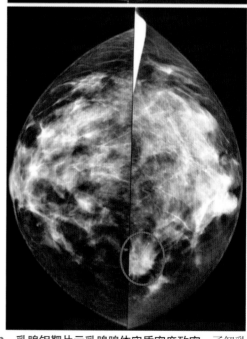

图 38.2　**乳腺钼靶片示乳腺腺体实质密度致密。**了解乳腺腺体实质密度很重要，因为腺体实质组织越多，游离的腺体瓣血供越好。注意：左乳肿块位于腺体组织的后方（圆圈标记处）

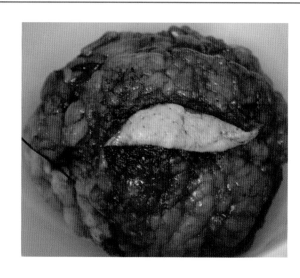

图 38.3　切除的包括皮肤的肿瘤组织

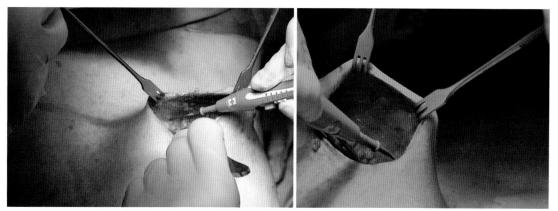

图 38.4 和 38.5　游离制备上方和下方腺体实质皮瓣。皮瓣厚度同全乳切除术

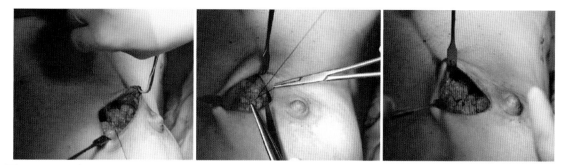

图 38.6、38.7 和 38.8　将上方、下方腺体实质瓣缝合至一起。注意：全层、对齐缝合皮瓣，以避免组织不整齐

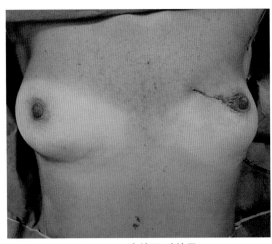

图 38.9 术毕即时效果

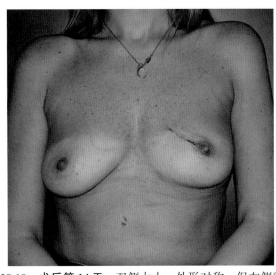

图 38.10 **术后第 14 天**。双侧大小、外形对称，但左侧乳头乳晕复合体略高于右侧

病例 39

运用肿瘤整形技术进行容量移位

即刻重建

外下象限缺损

患者：35 岁女性。

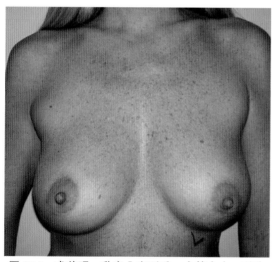

图 39.1　术前观。乳房 I 度下垂、中等大小、对称

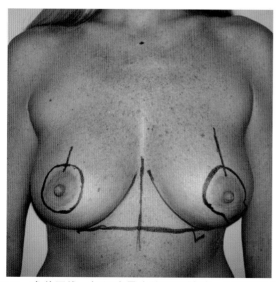

图 39.2　术前画线。标记胸骨中线和下皱襞。左乳环乳晕延伸切口行左乳病灶切除术和塑形。右乳环乳晕切口

诊断：左乳外下象限浸润性导管癌。

手术：

肿瘤手术：左乳外下象限扩大切除术＋前哨淋巴结活检。

同时行术中放疗。

重建手术：利用乳头乳晕上方蒂乳房成形术行即刻左乳组织容量移位。

右乳环乳晕切口缩乳成形术。

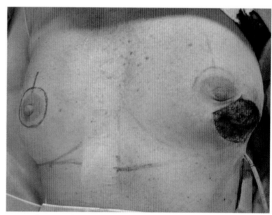

图 39.3　在用于术中放疗保护胸部的铅和铝制圆盘上方闭合腺体瓣

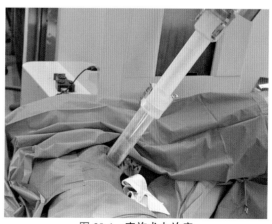

图 39.4　实施术中放疗

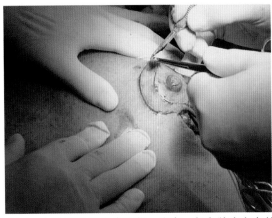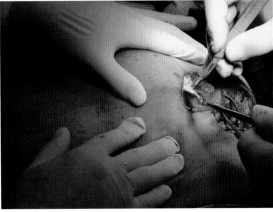

图 39.5 和 39.6　　左乳环乳晕去表皮化。注意：行向肿瘤方向的垂直切口，可以保证足够组织切除量，并且在肿瘤表浅的情况下可切除受侵皮肤

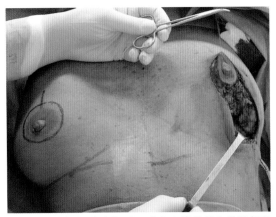

图 39.7　为保证乳房塑形，乳房中线是缝合关键部位

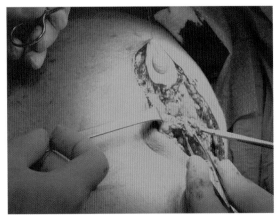

图 39.8　游离内下及外上象限腺体瓣，旋转

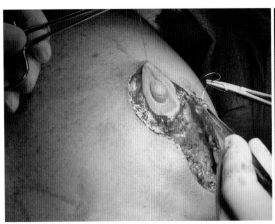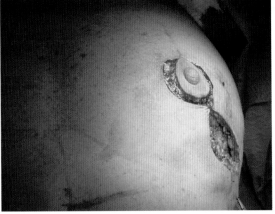

图 39.9 和 39.10　关闭切口前形成最终的乳腺腺体实质半球状外形

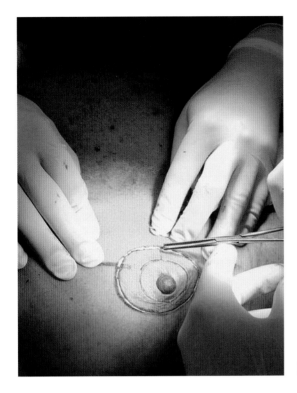

图 39.11　右乳环乳晕切开，去表皮化

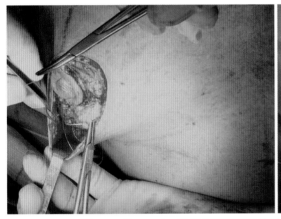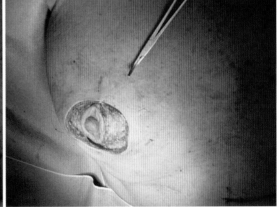

图 39.12 和 39.13　进行右乳环乳晕缩乳成形术，下象限切除的腺体组织重 80g

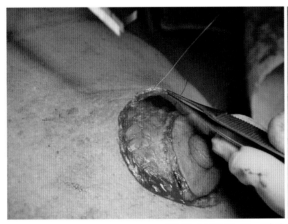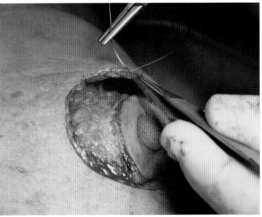

图 39.14 和 39.15　乳头乳晕复合体荷包缝合

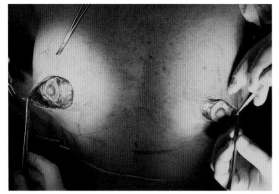

图 39.16　环乳晕皮肤缝合

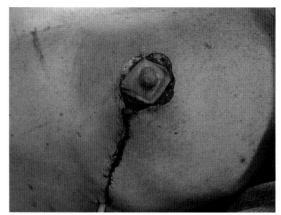

图 39.17　左乳最终外形

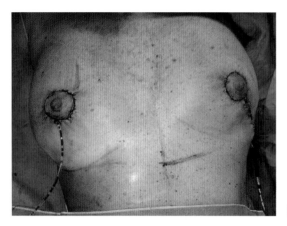

图 39.18　术毕即时效果

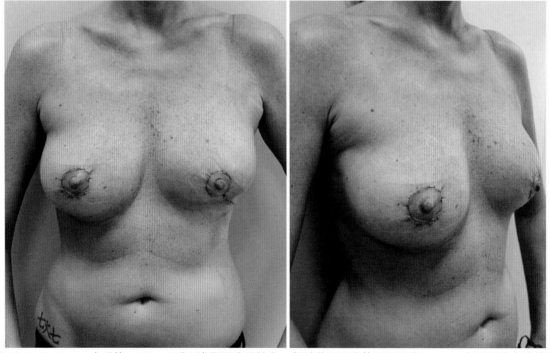

图 39.19 和 39.20　**术后第 14 天**。左乳下象限见容量缺失。但随着重塑腺体组织下移，1 ～ 2 个月后会自然修复

病例 40

运用肿瘤整形技术进行容量移位

即刻重建

外下象限缺损

患者：63 岁女性。

诊断：左乳外下象限浸润性导管癌。

手术：

肿瘤手术：左乳外下象限切除术＋前哨淋巴结活检。

采用放射状垂直椭圆形切口行象限切除和前哨淋巴结活检术。

重建手术：即刻左乳塑形（容量移位技术）。

右乳即刻对称性手术：缩乳。

右乳作"镜像"腺体切除，按左乳的"镜像"位置切除 52g 右乳外下象限组织。

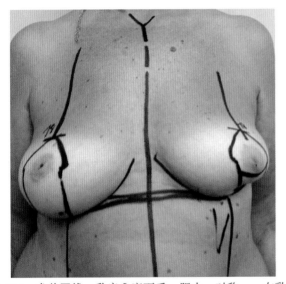

图 40.1　术前画线。乳房 I 度下垂、肥大、对称——右乳略大。因下象限肿瘤致左乳容量及外形改变，可看到外下象限回缩和乳头乳晕复合体移位。标记中线和下皱襞。双乳标画环乳晕和垂直延长切口（改良 Lejour 设计）

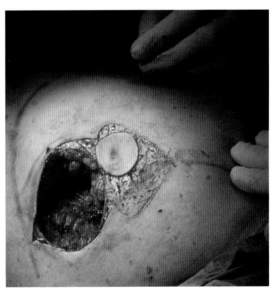

图 40.2　完成左乳象限切除后，按标记设计行环乳晕皮肤去表皮化。左乳外下象限较大缺损

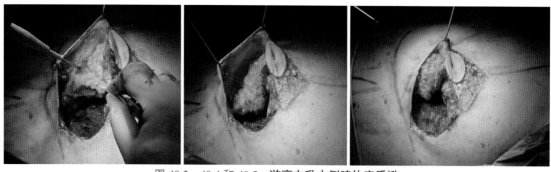

图 40.3、40.4 和 40.5   游离左乳内侧腺体实质瓣

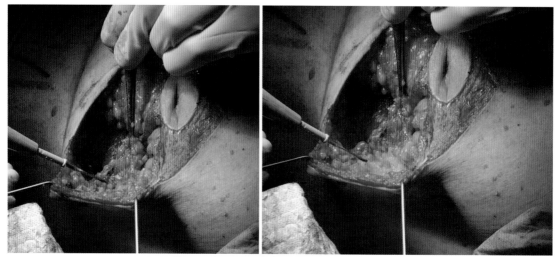

图 40.6 和 40.7   游离左乳外侧腺体实质瓣

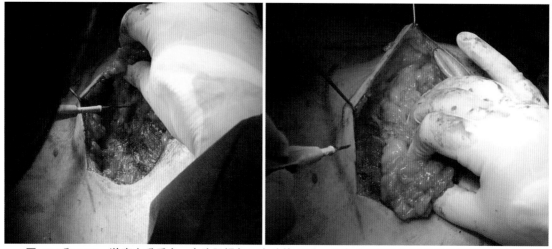

图 40.8 和 40.9   游离左乳后方，自胸肌提起下方腺体实质。此步骤可增加两极和腺体实质的活动度

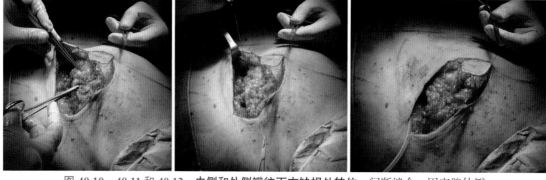

图 40.10、40.11 和 40.12   内侧和外侧瓣往下方缺损处转位。间断缝合，固定腺体瓣

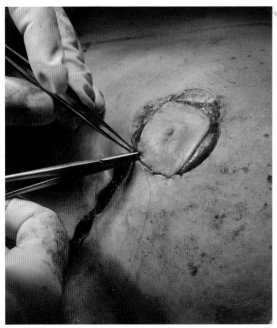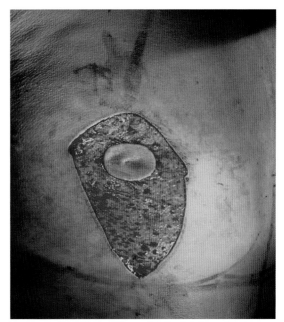

图 40.13　皮下、皮内缝合环乳晕切口及垂直切口，完成左乳手术

图 40.14　去表皮化，开始右乳上提固定手术

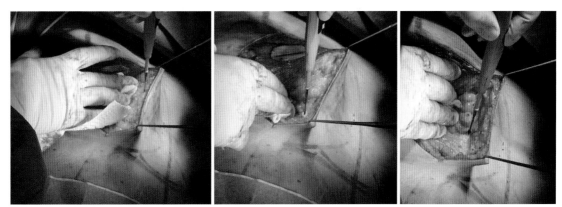

图 40.15、40.16 和 40.17　制备右乳内侧腺体实质皮瓣

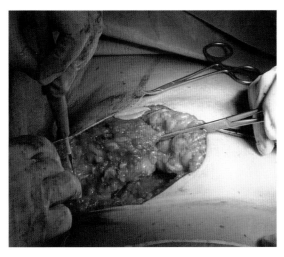

图 40.18　制备右乳外侧腺体实质皮瓣

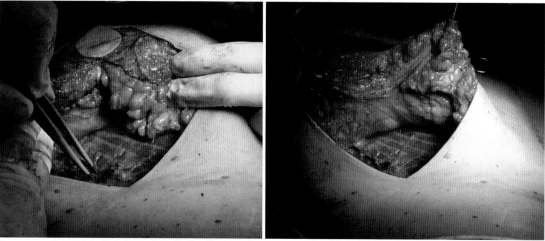

图 40.19 和 40.20 去除下方中央部分腺体实质。估计切除的组织量与左乳病灶切除的重量相当。如图所示劈开内侧和外侧皮瓣

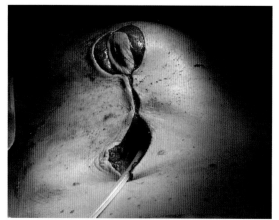

图 40.21 内侧、外侧皮瓣移位缝合于中线，然后关闭皮下，放置引流

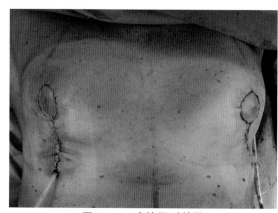

图 40.22 术毕即时效果

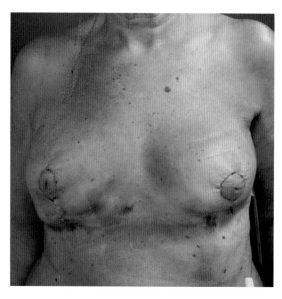

图 40.23 术后第 7 天。因左乳下极组织缺失，左侧乳头乳晕复合体轻微不对称。这种情况将通过 1 ~ 2 个月后左乳腺腺体实质下移得到矫正

病例 41

运用肿瘤整形技术进行容量移位

即刻重建

内下象限缺损

患者：59 岁女性。

诊断：左乳内下象限浸润性导管癌。

手术：

肿瘤手术：左乳象限切除术＋前哨淋巴结活检术。

经内下放射状切口行象限切除和前哨淋巴结活检术。

重建手术：即刻左乳内下象限组织移位。

右乳对称化手术：改良 Lejour 切口右乳上方蒂缩乳成形术。

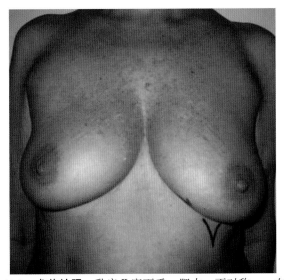

图 41.1　术前拍照。乳房Ⅱ度下垂、肥大、不对称——左乳略大，左乳下垂较右乳严重，右乳头略高于左乳头

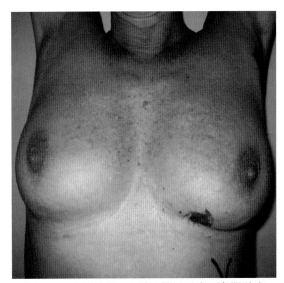

图 41.2　术前拍照。上臂上抬显示内下象限肿瘤

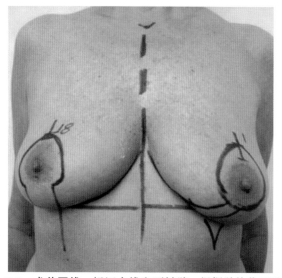

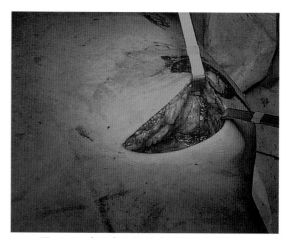

图 41.4　内下象限切除术后左乳组织缺失

图 41.3　**术前画线**。标记中线和下皱襞。根据肿块位置选择左乳切口，往内下延伸。右乳采用改良 Lejour 切口

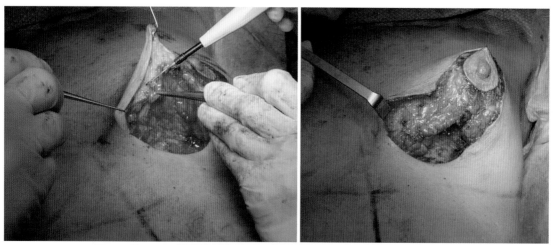

图 41.5 和 41.6　游离左乳内上腺体瓣，以允许促进皮瓣向缺损区域移动

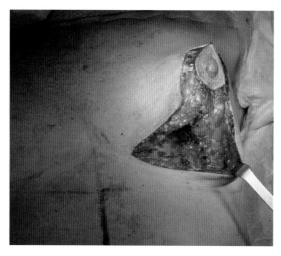

图 41.7　游离左乳外下象限腺体瓣，以允许皮瓣向缺损区域移动

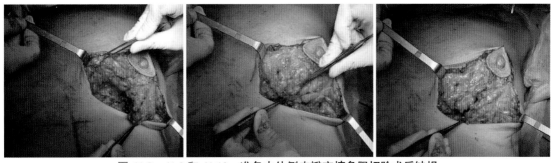

图 41.8、41.9 和 41.10　准备内外侧皮瓣充填象限切除术后缺损

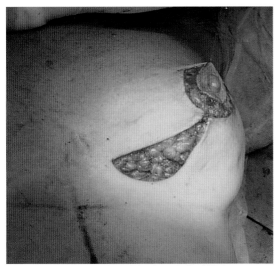

图 41.11　然后进行皮下和皮肤缝合

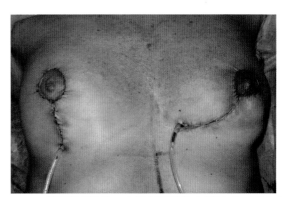

图 41.12　术后即时效果。右乳塑形采取上蒂技术，下方中央区腺体实质切除

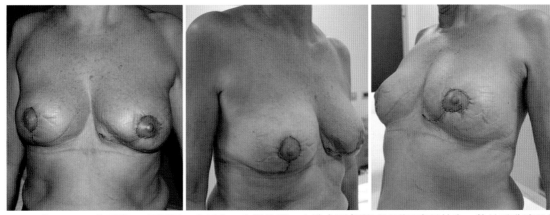

图 41.13、41.14 和 41.15　术后第 10 天正面、右侧位、左侧位观。左乳内下象限可见明显容量缺失。数月后乳腺组织可下移、充填缺损。如果出现小的缺损，以后可通过脂肪移植解决

病例 42 运用肿瘤整形技术进行容量移位

即刻重建

中央象限缺损

病例 51

患者： 68 岁女性，无阳性家族史。

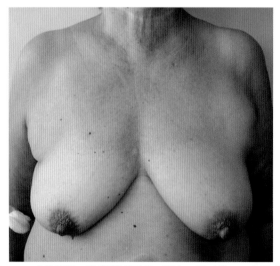

图 42.1 术前拍照。 乳房Ⅲ度下垂，肥大、不对称——左乳略大

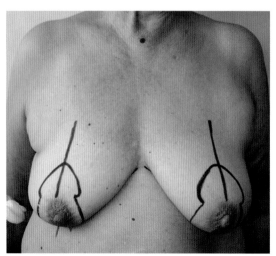

图 42.2 术前画线。 最初手术计划为经改良 Lejour 技术行乳房重塑，但随后更改为如图所示设计

诊断： 双侧乳腺浸润性导管癌。

手术：

肿瘤手术：右乳中央象限切除术＋前哨淋巴结活检术。

环乳头乳晕＋垂直切口。

左乳象限切除术＋前哨淋巴结活检术。

经由包含皮岛的内下放射状切口。

重建手术：右乳即刻塑形——容量移位技术（下象限腺体瓣）。

左乳即刻塑形——容量移位技术（局部皮肤筋膜瓣旋转）。

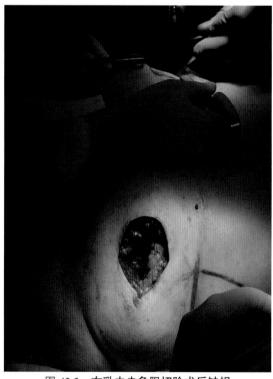

图 42.3 右乳中央象限切除术后缺损

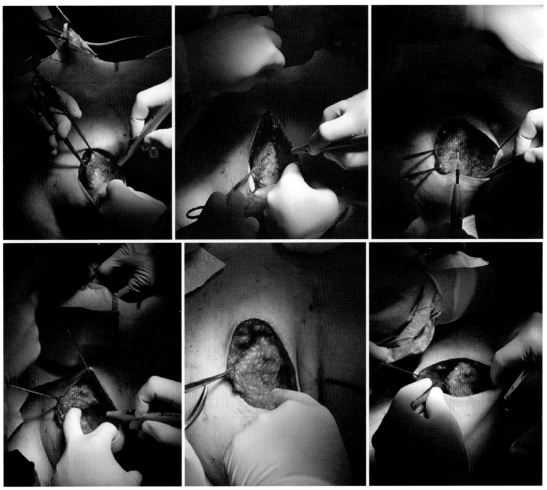

图 42.4、42.5、42.6、42.7、42.8 和 42.9　游离右乳下方腺体瓣。下象限腺体实质组织覆盖中央象限缺损

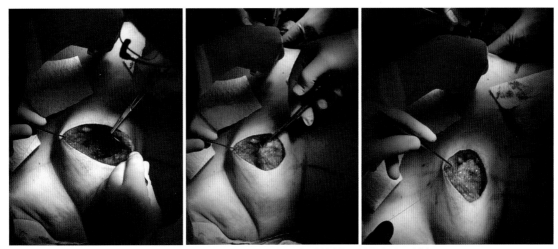

图 42.10、42.11 和 42.12　缝合下方腺体瓣以覆盖中央区缺损

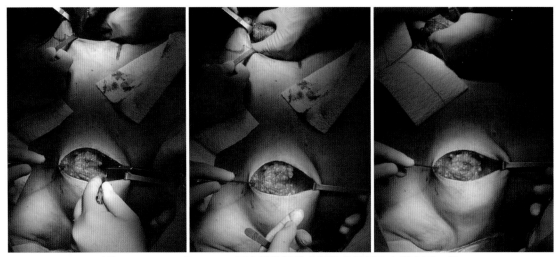

图 42.13、42.14 和 42.15   下方腺体瓣的内侧和外侧部分亦缝合至一起

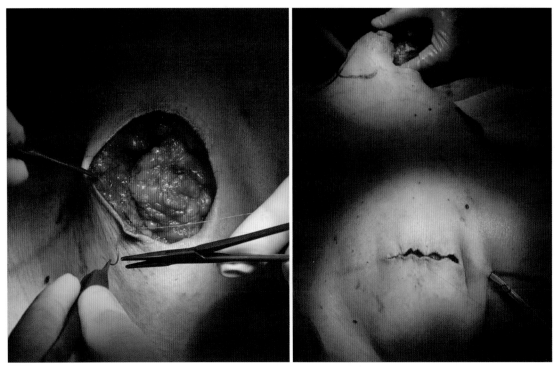

图 42.16 和 42.17   垂直切口皮下缝合

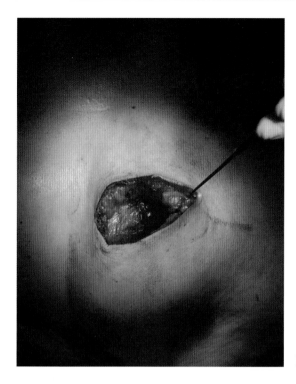

图 42.18 象限切除术后左乳下象限缺损

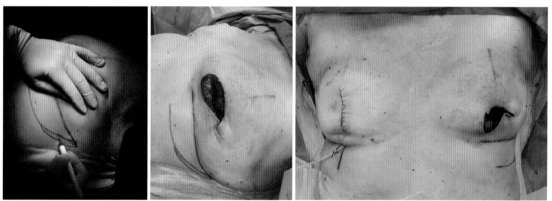

图 42.19、42.20 和 42.21 画线标记局部皮肤筋膜瓣。皮瓣蒂部设计在内侧，易于旋转，血供更好

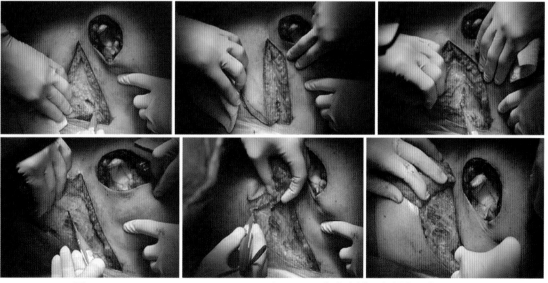

图 42.22、42.23、42.24、42.25、42.26 和 42.27 分离皮瓣，包括全层皮下组织

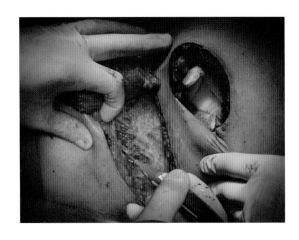

图 42.28   潜行分离腹部组织以便闭合供区

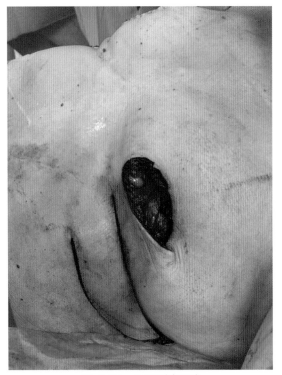

图 42.29   皮瓣剥离完成

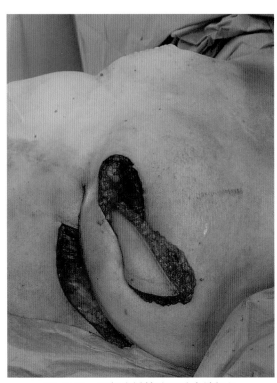

图 42.30   局部皮瓣转移至乳房缺损处

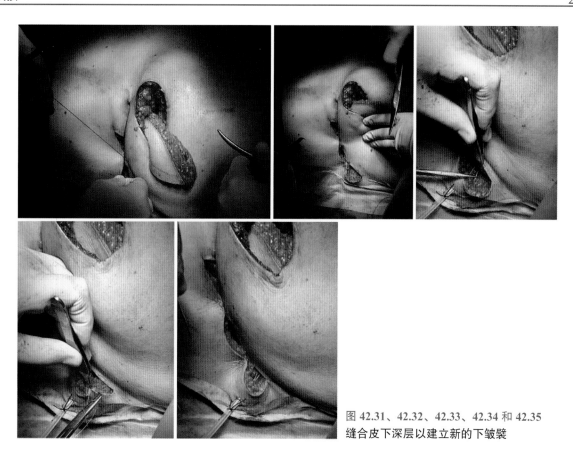

图 42.31、42.32、42.33、42.34 和 42.35
缝合皮下深层以建立新的下皱襞

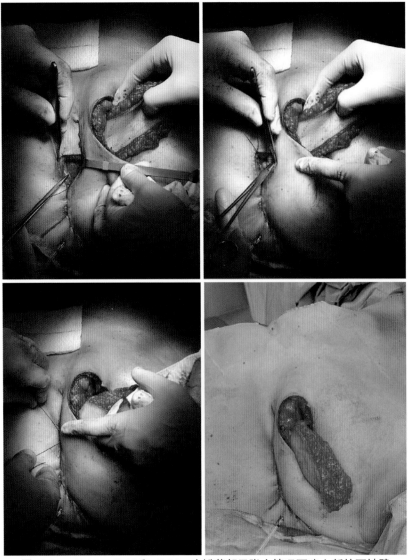

图 42.36、42.37、42.38 和 42.39　皮瓣蒂部无张力情况下建立新的下皱襞

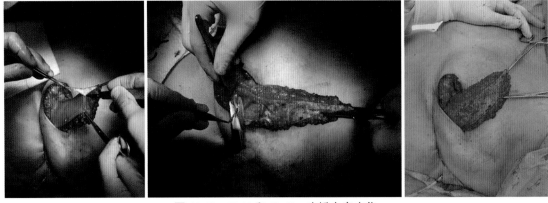

图 42.40、42.41 和 42.42　皮瓣去表皮化

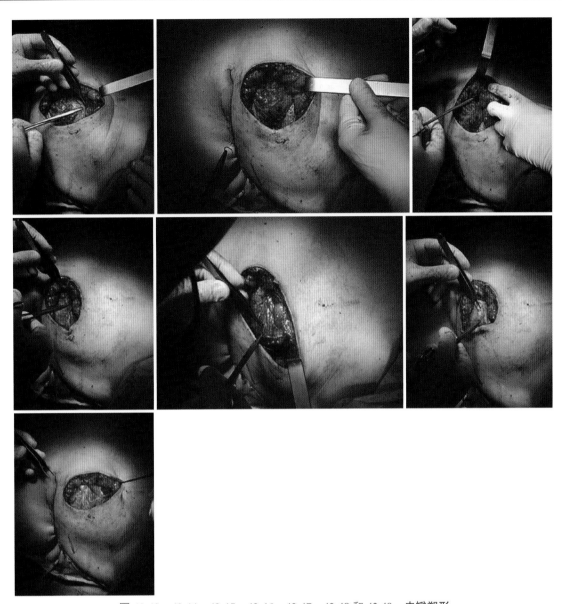

图 42.43、42.44、42.45、42.46、42.47、42.48 和 42.49　皮瓣塑形

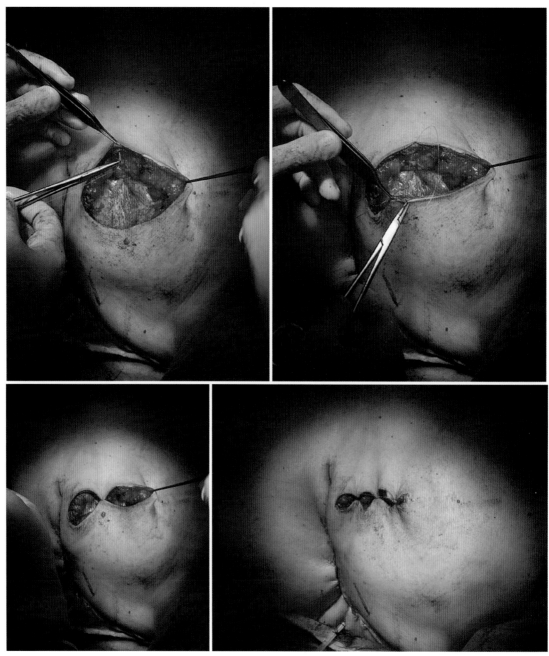

图 42.50、42.51、42.52 和 42.53   皮下缝合

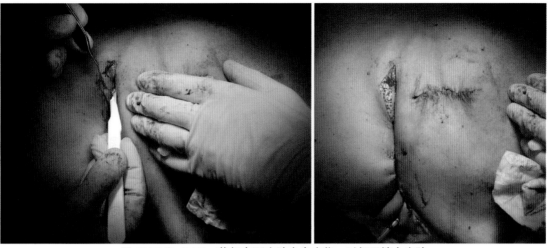

图 42.54 和 42.55　蒂部表面皮肤去表皮化，以便于缝合皮肤

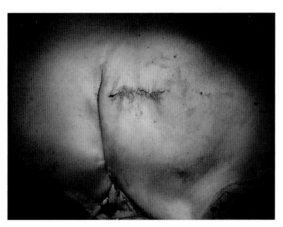

图 42.56　闭合皮肤

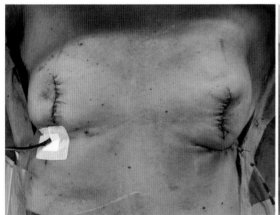 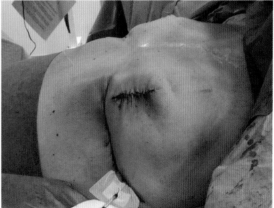

图 42.57 和 42.58　术毕即时效果

病例 43

运用肿瘤整形技术进行容量移位

延期重建

乳房上提固定技术

患者： 47 岁女性。

既往诊断： 左乳导管原位癌。

既往手术：

肿瘤手术：5 年前左乳外上象限切除术＋前哨淋巴结活检术＋术中放疗。

当前诊断： 左乳不对称。

当前手术：

重建手术：左乳延期上提固定术，右乳行缩乳成形对侧对称化手术。

采用上方蒂改良 Lejour 技术。

右乳下象限切除乳腺组织重 44g。

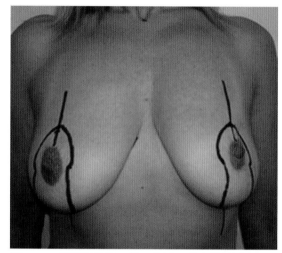

图 43.2　标记双乳切口线。估计双乳容量差异为 50g

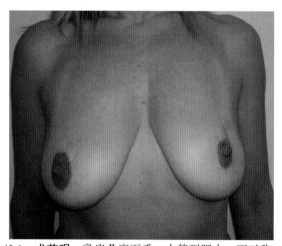

图 43.1　术前观。乳房Ⅱ度下垂、中等到肥大、不对称——右侧较大。双侧乳头乳晕复合体大小、位置不同

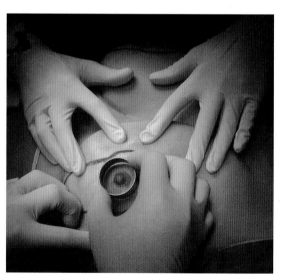

图 43.3　左乳放置环形乳晕装置，标记乳晕

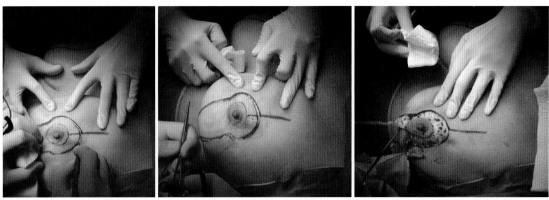

图 43.4、43.5 和 43.6　做环乳晕及乳房上提固定术切口，皮肤去表皮化

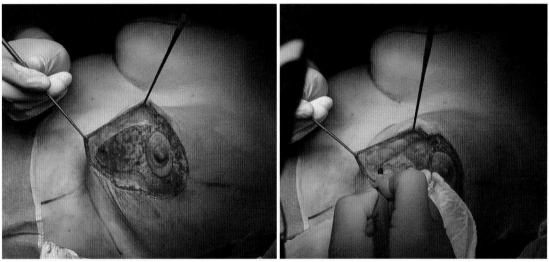

图 43.7 和 43.8　解剖内侧、外侧腺体瓣

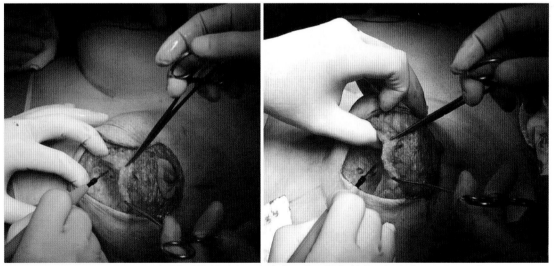

图 43.9 和 43.10　剥离腺体瓣后方，自胸大肌表面提起整个下极（或下三分之二）

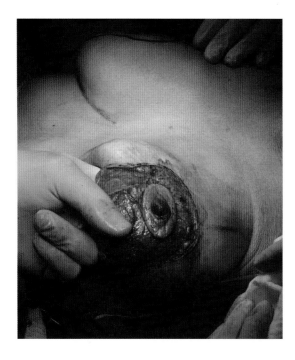

图 43.11   **完成自胸大肌表面提升乳房下极。**后方剥离至左乳上象限，以增加皮瓣活动度

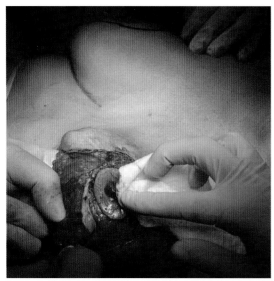

图 43.12   **下半部分环乳晕真皮层切开。**此操作可避免乳头乳晕复合体牵拉张力，并可增加腺体瓣活动度

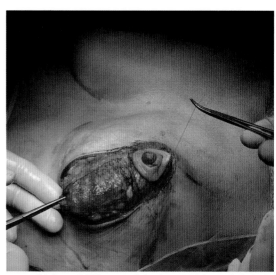

图 43.13   **缝合环乳晕切口上半部分。**这是标记乳房中线的关键缝合，将 NAC 和腺体固定于正确位置

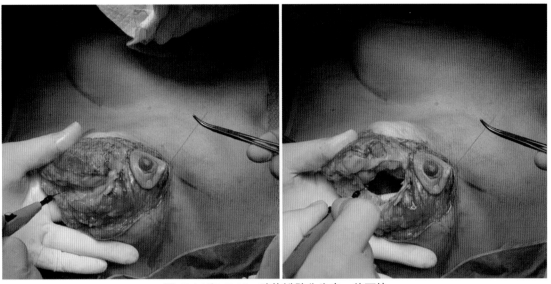

图 43.14 和 43.15　腺体瓣劈分为内、外两块

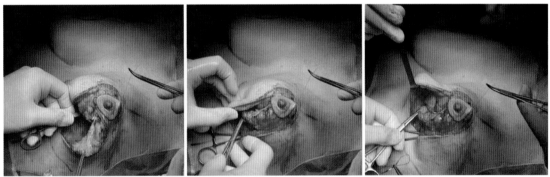

图 43.16、43.17 和 43.18　**调整摆放内外侧腺体瓣**。本病例外侧瓣叠放于内侧瓣上方。故内侧皮瓣尖端固定至乳腺的后上方，以覆盖之前的象限切除术后缺损

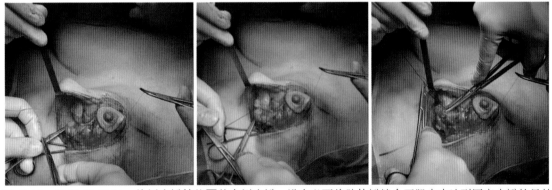

图 43.19、43.20 和 43.21　**外侧皮瓣转位覆盖内侧皮瓣**。没有必要将腺体瓣缝合至肌肉来达到固定皮瓣的目的

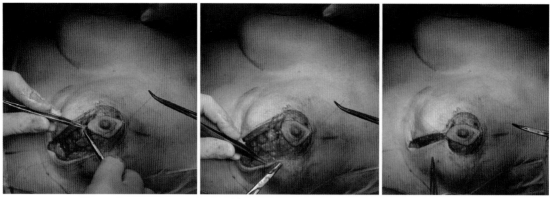

图 43.22、43.23 和 43.24 皮下缝合环乳晕 T 形汇合处。环乳晕处行真皮层缝合

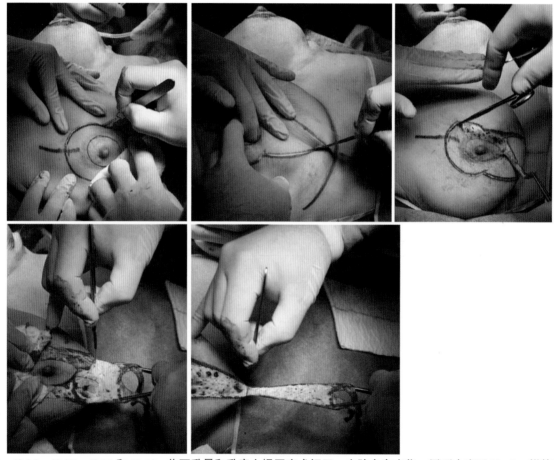

图 43.25、43.26、43.27、43.28 和 43.29 作环乳晕和乳房上提固定术切口，皮肤去表皮化。用两个交叉 Kocher 钳技巧，便于进行张力下去表皮化操作

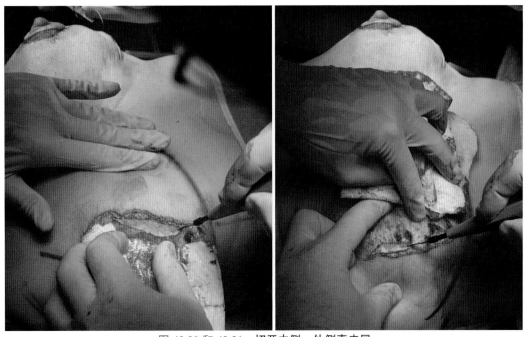

图 43.30 和 43.31　切开内侧、外侧真皮层

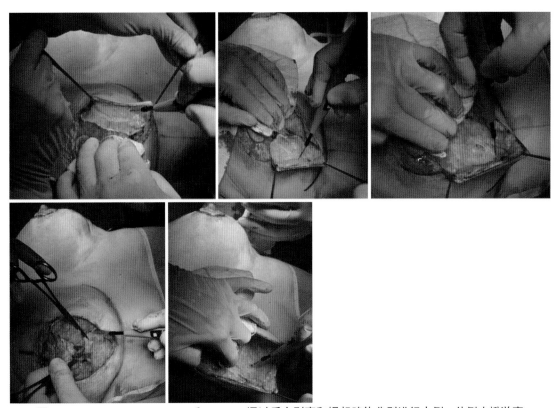

图 43.32、43.33、43.34、43.35 和 43.36　通过后方剥离和提起腺体分别进行内侧、外侧皮瓣游离

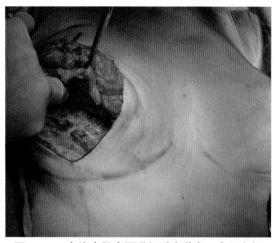

图 43.37   在胸大肌表面进行后方游离，直至上极

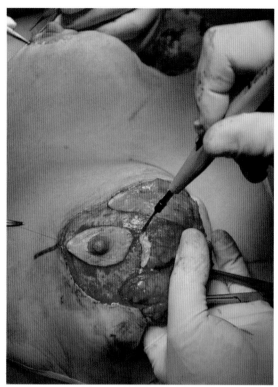

图 43.39   乳晕下方真皮切口

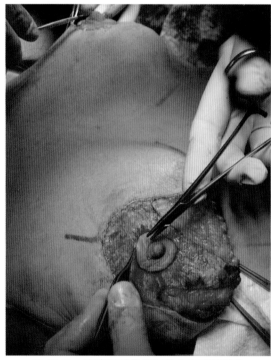

图 43.38   完成环乳晕切口的上方关键缝合

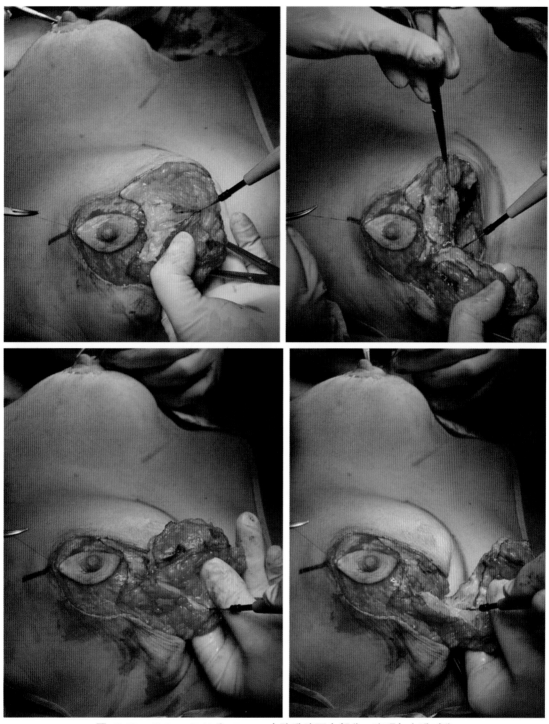

图 43.40、43.41、43.42 和 43.43　去除乳腺下方部分，实现与左乳对称

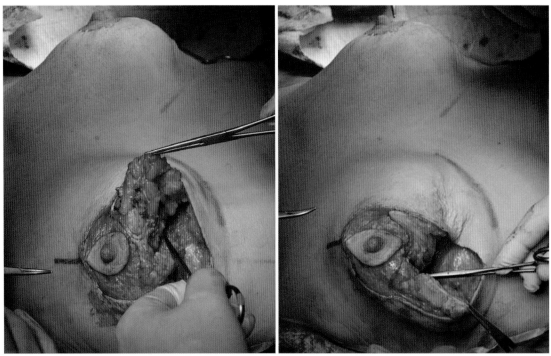

图 43.44 和 43.45 **内侧和外侧腺体瓣转位**。这两个图显示的是无论内侧或外侧瓣均可先摆放，而另一个瓣置于其上。选择依据外科医生偏好和组织活动度而定

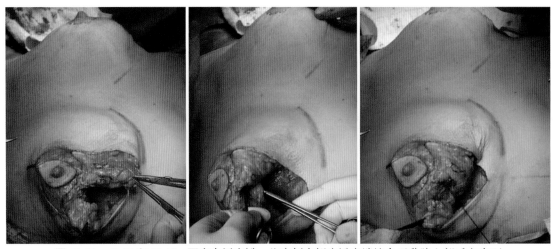

图 43.46、43.47 和 43.48 **固定内侧皮瓣**。此病例内侧皮瓣尖端缝合至乳腺上部后方表面

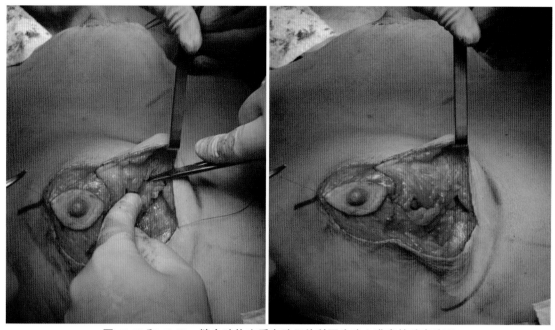

图 43.49 和 43.50　缝合腺体实质有助于外科医生建立满意的乳房外形

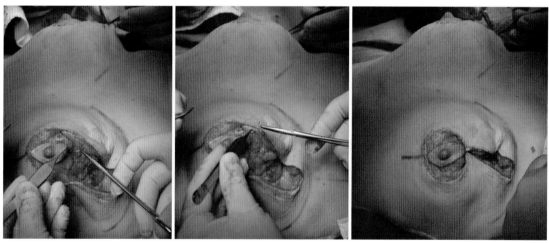

图 43.51、43.52 和 43.53　环乳晕 T 形汇合处皮下缝合

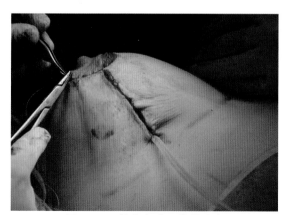

图 43.54　缝合皮肤，放置引流

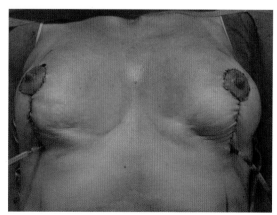

图 43.55　术毕即时效果

病例 44

运用肿瘤整形技术进行容量移位

延期重建

双侧乳房上提固定技术

患者：43 岁女性。

既往诊断：左乳外上象限浸润性导管癌。

既往手术：

肿瘤手术：2 年前左乳外上象限切除术。

当前诊断：象限切除术后左乳外上缺损。

本次手术：

重建手术：左乳延期组织移位（乳头乳晕复合体上方蒂缩乳成形术）。

右乳头乳晕内上蒂缩乳成形术。

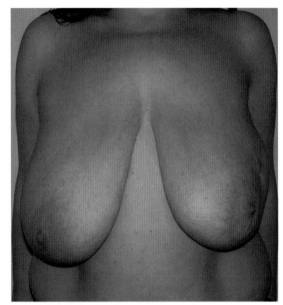

图 44.1　术前拍照。乳房 III 度下垂、肥大、不对称——右乳略大。因既往象限切除术，左乳外上组织缺失

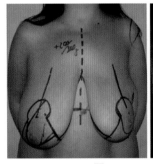 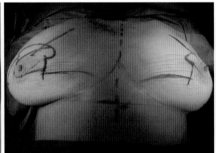 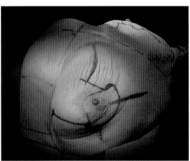

图 44.2、44.3 和 44.4　术前画线。双乳倒 T 形切口。左乳外上放射状瘢痕

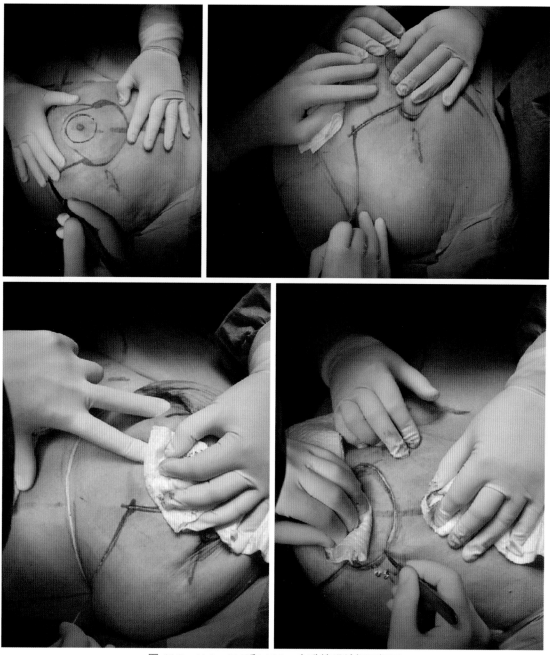

图 44.5、44.6、44.7 和 44.8　左乳按设计切口切开

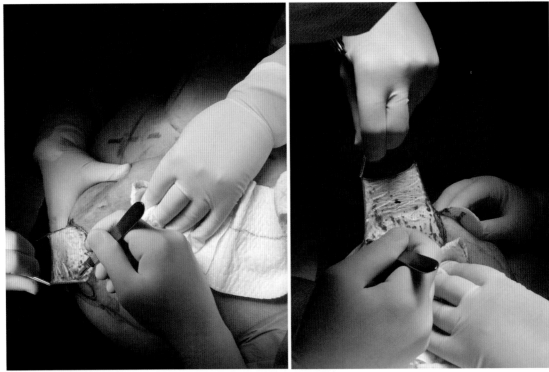

图 44.9 和 44.10 左乳 NAC 蒂去表皮化

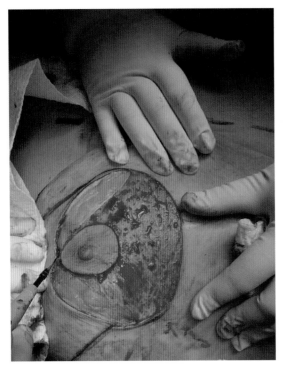

图 44.11 NAC 下半部分切开

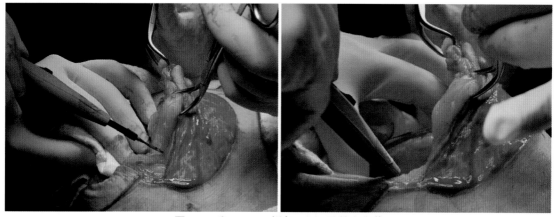

图 44.12 和 44.13　提起 NAC 及其上方蒂

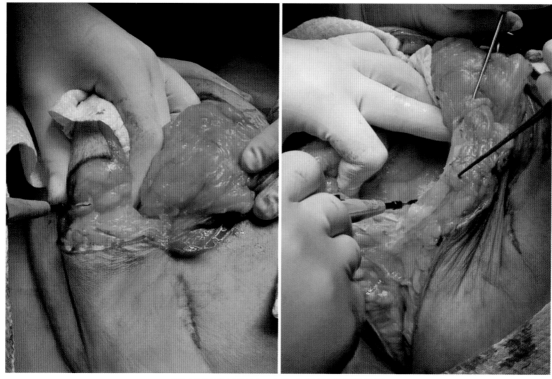

图 44.14 和 44.15　去除左乳外侧腺体实质

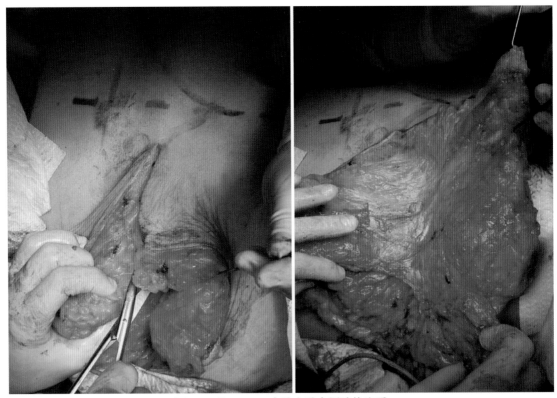

图 44.16 和 44.17　去除左乳内侧腺体实质

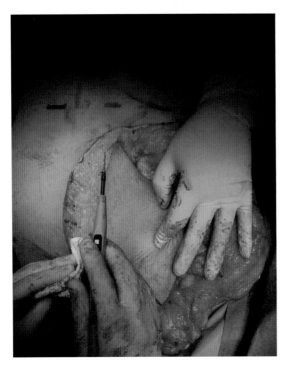

图 44.18　切开构成倒 T 形切口的下皱襞部分

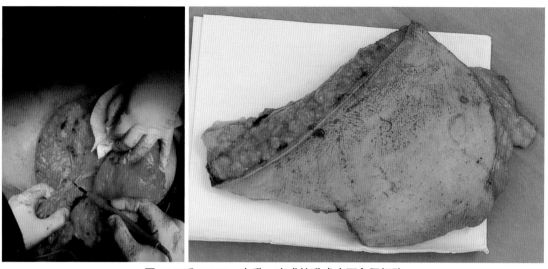

图 44.19 和 44.20　左乳，完成缩乳术中下象限切除

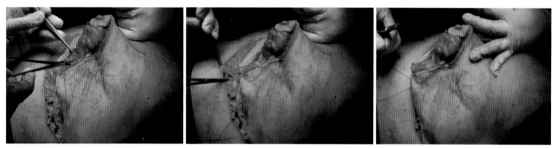

图 44.21、44.22 和 44.23　拉拢缝合内侧、外侧皮瓣

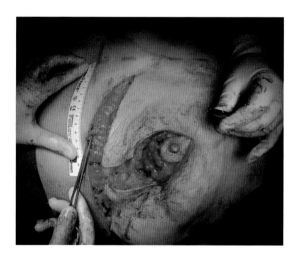

图 44.24　测量垂直切口至中线距离

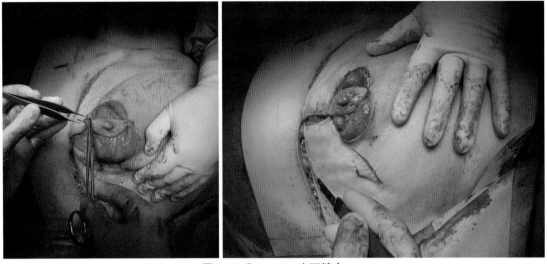

图 44.25 和 44.26 皮下缝合

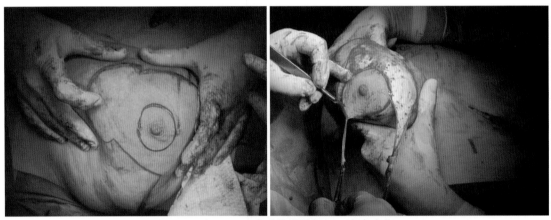

图 44.27 和 44.28 右乳按设计切开，去表皮化

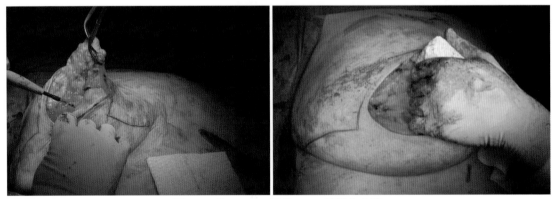

图 44.29 和 44.30 提起 NAC 及其上方蒂

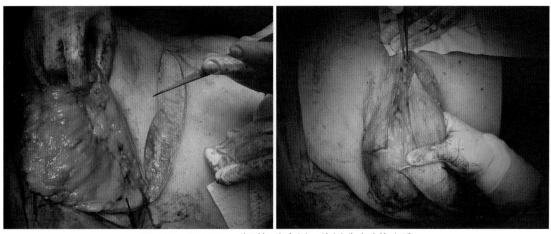

图 44.31 和 44.32　分别切除内侧、外侧乳腺腺体实质

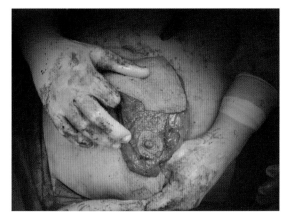

图 44.33　检查 NAC 上方中心蒂能到位

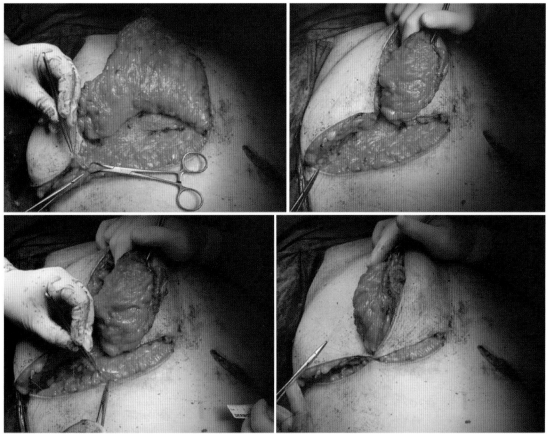

图 44.34、44.35、44.36 和 44.37　拉拢缝合内侧、外侧瓣，随后缝合倒 T 形切口

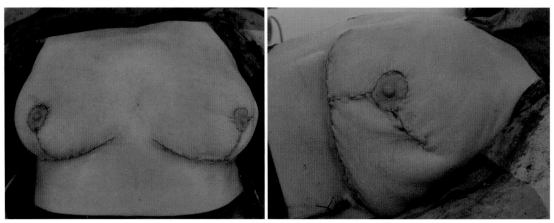

图 44.38 和 44.39　**术毕即时效果。**同时修正左乳外上放射状瘢痕

第三部分 乳头乳晕复合体重建技巧

一般而言，乳头乳晕复合体（NAC）重建是乳房重建的最后步骤，应在乳房体积及外形明确之后进行。乳头乳晕复合体重建的原则是确保乳头乳晕视觉体验尽可能自然，包括其凸度、体积及颜色。

重建的时机

- 即时 NAC 重建

    如果新乳头位置可以精确预测，外科医师可以实施即刻乳头乳晕重建，例如，保留乳头乳晕全乳切除术，保留皮肤全乳切除术或双侧乳房切除术。其优势是减少再次手术。但在很多情况下，这种方法并不可行，因为无论是假体相关乳房重建或自体组织乳房重建，乳头乳晕位置不能被精确定位。此外，乳房切除术后的皮瓣张力及自体皮瓣重建后的血供不确定都限制了即刻乳头乳晕重建的在临床中的应用。

- 延迟乳头乳晕重建

    一般在乳房重建术后数周或数月开始实施，新乳头乳晕复合体的定位应遵循对侧乳房以及患者意愿。一般在局麻下即可实施，然而，如同时行对侧乳房上提固定术，假体置换或皮瓣修正等操作时也可在全麻下实施。

乳头乳晕复合体重建的适应证

- 乳房切除术后
- 乳头或乳头乳晕复合体要求被切除时，如乳房改良根治术、SSM、NSM，均应与患者做好乳头乳晕重建的沟通。

- 保乳术后（breast-conserving surgery，BCS）

    除外中央区乳腺肿瘤或特殊 NAC（如 Paget 病），大多数的保乳术是不需要乳头乳晕重建的。

- NAC 及 NSM 重建术后的乳头乳晕修正

    尽管 NSM 成功率大于 95%，术后有可能因放疗或瘢痕牵拉而移位或变低平，仍需要手术调整。

乳头乳晕重建技术

- 文身

    这可能是重建肉眼观乳头乳晕最简单的方法，但这并非真正的乳头突起，仅仅是带有颜色的形状。

- 乳头移植

    当对侧乳头较大可作为供体时，可以实施乳头移植。受体部位要有良好的血供。可能有乳头突起和移植乳头缺失的风险。

- 局部皮瓣再造

    文献中有很多此类技术的介绍，这类技术的手术名称虽不同，但都遵循同一条原则，即保持乳头乳晕的外形和凸度。不幸的是，随时间推移，30%～90% 再造乳头的体积和高度都小于最初的预期。即便如此，局部皮瓣乳头再造仍是大多数病例的首选方法。

- 局部皮瓣附加步骤

    因为再造乳头的体积和高度均会有一定程度的萎缩，很多附加步骤被用于乳头再造中以维持再造乳头的形态。不管是自身组织（如：软骨组织，真皮脂肪组织，脂肪注射）还是一些合成材料，均报道了令人满意的效果。

乳晕再造技术

- 文身

　　该方法是乳晕再造最简单也是最有效的方法，根据对侧乳晕的颜色选择最合适的颜色，若颜色消退，仍可以反复文身。

- 皮肤移植

　　该方法最主要的缺陷在于供区缺损以及移植区皮肤颜色的不可控性。

- 乳晕移植

　　如果对侧乳晕直径超过 4～5cm，可选择乳晕移植。但要承担移植失败的风险，而且其最终颜色仍有可能改变。

作者首选的技术

　　根据术者经验及患者自身组织的情况，可选用的技术很多。作者更愿意选择的技术是，再造前文身，然后行改良箭形皮瓣乳头乳晕重建，其优点为：

- 再造的乳头乳晕有同样的颜色，其颜色不会比自身乳头浅。相反，如果先进行乳头再造，后进行文身，乳头的颜色会显得苍白。而且，乳头文身非常繁琐，而对平整皮肤进行文身比较简单，并能保证颜色一致。

- 患者更容易接受文身，少有选择供区皮肤移植。作者一般建议行大腿内侧皮肤移植，但这是比较疼痛的供区。如果选择皮肤移植，可能会有缺血引起皮瓣坏死的风险。

- 不需要二期手术。

病例

- 箭形皮瓣及乳晕文身。

　病例 45

- 乳头乳晕复合体复位。

　病例 46

推荐阅读

1. Clarkson DJ, Smith PM, Thorpe RJ, Daly JC (2011) The use of custom-made external nipple-areolar prostheses following breast cancer reconstruction. J Plast Reconstr Aesthet Surg 64(4):e103–e105

2. de Lorenzi F, Manconi A, Rietjens M, Petit JY (2007) In response to: Rubino C, Dessy LA, Posadinu A. A modified technique for nipple reconstruction: the "arrow flap". Br J Plast Surg 2003;56:247. J Plast Reconstr Aesthet Surg 60(8):971–972

3. Dean NR, Neild T, Haynes J, Goddard C, Cooter RD (2002) Fading of nipple-areolar reconstructions: the last hurdle in breast reconstruction? Br J Plast Surg 55(7):574–581

4. Dean N, Haynes J, Brennan J, Neild T, Goddard C, Dearman B, Cooter R (2005) Nipple-areolar pigmentation: histology and potential for reconstitution in breast reconstruction. Br J Plast Surg 58(2):202–208

5. Evans KK, Rasko Y, Lenert J, Olding M (2005) The use of calcium hydroxylapatite for nipple projection after failed nipple-areolar reconstruction: early results. Ann Plast Surg 55(1):25–29; discussion 9

6. Goh SC, Martin NA, Pandya AN, Cutress RI (2011) Patient satisfaction following nipple-areolar complex reconstruction and tattooing. J Plast Reconstr Aesthet Surg 64(3):360–363

7. Liew S, Disa J, Cordeiro PG (2001) Nipple-areolar reconstruction: a different approach to skin graft fixation and dressing. Ann Plast Surg 47(6):608–611

8. White CP, Gdalevitch P, Strazar R, Murrill W, Guay NA (2011) Surgical tips: areolar tattoo prior to nipple reconstruction. J Plast Reconstr Aesthet Surg 64(12):1724–1726

9. Wong RK, Banducci DR, Feldman S, Kahler SH, Manders EK (1993) Pre-reconstruction tattooing eliminates the need for skin grafting in nipple areolar reconstruction. Plast Reconstr Surg 92(3):547–549

10. Zhong T, Antony A, Cordeiro P (2009) Surgical outcomes and nipple projection using the modified skate flap for nipple-areolar reconstruction in a series of 422 implant reconstructions. Ann Plast Surg 62(5):591–595

病例 45 　　箭形皮瓣及乳晕文身

患者： 53 岁女性。

既往诊断： 双乳浸润性小叶癌，左乳保乳术后出现两次复发。

既往手术：

肿瘤手术：3 年前双侧 NSM ＋前哨淋巴结活检术。

重建手术：左乳背阔肌皮瓣＋永久假体即刻重建，右乳永久假体即刻重建。

问题： 双乳内上象限凹陷，左乳头乳晕缺失。

本次手术： 双乳脂肪注射，左乳乳头乳晕再造。120g 脂肪注射入左乳，60g 脂肪注射至右乳。乳头再造使用双皮肤局部皮瓣（double cutaneous local flap）法及乳晕染色。

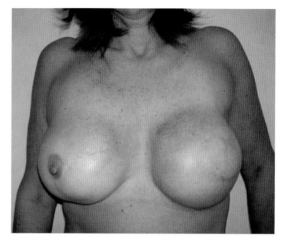

图 45.1　术前拍照

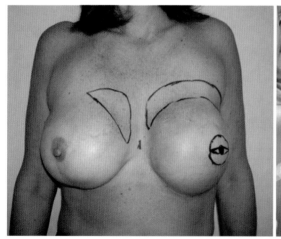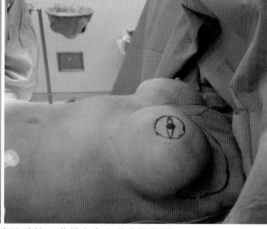

图 45.2 和 45.3　**术前画线。** 标记脂肪移植区乳晕文身和乳头的位置

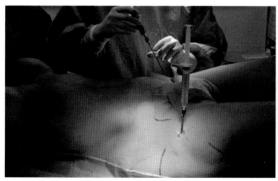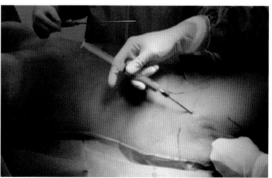

图 45.4 和 45.5　**大腿外侧抽脂术。** 溶脂之后进行抽吸；在本例中，双侧大腿均被选为供脂区

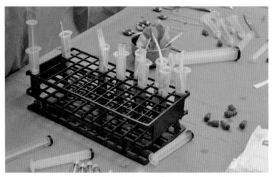

图 45.6　**脂肪移植准备**。左侧角落是尚未离心分离的标本，其余的为离心分离后的标本

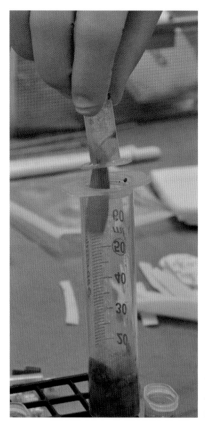

图 45.7　**脂肪移植准备**。在去除了油脂及液体之后，细胞层部分用于注射移植

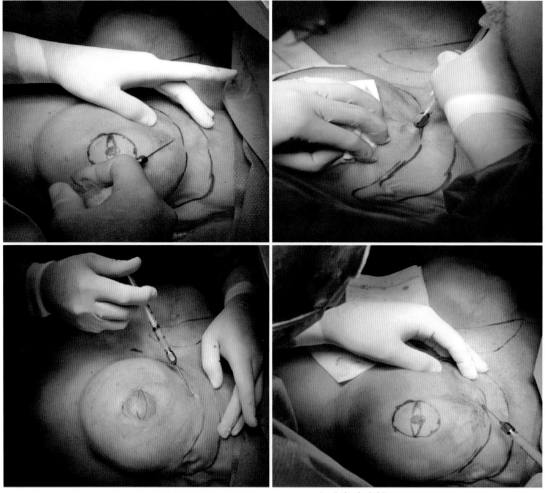

图 45.8、45.9、45.10 和 45.11　**左乳脂肪注射**

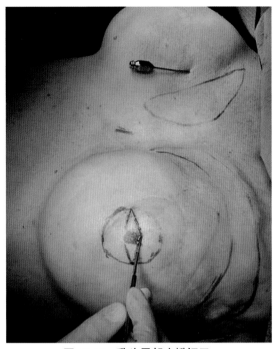

图 45.12　乳头局部皮瓣切口

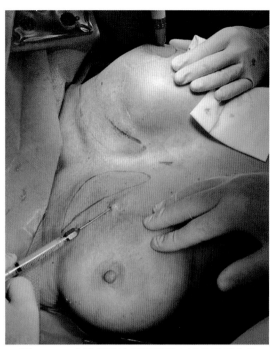

图 45.13　右乳脂肪注射及开始左乳头乳晕文身

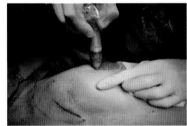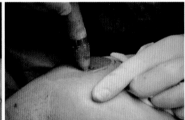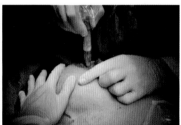

图 45.14、45.15 和 45.16　整个乳晕文身，包括乳头区的箭形皮瓣

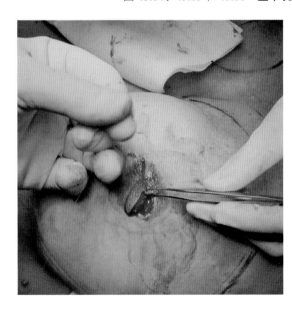

图 45.17　分离皮瓣后，第一针缝合内侧皮瓣折返处

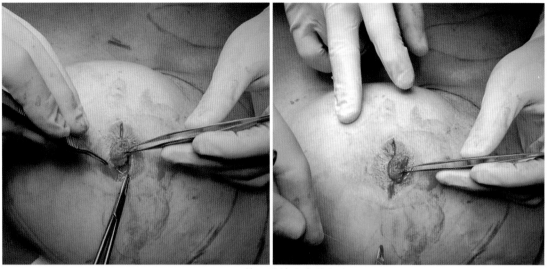

图 45.18 和 45.19   第二针缝合在外侧皮瓣折返处

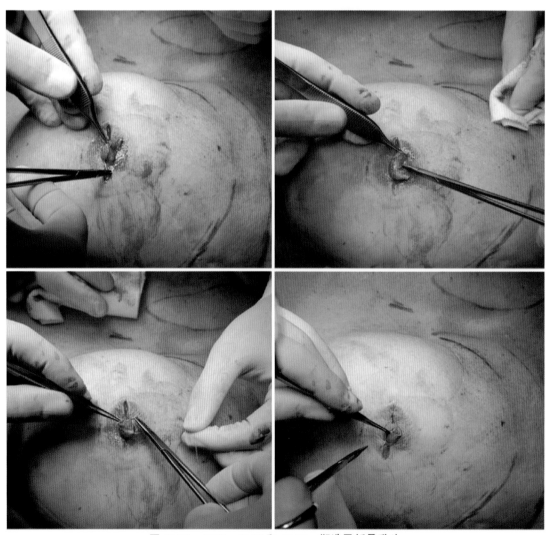

图 45.20、45.21、45.22 和 45.23   塑造及折叠乳头

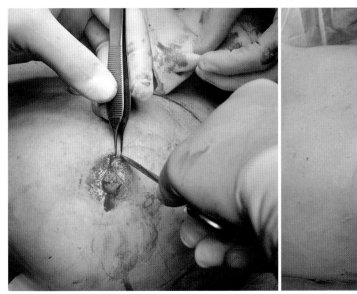
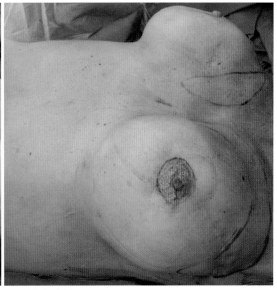

图 45.24 和 45.25　缝合皮肤

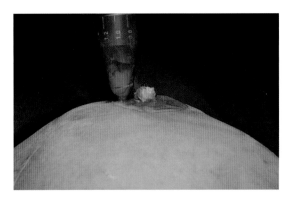

图 45.26　最后再次文身确保乳晕文身完全并保持圆形

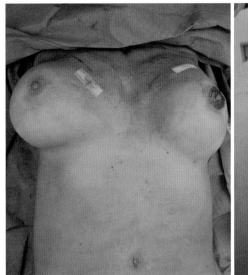
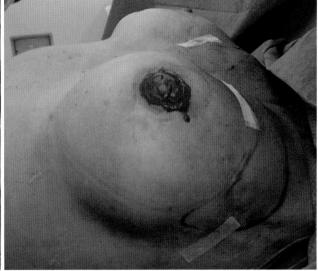

图 45.27 和 45.28　正面观和左侧观术后即时效果图。双乳上象限填充合适，左乳头乳晕复合体重建与对侧对称

病例 46 乳头乳晕复合体复位

患者： 49 岁女性。

诊断： 右乳浸润性导管癌。

既往手术：

肿瘤手术：5 年前行新辅助化疗，NSM ＋腋窝淋巴结清扫，术后放疗。

重建手术：右乳即刻扩张器重建术。

4 年前置换永久假体＋左乳缩乳成形术。

目前诊断： 右乳乳头乳晕复合体移位。

右乳包膜挛缩 Baker Ⅲ 级，双侧乳房下皱襞。

本次手术： 右乳包膜切开及假体置换术，游离乳头乳晕复合体移植术。

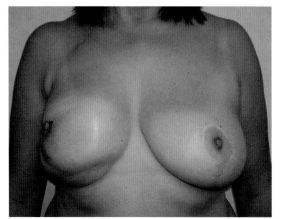

图 46.1　术前拍照。 右乳畸形，乳头乳晕复合体偏移。右乳下象限"双泡"征，乳房下皱襞移位

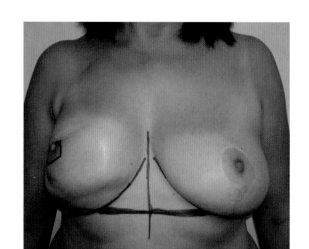

图 46.2　术前画线。 标记中线及乳房下皱襞以及右乳环乳晕切口

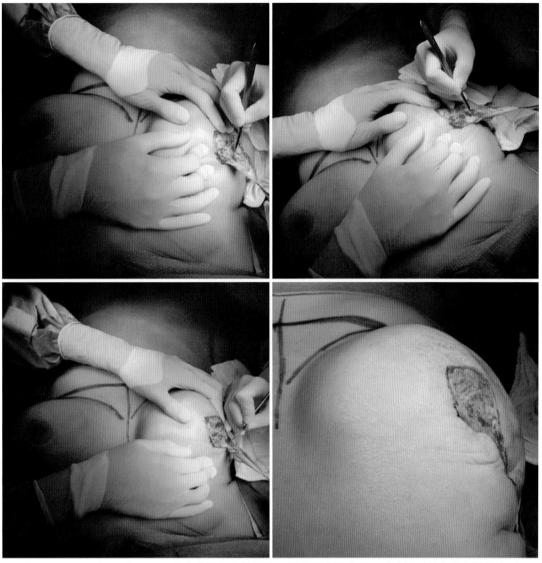

图 46.3、46.4、46.5 和 46.6 **乳头乳晕复合体切除，操作同皮肤移植。正确平面是在真皮层的表面**

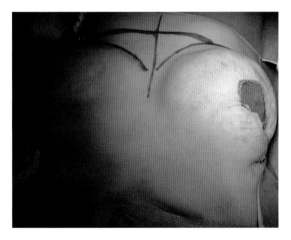

图 46.7 **移除假体**

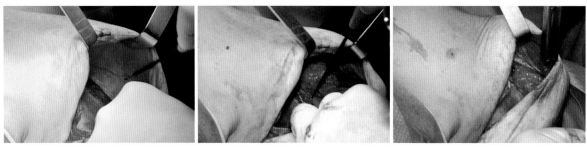

图 46.8、46.9 和 46.10　下极环形切开包膜囊，再切除前部分包膜囊

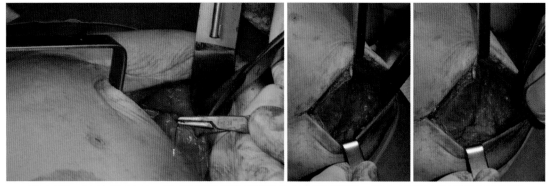

图 46.11、46.12 和 46.13　用不可吸收缝线重新定位右乳房下皱襞，缝合皮下组织及假体包囊后壁

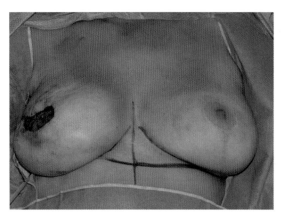

图 46.14　右乳假体置入

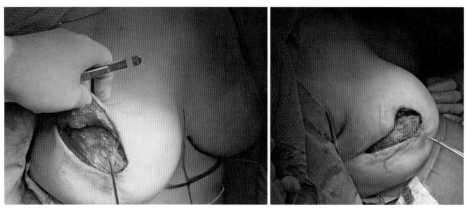

图 46.15 和 46.16　游离胸大肌，使之固定于假体及瘢痕之间，防止两者接触

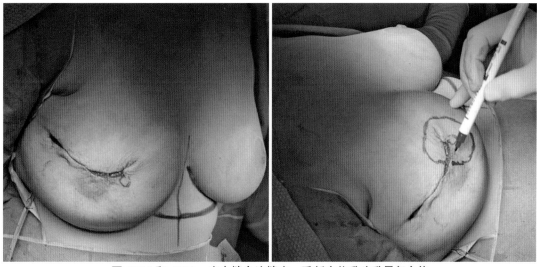

图 46.17 和 46.18　皮内缝合法缝皮，重新定位乳头乳晕复合体

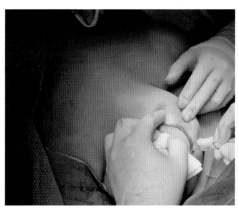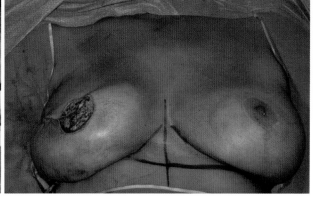

图 46.19 和 46.20　新乳头乳晕复合体位置去表皮化

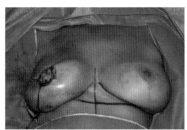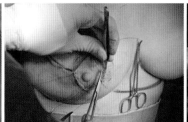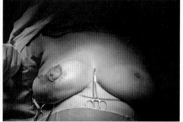

图 46.21、46.22 和 46.23　用 Brown 加压法缝合固定乳头乳晕复合体

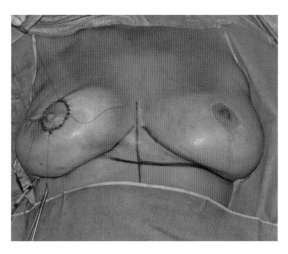

图 46.24　术毕即时观

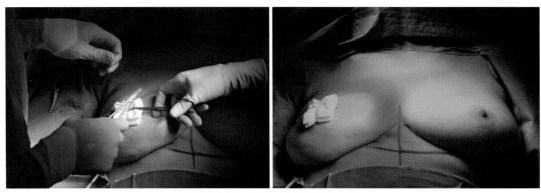

图 46.25 和 46.26   加压包扎一周

第四部分　脂肪注射

脂肪注射又称为脂肪移植。该技术简单，易于操作，在乳房重建和乳房肿瘤整形中使用越来越广。脂肪移植分为脂肪抽吸和脂肪注射两个步骤。抽吸的脂肪样本处理方式多样，取决于外科医生的偏好。脂肪注射术在乳房重建手术中的应用在不断扩展。很多作者喜欢用其修复再造术后乳房二次缺损，或放疗后组织损伤及畸形。即刻乳房再造和脂肪注射的经验及文献报道较少。

脂肪获取技术

可以根据患者情况和临床风险选择局部麻醉或全身麻醉。一般首选局部麻醉，如要获取大量的脂肪组织建议行全身麻醉。首选供区位置是腹部和脂肪丰富部位，如大腿外侧，臀部，大腿内侧和膝关节处。

使用 Klein 液浸润注射供脂区，它由 1ml 的肾上腺素和 500ml 的 0.001% 乳酸林格液构成。如在局麻下实施手术可加入 50ml 的甲哌卡因。

液体注射量是预估抽脂体积的 2 倍。获取脂肪和脂肪移植的整个过程是根据 Coleman 技术进行的。注射完上述液体后，将 Coleman 钝性套管（双孔，3mm 直径）与一个 10ml 的 Luer-Lok 注射器连接，通过小切口插入供脂区。"无创"的钝头插管技术优于锐利的插管技术。

脂肪制备技术

将脂肪组织以 3000rpm 离心分离 3min，直至油脂和液体从脂肪组织中分离。除去顶层的油脂层，以及底端的液体层，中间层即细胞层包括脂肪细胞、内皮细胞和间质干细胞转移至 1ml Luer-Lok 注射器中

备用。

移植受区

如果注射手术是在局部麻醉下进行，应提前注入。通过钝头 Coleman 注射器向受区注射细胞成分，呈扇形或圆柱形薄层多隧道倒退注射。应避免脂肪细胞储存过久，这样可能引起脂肪坏死和移植失败。如果解剖结构允许，应避免腺体实质内注射，注射面可为真皮内、皮下、腺体后间隙及肌肉内。在术后瘢痕或放疗后致密纤维化组织中，可用锐性针头刺穿纤维瘢痕，为脂肪注射拓宽空间。一般而言，根据重建指征和受区组织情况评估所需脂肪体积，实际操作中应多准备 30% ～ 40% 的脂肪量。

适应证

* 全乳切除术后
  —假体植入术后：可用于修复凹陷，包膜挛缩，外观不对称，尤其是使内上象限更加丰满，产生令人满意的结果。
  —自体皮瓣重建后：这通常是为了修正因脂肪坏死或皮瓣萎缩导致的皮瓣体积减少。
* 保乳手术后：它可以修复任何部位的乳房缺陷，特别是对于难以实施自体皮瓣或腺体瓣重建的区域，如内下或内上象限。

病例

* 假体重建术后。
  病例 47
  病例 48

推荐阅读

1. Bertolini F, Lohsiriwat V, Petit JY, Kolonin MG (2012) Adipose tissue cells, lipotransfer and cancer: a challenge for scientists, oncologists and surgeons. Biochim Biophys Acta 1826(1):209–214

2. Lohsiriwat V, Curigliano G, Rietjens M, Goldhirsch A, Petit JY (2011) Autologous fat transplantation in patients with breast cancer: "silencing" or "fueling" cancer recurrence? Breast 20(4):351–357

3. Martin-Padura I, Gregato G, Marighetti P, Mancuso P, Calleri A, Corsini C, Pruneri G, Manzotti M, Lohsiriwat V, Rietjens M, Petit JY, Bertolini F (2012) The white adipose tissue used in lipotransfer procedures is a rich reservoir of CD34+ progenitors able to promote cancer progression. Cancer Res 72(1):325–334

4. Petit JY, Clough K, Sarfati I, Lohsiriwat V, de Lorenzi F, Rietjens M (2010) Lipofilling in breast cancer patients: from surgical technique to oncologic point of view. Plast Reconstr Surg 126(5):262e–263e

5. Petit JY, Lohsiriwat V, Clough KB, Sarfati I, Ihrai T, Rietjens M, Veronesi P, Rossetto F, Scevola A, Delay E (2011) The oncologic outcome and immediate surgical complications of lipofilling in breast cancer patients: a multicenter study–Milan-Paris-Lyon experience of 646 lipofilling procedures. Plast Reconstr Surg 128(2):341–346

6. Petit JY, Rietjens M, Lohsiriwat V, Rey P, Garusi C, De Lorenzi F, Martella S, Manconi A, Barbieri B, Clough KB (2012) Update on breast reconstruction techniques and indications. World J Surg 36(7):1486–1497

7. Petit JY, Botteri E, Lohsiriwat V, Rietjens M, De Lorenzi F, Garusi C, Rossetto F, Martella S, Manconi A, Bertolini F, Curigliano G, Veronesi P, Santillo B, Rotmensz N (2012) Locoregional recurrence risk after lipofilling in breast cancer patients. Ann Oncol 23(3):582–588

8. Petit JY, Rietjens M, Botteri E, Rotmensz N, Bertolini F, Curigliano G, Rey P, Garusi C, De Lorenzi F, Martella S, Manconi A, Barbieri B, Veronesi P, Intra M, Brambullo T, Gottardi A, Sommario M, Lomeo G, Iera M, Giovinazzo V, Lohsiriwat V (2013) Evaluation of fat grafting safety in patients with intra epithelial neoplasia: a matched-cohort study. Ann Oncol 24(6):1479–1484

9. Rietjens M, De Lorenzi F, Rossetto F, Brenelli F, Manconi A, Martella S, Intra M, Venturino M, Lohsiriwat V, Ahmed Y, Petit JY (2011) Safety of fat grafting in secondary breast reconstruction after cancer. J Plast Reconstr Aesthet Surg 64(4):477–483

病例 47　假体重建术后

患者： 39 岁女性。

诊断： 双侧乳房假体重建术后轻度畸形。

病史： 家族史阳性和 *BRCA2* 基因突变。

既往手术： 2 年前，双侧保留乳头乳晕预防性全乳切除及即刻假体重建（胸大肌下），275g 中剖面圆形假体。

本次手术： 双乳脂肪注射术，双侧乳头乳晕复合体复位术。

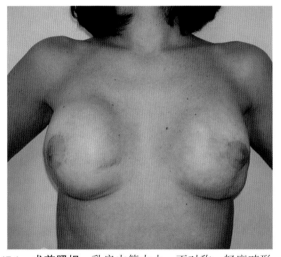

图 47.1　**术前照相。** 乳房中等大小，不对称，轻度畸形，乳头乳晕复合体外侧移位

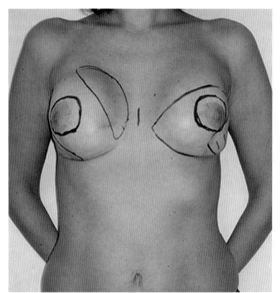

图 47.2　**术前画线。** 双乳内上及外下标记区域为脂肪注射区，乳晕区标记线为双侧乳头乳晕复合体调整切口

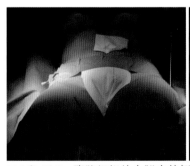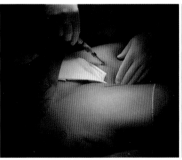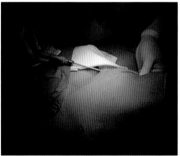

图 47.3、47.4 和 47.5　脂肪组织从大腿内外侧获取，为避免术后供区外观异常，主要获取深层脂肪组织。但当所需脂肪量比较少，且能获取于同层分布的脂肪时，也可取浅层脂肪组织

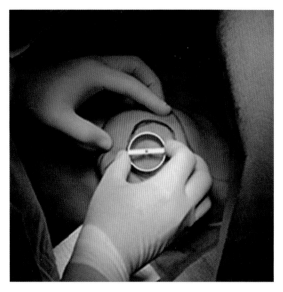

图 47.6   选左侧乳晕适当直径

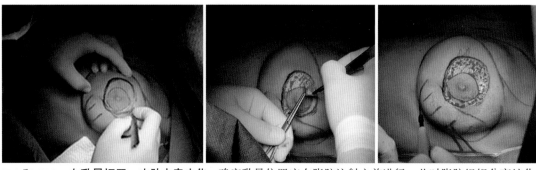

图 47.7、47.8 和 47.9   **左乳晕切开，皮肤去表皮化**。确定乳晕位置应在脂肪注射之前进行，此时脂肪组织分离纯化，为注射做准备

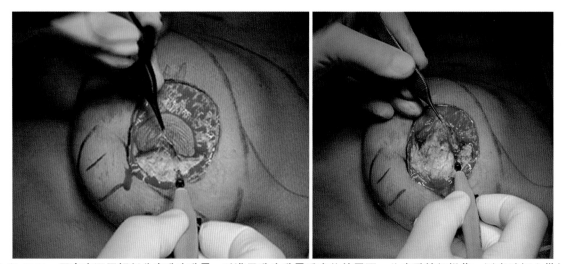

图 47.10 和 47.11   **于真皮深层解剖分离乳头乳晕，以满足乳头乳晕重定位的需要**。此步需精细操作，因有破坏血供并可能导致乳头乳晕坏死风险。分离解剖主要在新乳头乳晕位置的相对侧进行。例如在本例中要将乳头乳晕移至内侧，因此解剖主要在外侧进行

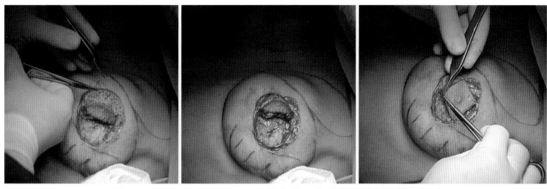

图 47.12、47.13 和 47.14　　4 点缝合法，乳头乳晕固定于适当位置

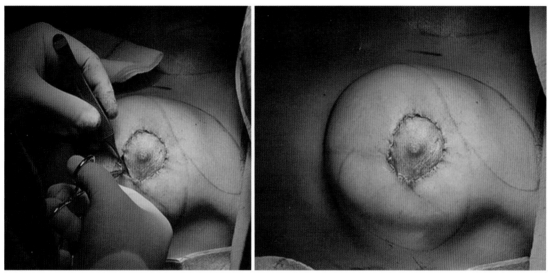

图 47.15 和 47.16　　连续皮内缝合

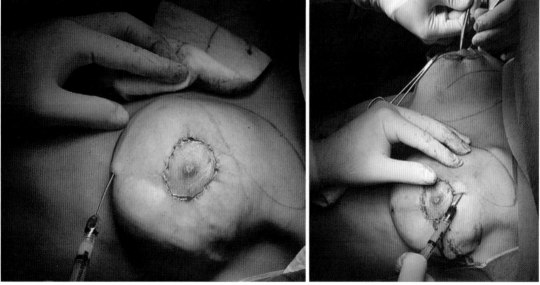

图 47.17 和 47.18　　左乳下象限及上象限脂肪注射修复乳房外形

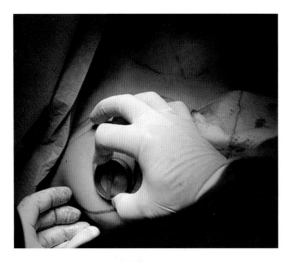

图 47.19 　右乳乳晕圆径设计

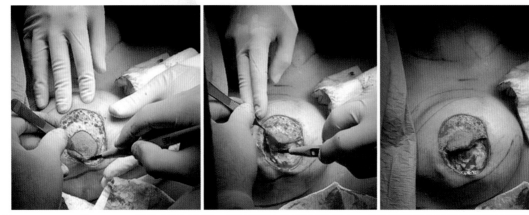

图 47.20、47.21 和 47.22 　操作方法同左乳。做环乳晕切口并切除表皮，从外侧解剖右乳乳头乳晕使其移向内侧

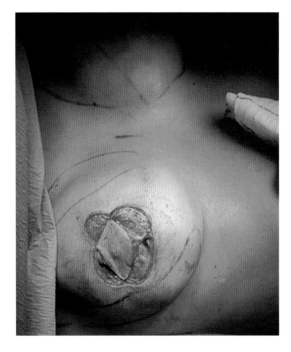

图 47.23 　4 点缝合法

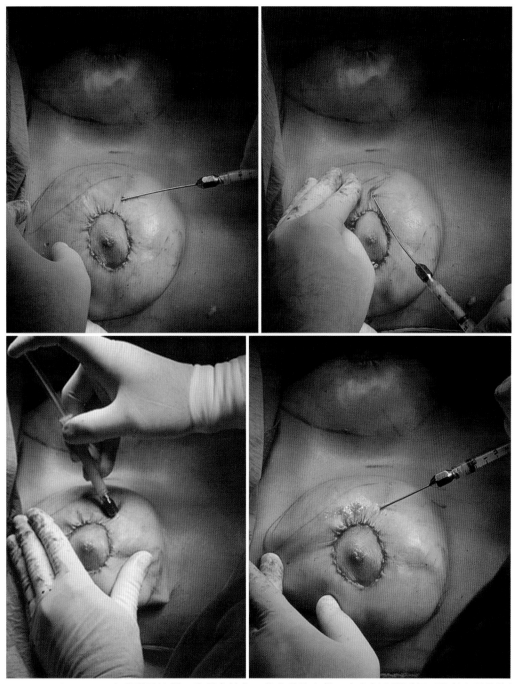

图 47.24、47.25、47.26 和 47.27　**右乳脂肪注射**。为提高效能、优化移植血供，应在每个隧道层面注射少量脂肪组织。避免因大剂量脂肪注射导致脂肪坏死和油性囊肿形成。建议进行逆行注射。另一只手应放在注射区域并触诊以便获得更好的注射感觉和确保注射位置正确

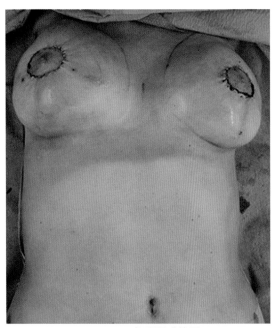

图 47.28　术后即时效果

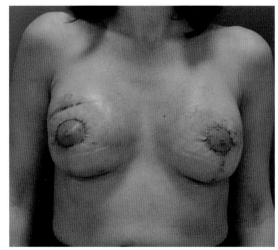

图 47.29　术后 15 天。乳头乳晕位置更好，上象限无明显凹陷

病例 **48**　　　　假体重建术后

患者：55 岁女性。

既往诊断：双侧乳腺浸润性导管癌。

既往手术：

肿瘤手术：5 年前，左乳保留乳头乳晕乳房切除术及前哨淋巴结活检术。

重建手术：左乳即刻永久假体重建术。

右乳经乳晕切口假体隆乳术。

左乳假体为解剖型 MX 370g，右乳为圆形中剖面假体 170g。

诊断：乳房不对称，左乳内上象限凹陷，上象限欠丰满。乳晕颜色及大小形状不对称。

本次手术：左乳上象限脂肪注射及乳头乳晕文身术，右乳假体置换，使用 240g 中剖面圆形假体更换右乳 170g 假体。

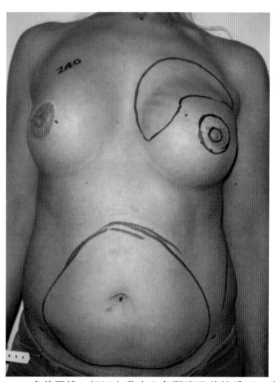

图 **48.2**　**术前画线**。标记左乳内上象限脂肪移植受区，确定乳晕文身区，标记前侧及外侧腹部脂肪采集区

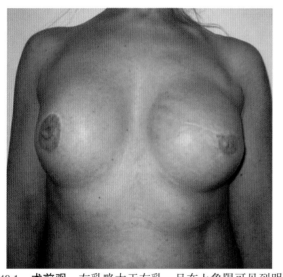

图 **48.1**　**术前观**。左乳略大于右乳，且在上象限可见到明显凹陷。右乳乳晕直径更大，且乳头位置更高

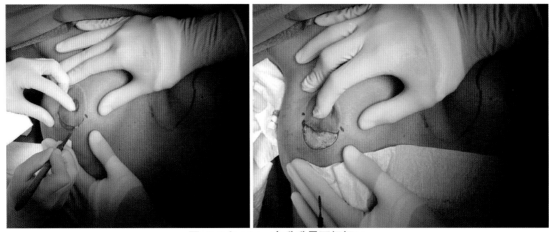

图 48.3 和 48.4　**右乳乳晕下极切口**

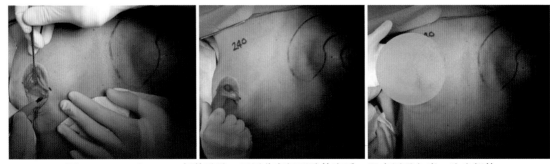

图 48.5、48.6 和 48.7　**假体移除**。逐层分离切开腺体实质、肌肉层及包囊，取出假体

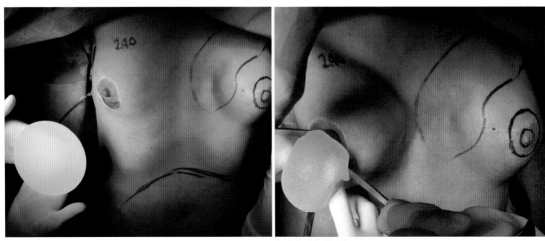

图 48.8 和 48.9　**新圆形假体植入**

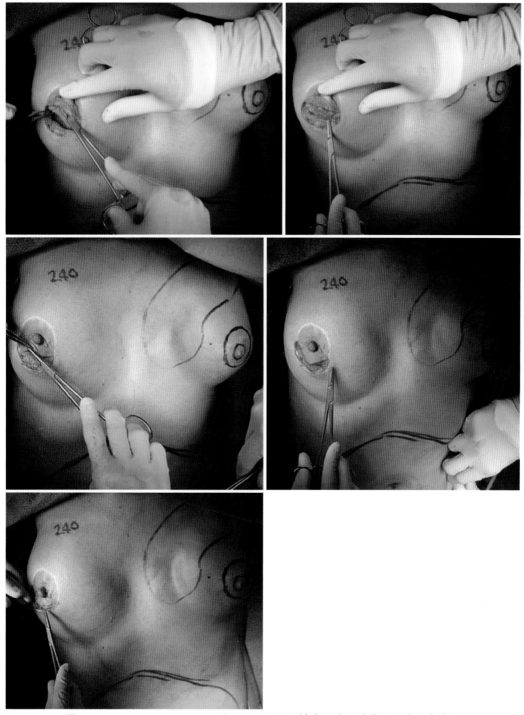

图 48.10、48.11、48.12、48.13 和 48.14　逐层缝合肌肉，腺体、皮肤皮内缝合

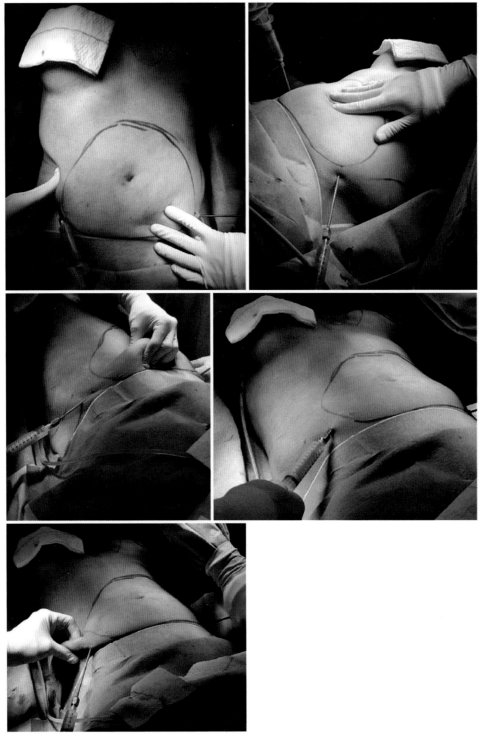

图 48.15、48.16、48.17、48.18 和 48.19   腹部抽吸脂肪，适当提捏相应区域，协助外科操作

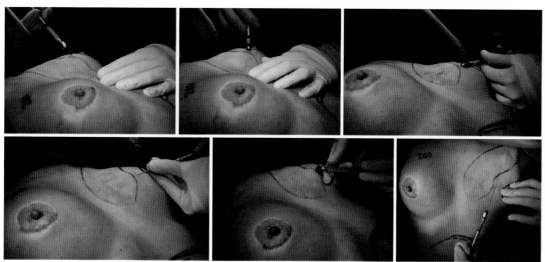

图 48.20、48.21、48.22、48.23、48.24 和 48.25　**受区脂肪注射**。自内下向上进针，完成外上象限脂肪注射。逆行和多方向、方位注射能获得最佳的脂肪分布

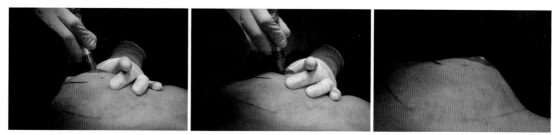

图 48.26、48.27 和 48.28　**左乳头乳晕复合体文身**

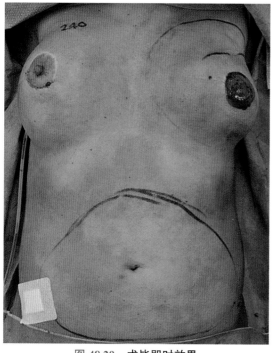

图 48.29　术毕即时效果

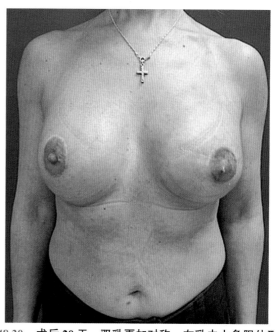

图 48.30　术后 **20** 天，双乳更加对称，左乳内上象限外形令人满意

病例 49　假体重建术后

患者： 37 岁女性。

既往诊断： 左乳浸润性导管癌。

既往手术：

肿瘤手术：5 年前，左乳保留乳头乳晕的乳房切除术及前哨淋巴结活检术。

重建手术：5 年前左乳即刻永久假体（直接假体）重建。

2 年前，右乳假体隆乳。

当前诊断： 双乳内上象限体积不足，左乳内上象限凹陷明显。

本次手术：

双乳脂肪注射。

双侧臀部为脂肪供区。

每侧乳房注射 20ml 脂肪。

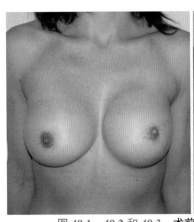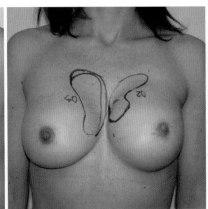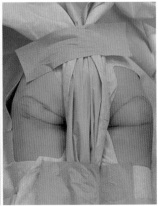

图 49.1、49.2 和 49.3　术前画线。标记双乳内上象限脂肪注射区。标记臀部脂肪获取区

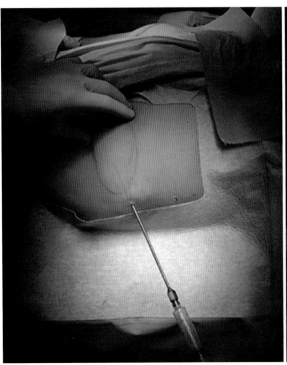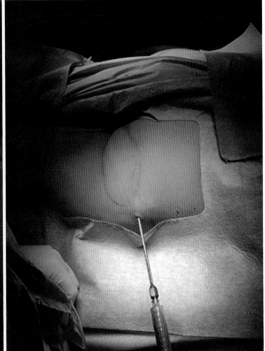

图 49.4 和 49.5　于皮下深层抽吸脂肪

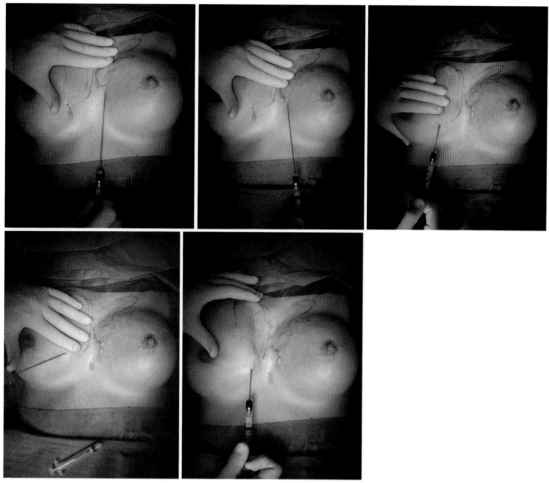

图 49.6、49.7、49.8、49.9 和 49.10　脂肪注射

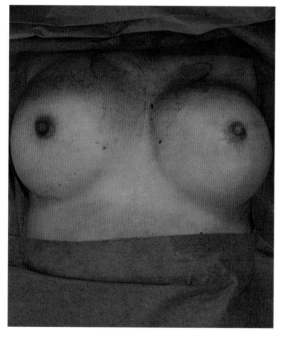

图 49.11　术毕即时观

病例 50 TRAM 皮瓣重建术后

患者：68 岁女性。

诊断：右乳浸润性导管癌。

既往手术：

18 年前，右乳象限切除术，腋淋巴结清扫术，辅助放疗。

3 年前局部复发，行改良根治术并行即刻 TRAM 皮瓣再造。

本次手术：

上象限脂肪注射及乳头乳晕再造术。

估计需要 150g 脂肪进行移植，从腹部及大腿处获得。

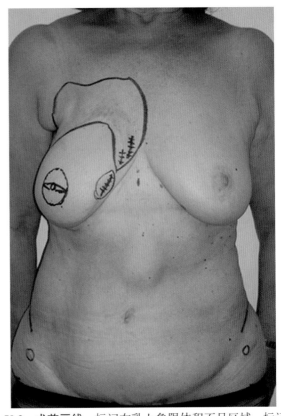

图 50.2　**术前画线。**标记右乳上象限体积不足区域，标记新的乳头乳晕位置

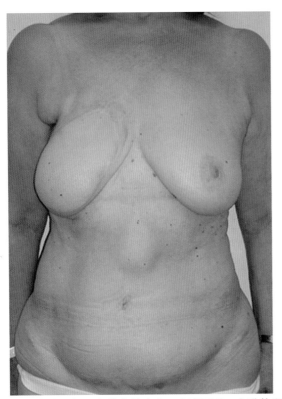

图 50.1　**术前照相。**左乳中等大小，Ⅰ度下垂，右乳体积稍小且上象限空虚

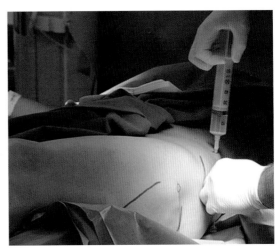

图 50.3　**脂肪抽吸前注射 Klein 液**

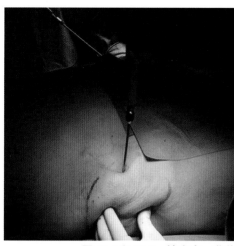 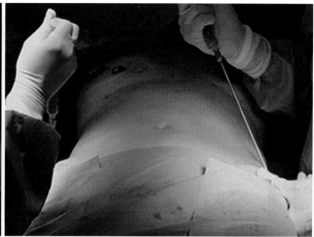

图 50.4 和 50.5 抽脂术。非优势手用以辅助抽脂以取得良好触感及正确平面

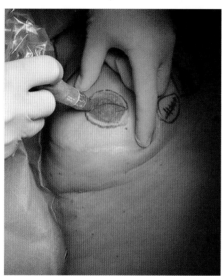 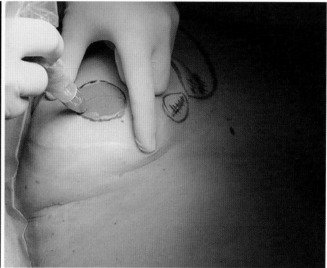

图 50.6 和 50.7 右乳乳晕文身

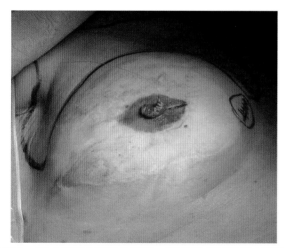

图 50.8 完成局部皮瓣乳头重建。手术完成时乳晕应该为椭圆形，通过瘢痕扩张使之逐渐变成圆形

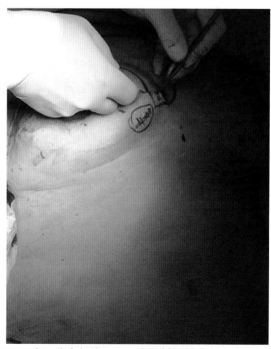

图 50.9 皮下分离纤维组织。大号锐性针头刺穿皮肤游离瘢痕组织，提捏上覆皮肤以创建空间

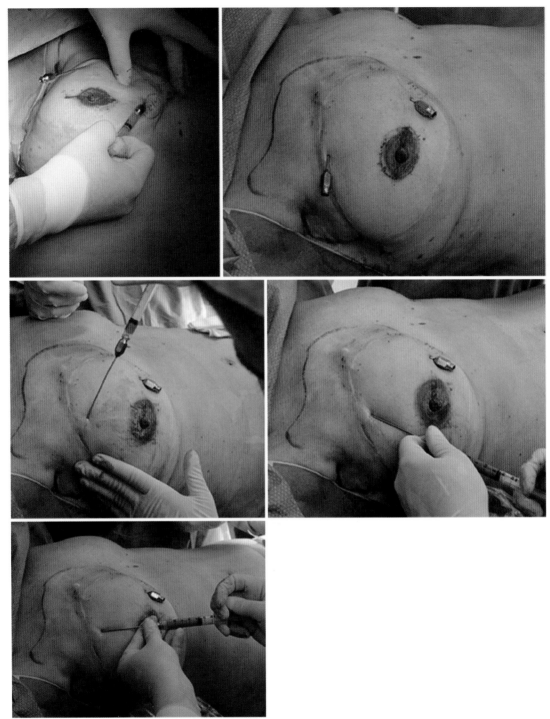

图 50.10、50.11、50.12、50.13 和 50.14　**脂肪注射**。多层次多方向注射脂肪（图中可见注射器指向不同方向）。这种操作增加了移植脂肪组织与健康受区的接触面积，促进移植脂肪存活

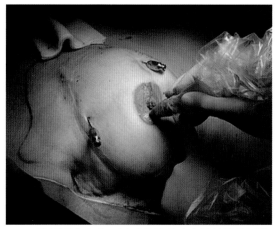

图 50.15 **乳晕再次文身**。因对乳头重建皮瓣的操作可能改变最初的乳晕外形，因此乳头重建术后应对乳晕区再次文身

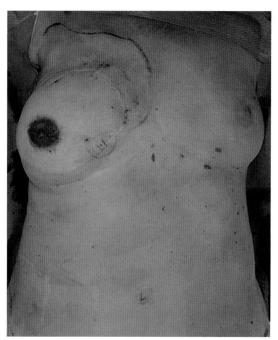

图 50.16 **术毕即时观**

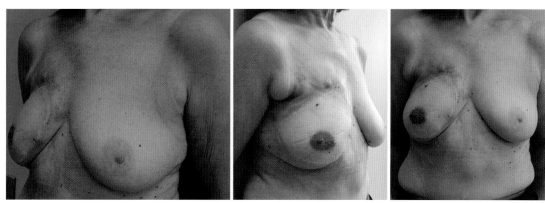

图 50.17、50.18 和 50.19 **术后第 14 天**。可能仍需对右乳上象限进行再次脂肪注射

病例 51　　保乳术后

外上象限

患者： 47 岁女性。

诊断： 左乳浸润性导管癌。

既往手术：

肿瘤手术： 左乳外上象限区段切除及前哨淋巴结活检术，术后行辅助放疗。

本次手术： 脂肪注射修复左乳外上缺陷。

从腹部抽取 70g 脂肪。

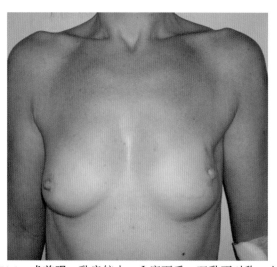

图 51.1　**术前观**。乳房较小，Ⅰ度下垂，双乳不对称，左乳外上象限体积不足，乳头乳晕外上偏斜

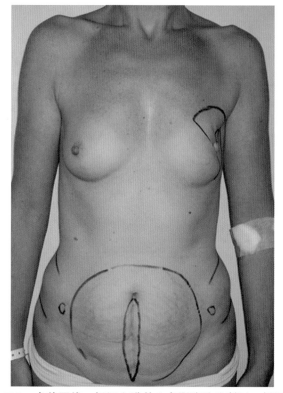

图 51.2　**术前画线**。标记左乳外上象限脂肪注射区，标记腹部脂肪抽吸区，并对腹部正中瘢痕进行修复

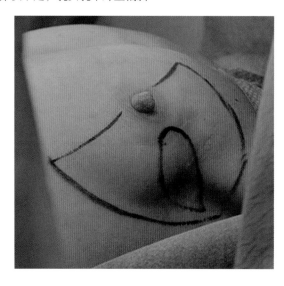

图 51.3　**左乳脂肪注射区**。中央标记区体积严重不足

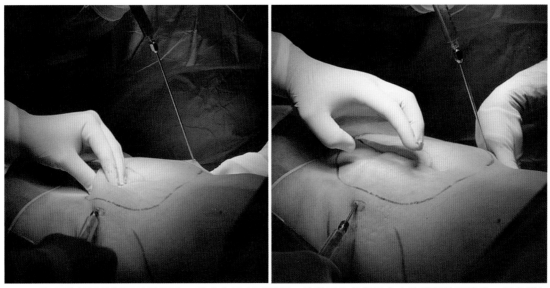

图 51.4 和 51.5 **腹部前侧及外侧区抽吸脂肪**。手术在局麻下进行，外科医生必须避免皮肤浅层抽吸脂肪，以免增加皮肤不平整风险，适度提捏皮肤和皮下组织便于脂肪抽吸

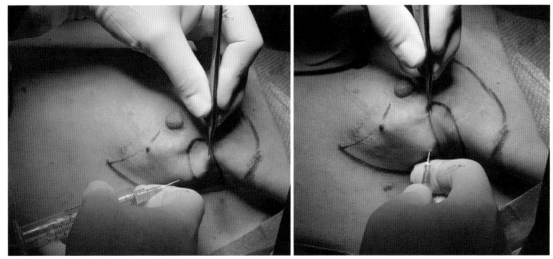

图 51.6 和 51.7 **用针头松解瘢痕**。当存在皮下纤维瘢痕时，可选用大号锐性针头进行松解（16、18 号）。针头与注射器连接便于操作，另一只手使用 Adson 夹提捏皮肤。用针头松解瘢痕，为脂肪注射创造间隙

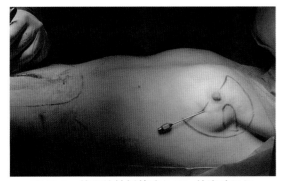

图 51.8 使用钝性插管注入 70g 的脂肪组织

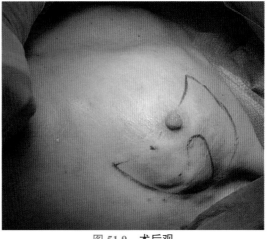

图 51.9 术后观

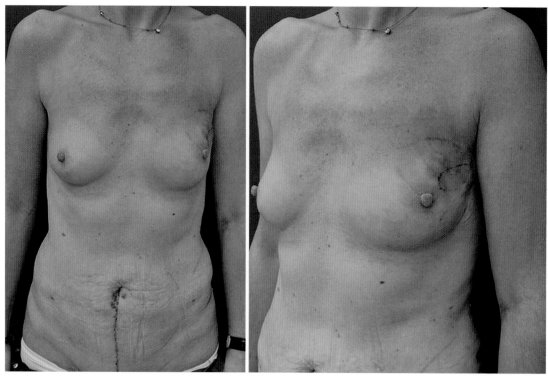

图 51.10 和 51.11　术后 15 天正面和左侧面观。乳头位置稍低。皮肤可见瘀斑但无明显感染征象

病例 52

保乳术后
内上象限

患者： 61 岁，女性，无阳性家族史。

既往诊断： 双乳异时性浸润性导管癌。

既往手术：

肿瘤手术：1997 年行右乳内上象限切除术及腋窝淋巴结清扫术，辅助放化疗。

2011 年行左乳保留乳头乳晕乳房切除术及前哨淋巴结活检术，辅助乳头乳晕放疗。

重建手术：2011 年行左乳即刻扩张器重建术。

乳腺癌和腋窝手术采用同一放射状切口。

诊断： 右乳内上象限切除术后局部凹陷，左乳保留乳头乳晕乳房切除，扩张器植入术后。

本次手术： 左乳包膜切开术，扩张器-永久假体置换术。

下皱襞复位术，环形切开包囊，切除前壁包囊，植入解剖型低剖面假体（310g）。

右乳内上象限脂肪注射。

选取左腋下和腹部为脂肪组织供区。

右乳内上象限皮下注射 46ml 脂肪。

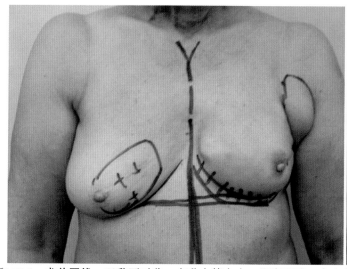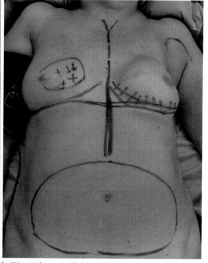

图 52.1 和 52.2　**术前画线。**双乳不对称，右乳中等大小，Ⅲ度下垂，内上象限凹陷。左乳扩张器植入。乳房切除术后左腋部软组织不对称。标记正中线，乳房下皱襞，右乳房接受脂肪注射区和左腋窝和前腹部脂肪供区部位，以及重建左乳乳房下皱襞的位置

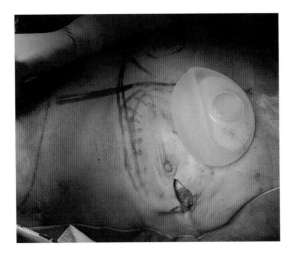

图 52.3   通过原 NSM 手术切痕移除左乳扩张器

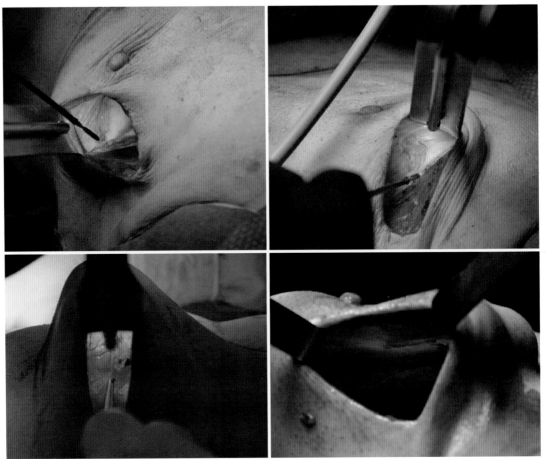

图 52.4、52.5、52.6 和 52.7   环形切开包囊，皮下游离乳房下皱襞至预定位置

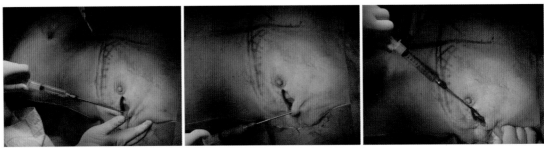

图 52.8、52.9 和 52.10   抽吸左腋窝脂肪

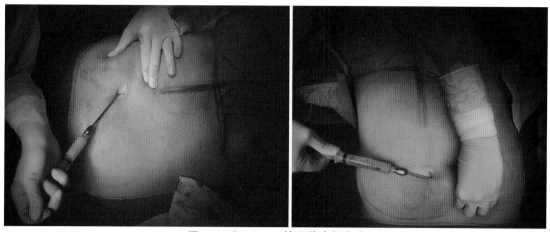

图 52.11 和 52.12　抽吸前腹部脂肪

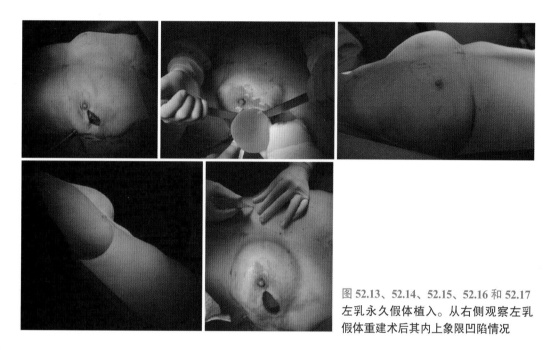

图 52.13、52.14、52.15、52.16 和 52.17
左乳永久假体植入。从右侧观察左乳
假体重建术后其内上象限凹陷情况

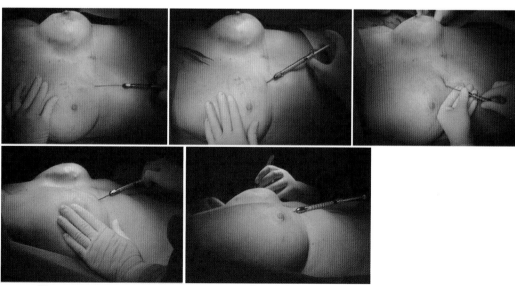

图 52.18、52.19、52.20、52.21 和 52.22　右乳内象限皮下脂肪注射，主要位于内上象限

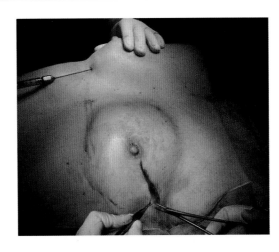

图 52.23 左乳皮内缝合

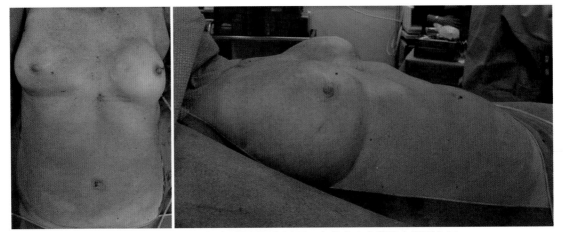

图 52.24 和 52.25 术后正面观及右侧观。右乳内上象限填充塑形良好

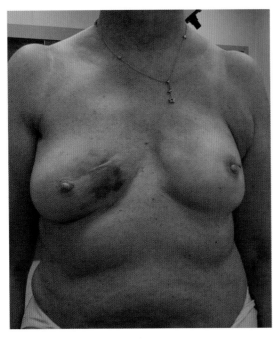

图 52.26 术后 7 天，无明显手术并发症。左腋窝
不对称得到矫正

病例 53

保乳术后
外下象限

患者： 54 岁女性。

诊断： 左乳浸润性导管癌。

既往手术：

肿瘤手术：3 年前行左乳象限切除及前哨淋巴结活检术。

重建手术：2 年前行左乳脂肪注射。

本次手术：

左乳保乳术后脂肪注射（第 2 次）。

上腹部和侧腹部抽吸脂肪。抽取 80g 脂肪组织进行移植。

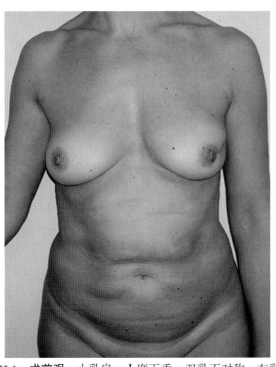

图 53.1　**术前观。**小乳房，Ⅰ度下垂，双乳不对称，左乳外象限凹陷

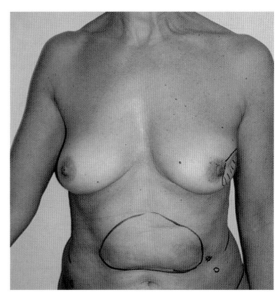

图 53.2　**术前画线。**标记左乳脂肪注射区及脂肪供应区

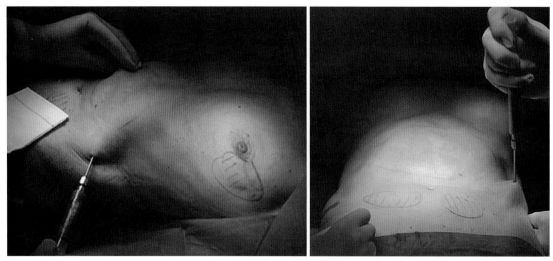

图 53.3 和 53.4　从腹部前面及侧面抽吸脂肪

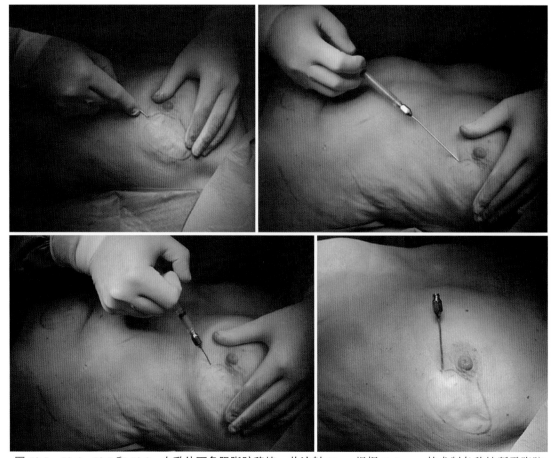

图 53.5、53.6、53.7 和 53.8　左乳外下象限脂肪移植，共注射 **80g**。根据 Coleman 技术制备移植所需脂肪

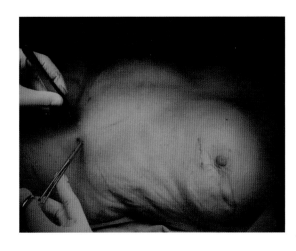

图 53.9　术后闭合抽吸脂肪切口

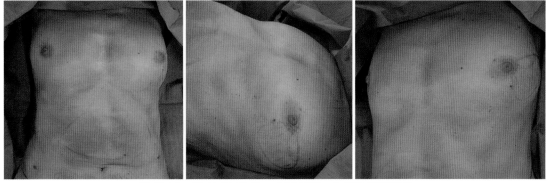

图 53.10、53.11 和 53.12　术后正面、左斜位及侧面观

病例 54　保乳术后
内下及外下象限

患者：54 岁女性。

既往诊断：右乳浸润性导管癌。

既往手术：

肿瘤手术：5 年前行右乳下象限切除及前哨淋巴结活检术。

重建手术：右乳即刻肿瘤整形术（容积置换术，乳头乳晕上蒂法）。

左乳缩乳成形术。

当前诊断：

双乳下象限体积不足。

双侧乳头内陷。

本次手术：

双乳下象限脂肪移植。

双侧乳头矫形。

前腹壁和侧腹壁是脂肪组织的供区。

右乳房下象限注射 93ml 脂肪，左乳房下象限注射 60ml 脂肪。

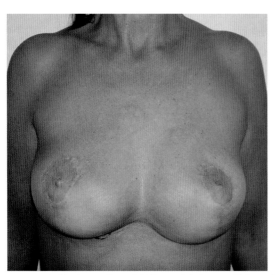

图 54.1　术前观。双乳可见既往 T 型瘢痕。双乳头凹陷

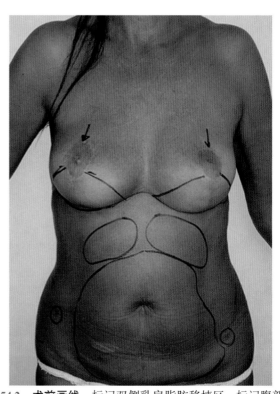

图 54.2　术前画线。标记双侧乳房脂肪移植区。标记腹部脂肪抽吸区

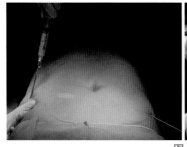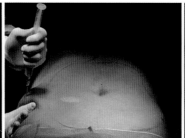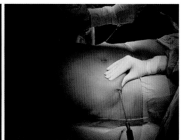

图 54.3、54.4 和 54.5　从腹部抽吸脂肪

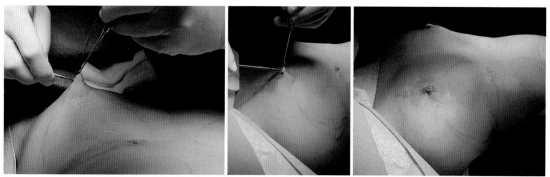

图 54.6、54.7 和 54.8　**矫正右侧凹陷乳头**。乳头基底取小切口。切断引起乳头凹陷的纤维结缔组织，贯穿缝合乳头，使其保持在预设位置

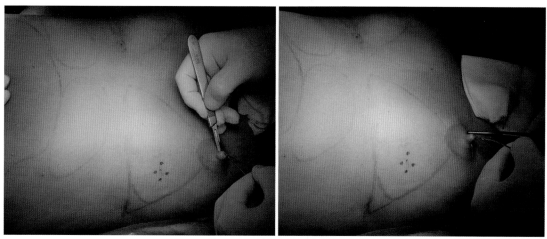

图 54.9 和 54.10　同法矫正左侧凹陷乳头

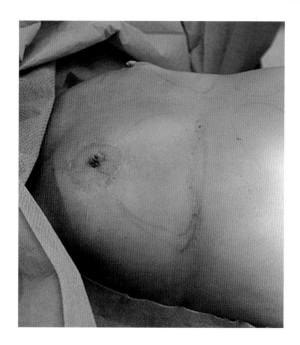

图 54.11　乳头矫形术后

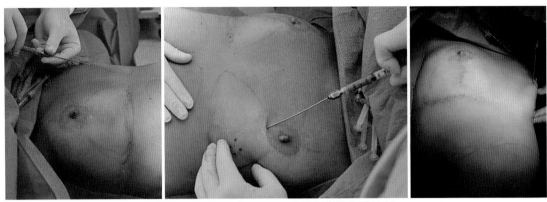

图 54.12、54.13 和 54.14　左乳下象限脂肪注射

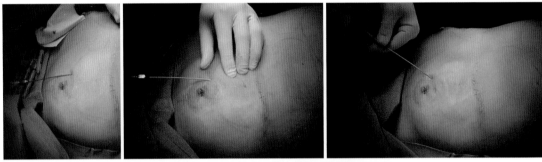

图 54.15、54.16 和 54.17　右乳下象限脂肪注射

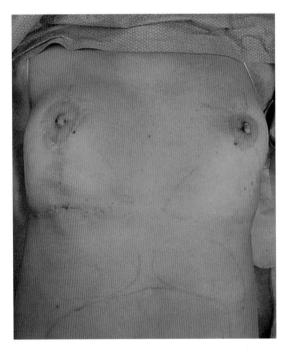

图 54.18　术后观

病例 55

保乳术后

全乳隆乳

患者： 56 岁女性无家族史。

既往诊断： 右乳导管原位癌。

既往手术：

肿瘤手术：8 年前，经外上象限放射状切口行右乳外上象限切除术及前哨淋巴结活检术。

本次重建手术：

右乳：上象限脂肪移植，主要位于外上象限。

估计需要脂肪量为 90g。

左乳：环乳晕垂直短切口上蒂乳房缩小整形术（Lejour 法）。

移除下象限组织 70g。

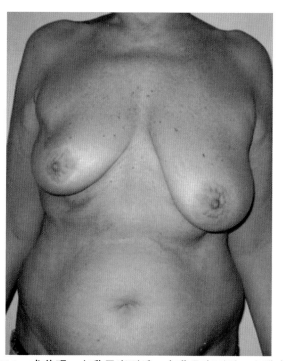

图 55.1　术前观。 左乳Ⅲ度下垂，右乳Ⅱ度下垂。左乳大，右乳小，外上象限因象限切除可见凹陷

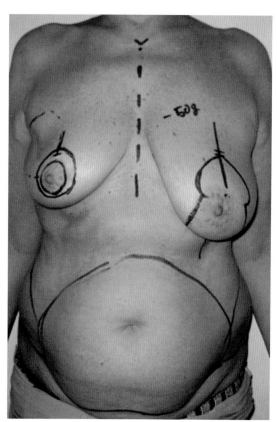

图 55.2　术前画线。 标记中线，设计右乳环乳晕切口使乳头乳晕向内上提升。左乳切口按照 Lejour 法设计。腹部标记脂肪供区

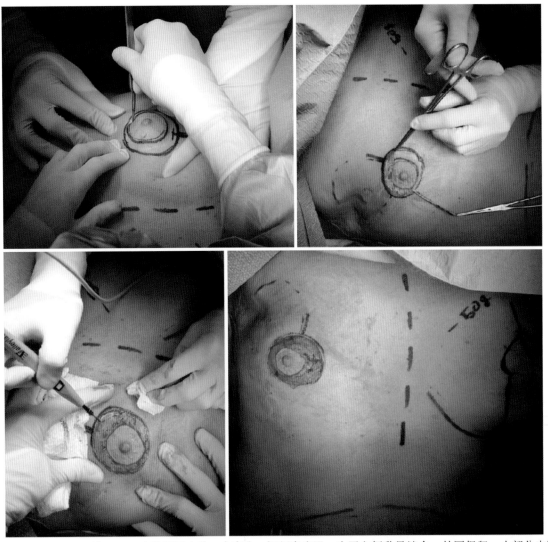

图 55.3、55.4、55.5 和 55.6   **右乳切开皮肤，去表皮，解剖真皮层。**为了方便乳晕缝合，外圆保留一小部分皮肤

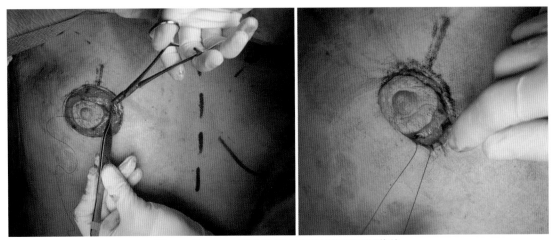

图 55.7 和 55.8   **缝合乳晕真皮层使用不可吸收线**

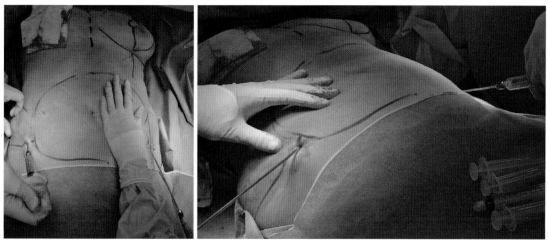

图 55.9 和 55.10　**腹部供区脂肪抽吸。**首先于脂肪供区进行局部麻醉。Klein 液由 1ml 肾上腺素（1∶500 000）稀释在 500ml 的 0.001% 乳酸林格液（LRS）配制而成。其中加入甲哌卡因 50ml 用于局部麻醉。通过一个小口径 4mm 的钝头针管，连接到一个 60ml 的注射器注入脂肪供区。每毫升 Klein 液估计可溶解 1cm³ 脂肪。外科医生应该等待至少 10min 后开始抽吸脂肪。肾上腺素被添加到溶液中，以达到良好的止血效果并减少术后疼痛。抽脂前先用 11 号刀片在腹部做一小切口，再用钝性套管（直径 3mm，长 15～23cm）逐步抽吸。套管连接 Luer-Lok 式 10ml 注射器，通过手动创造低负压抽吸脂肪。然而，报告指出不同的套管或吸脂机系统有不同的疗效评价。此外，外科医生可使用非优势手触摸感觉套管的位置，辅助抽脂

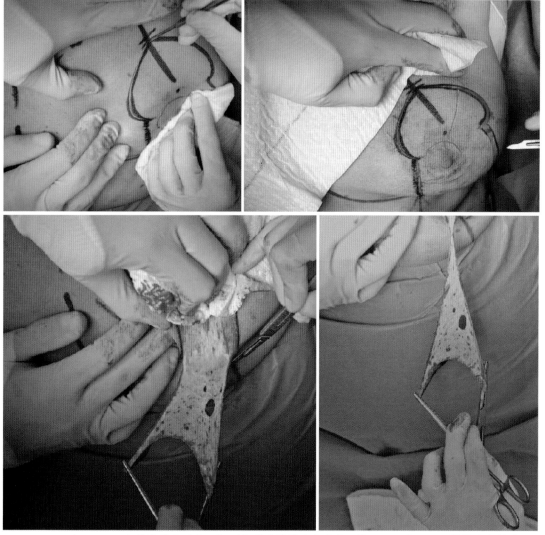

图 55.11、55.12、55.13 和 55.14　**左乳缩乳成形术。**切开左乳皮肤并去表皮化。技巧：双交叉止血钳技术夹持表皮边缘保持离体表皮张力，使之呈平面状态，有利于更快地去表皮。交叉止血钳单手即可固定，如图 55.14

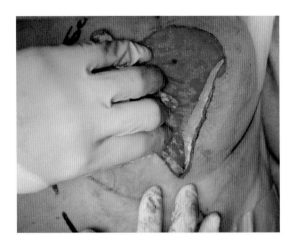

图 55.15　　在垂直切口的内侧和外侧切开真皮

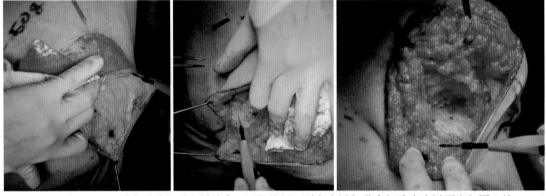

图 55.16、55.17 和 55.18　　剥离乳腺实质皮瓣的内、下及外侧。剥离皮瓣与乳房切除术皮瓣厚度相同，约 5 ～ 8mm

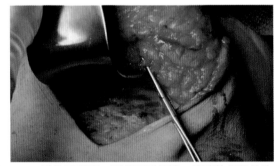

图 55.19　　**腺体后剥离**。剥离至后间隙，将腺体组织从胸大肌上提起。继续向上剥离分离，提高腺体活动度

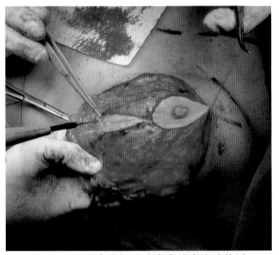

图 55.20　　沿中线切开分离内外真皮腺体瓣

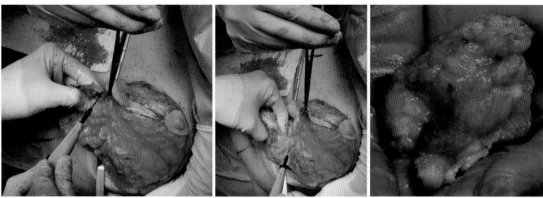

图 55.21、55.22 和 55.23　**切除下极乳腺组织**。本例中，70g 的乳腺组织被切除。外科医生可以根据估计乳腺容积调节切除的组织量

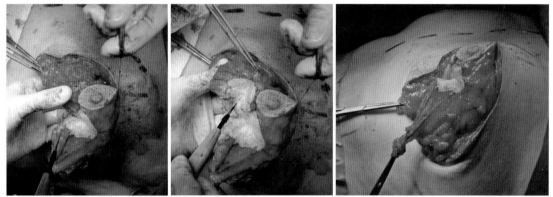

图 55.24、55.25 和 55.26　**切开真皮，分离内侧和外侧皮瓣**。首先缝合乳房中线处（12 点方向）将腺体提升，分离松解去表皮处真皮层，增加用于乳房上提固定术的内外侧腺体瓣活动度

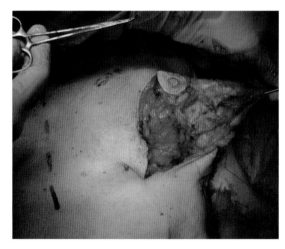

图 55.27　**内侧皮瓣固定**。内侧腺体瓣远端缝合至已提升腺体实质的深面及后上面

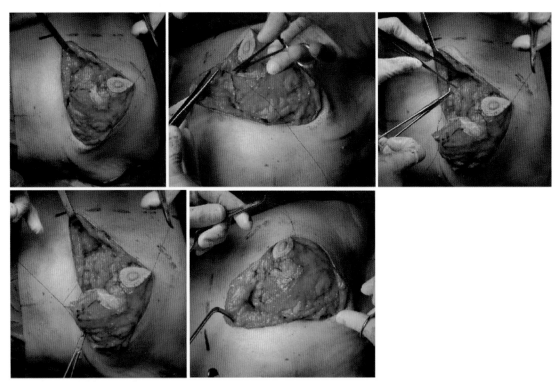

图 55.28、55.29、55.30、55.31 和 55.32　**侧面皮瓣固定**。外侧皮瓣的远端向内侧卷曲转移，形成乳房下极并覆盖内侧皮瓣

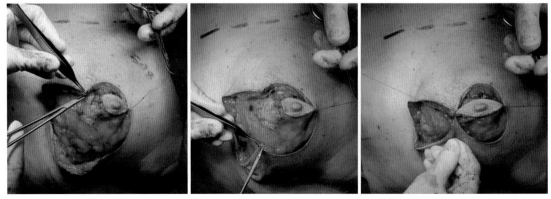

图 55.33、55.34 和 55.35　**皮肤缝合**。首先对新形成的乳头乳晕最低边界进行三点固定（6 点钟位）

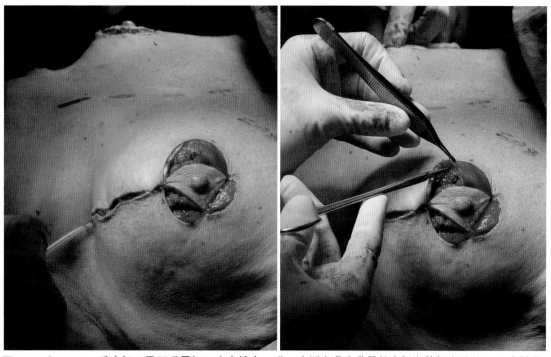

图 55.36 和 55.37　　**垂直切口及环乳晕切口皮内缝合**。进一步固定乳头乳晕的内侧和外侧边界（3、9 点钟位）

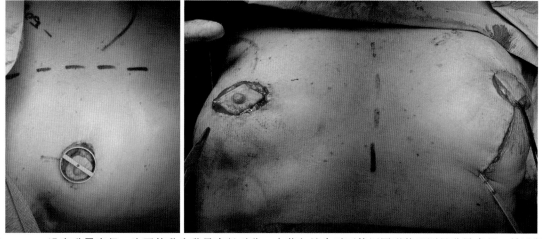

图 55.38 和 55.39　　**设定乳晕直径**。为了使乳头乳晕直径对称，在荷包缝合时可使用圆形装置测量乳晕直径，并进行 4 点固定（3、6、9、12 点钟位）

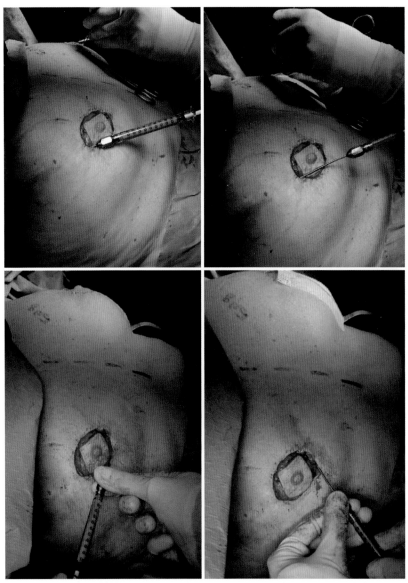

图 55.40、55.41、55.42 和 55.43   **左乳脂肪移植。**脂肪可注射至皮下，无需任何皮肤切口。本例中，大部分脂肪注入在外上象限，内下、内上象限也同时注入

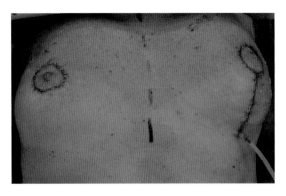

图 55.44   术毕即时观

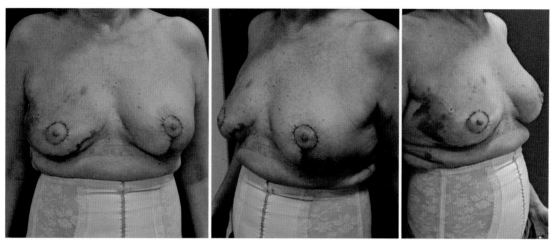

图 55.45、55.46 和 55.47　**术后第 14 天**。皮下可见瘀斑，未见明显坏死及感染迹象，通常可在几周内恢复

第五部分

并发症的外科矫正

尽管令人不快，但处理全部或部分乳房重建术后的并发症成了乳腺外科医生日常工作的一部分。乳腺外科医生不得不面对的主要困难涉及情绪化患者的管理窘境，损伤组织的处理，并发症发生后很少的手术选择，以及改善结果的固有难度。

从严重性和多样性方面看，存在许多不同的并发症以及可能的应对办法。一些常见的情况包括：植入物包膜挛缩，破裂或外露，皮肤和自体皮瓣坏死，部分和全乳切除术后乳房不对称，及严重的瘢痕。对乳腺外科医生而言，对这些多变和不可预测的情况实现最佳处理是一项挑战。

譬如，包囊切开或切除术后更换植入物可适用于包膜挛缩或者植入物破裂，补救性自体皮瓣亦是植入物外露或严重假体挛缩的一个治疗选择。个性化的再次开放手术或脂肪填充是处理乳房形状和容量不对称的重要工具。乳头乳晕复合体和乳房下皱襞移位可通过多种技术予以纠正。同时也经常需要通过仔细设计新切口来切除严重瘢痕。此外，乳腺外科医生还可能遇到以下情况。

胸壁巨大缺损（局部晚期乳腺癌）

幸运的是，随着影像学检查技术的普及及民众意识的提高，局部晚期乳腺癌已经越来越罕见。这种严重疾病治疗困难，需要制订谨慎而个体化的手术方案。

由于受侵皮肤切除后需要组织覆盖，自体组织是一重要选择。而且，局部晚期乳腺癌需要辅以放疗，自体组织可以更好地耐受放射效应。

鉴于无需假体，横行腹直肌肌皮瓣（TRAM）是最可行的选择，因其可减少假体和放疗相关并发症风险。而且，TRAM皮瓣尤其是双蒂皮瓣，可以提供最大的能够覆盖巨大胸壁缺损的皮瓣。

另外，游离TRAM皮瓣是一个可行的选择，因其造成的腹部缺损比带蒂TRAM皮瓣小。游离皮瓣移植时，主要是腹壁下动脉穿支（DIEP）皮瓣，保留了腹直肌，没有必要放置网状补片修复供区。其缺点是，全皮瓣坏死概率高于带蒂腹直肌皮瓣，并且需要血管显微外科专科团队来完成此项操作。

另一个好的选择是利用背阔肌皮瓣，特别是扩大背阔肌皮瓣，可同TRAM皮瓣一样不需要假体。不过，联合假体是此皮瓣最常见的适应证，而且放疗后其并发症的发生率随之增加。

在这些病例中，局部皮瓣推进被认为是一可行的选择，具有很好的效果和低并发症发生率。采用Rietjens等提出的悬吊技术，用不可吸收网状补片形成一个上腹部皮瓣，以其构成乳房缺损的皮肤包被。此技术可用于切除较大皮肤面积的乳房切除术，虽然其初衷是用于乳房重建以避免皮肤扩张。也可以采用外侧肋间动脉穿支皮瓣联合胸腹推进皮瓣。

在其他可行的技术中，可能要提到腹外斜肌肌皮瓣V-Y旋转皮瓣，扩大背阔肌肌皮瓣V-Y滑行皮瓣以及对侧乳房皮瓣。这些技术主要出于乳房切除术后巨大缺损的重覆盖目的，并没有考虑美学效果。

瘢痕修复

因肿瘤切除和重建手术操作，在乳腺手术中形成大范围瘢痕是极为常见的，比如改良根治术，保留皮肤的全乳切除术，以及一些保乳术，特别是涉及需要切除大面积皮肤的缩乳术和实质塑形手术的肿瘤整形手术。

此外，自体组织重建如TRAM皮瓣和背阔肌皮瓣，过大的组织张力和坏死可造成严重的瘢痕。面临这些情况时，可能需要修正、切除和改造这些扩大的、肥厚和挛缩的瘢痕。

胸壁脂肪填充作为假体植入的新软组织底衬

脂肪移植的典型适应证是部分或全乳切除术后乳房小缺损的修复，以达到更好的美容效果。不过，源自于脂肪抽吸中的脂肪细胞、前脂肪细胞和始祖细胞分泌物能刺激血管生成和细胞生长，从而改善了组织的质量并增加了组织宽度。特别是在接受过放疗的病例，可以增强皮肤弹性，这可能扩大脂肪填充的适应证。

改良根治术后，在菲薄、萎缩、粘连和挛缩的皮肤下行脂肪移植，形成新的软组织底衬，为后期假体重建做准备是自体皮瓣重建的一个替代方案，主要针对不宜或拒绝进行自体皮瓣重建的患者。

乳头乳晕复合体（NAC）和乳房下皱襞（IMF）复位

NAC 移位是一种常见的后遗症，主要见于任何类型的部分或全乳切除术中的皮肤切除后。

保乳术后

NAC 偏移出现于绝大多数没有采用肿瘤整形技术的皮肤和腺体实质切除后。在这些情况下，进行肿瘤整形乳房重塑技术如环乳晕区去表皮化，可以轻松解决大多数 NAC 偏移问题。

充分设计保乳手术是预防 NAC 偏移的最佳方法。必须考虑无张力到达 NAC 蒂最终位置的可能性。此操作是避免瘢痕扩大，裂开，或乳晕复合体偏移的关键。此外，对侧乳房的"镜像"操作有助于防止大部分 NAC 不对称。

乳房切除后手术

在进行皮肤切除和在完全保留乳房皮肤囊被的情况下使用外上象限切口时，NAC 会发生偏移。其主要原因是皮肤缺失、真皮皮瓣与皮下软组织粘连及瘢痕挛缩。

外科手术方法依 NAC 偏移的严重程度而不同。NAC 偏移程度较小，经浅筋膜切开环乳晕区去表皮化就足以将 NAC 复位至对称位置。NAC 偏移程度更大时，附加局部皮瓣以减少切口张力，如"Z 字成形术"，可使 NAC 正确复位时没有过大张力。另一方面，当发生极度 NAC 偏移时，有必要切除 NAC，将其游离移植转位至正确的受区位置。然而此操作会增加部分或全部 NAC 损伤和坏死的风险。

乳房下皱襞复位

乳房下皱襞移位可能发生于乳房切除手术超出并消除了乳房下皱襞，随后进行的假体重建手术中。包膜挛缩、假体破裂和组织扩张器膨胀都是可能原因；在 TRAM 皮瓣重建中，引起这一问题的主要是带蒂皮瓣。

在乳房重建术中，乳房下皱襞是最难忠实恢复的解剖结构之一。虽然如此，它仍是实现最佳美容效果的关键要素。乳房下皱襞复位的操作包括上移或下移至新的位置，而且术前标记已计划好的新下皱襞位置至关重要。

在假体重建术中，基本上都要在前后壁包膜层之间的边缘切开下方包膜囊。当外科医生需要上移乳房下皱襞时，可用不可吸收线将前方包膜边缘缝至胸壁较高的位置。必要时可行包膜切开术，以建立最佳的乳房皮肤包被。如果目的是将乳房下皱襞下移，有必要游离皮下层至想要的新乳房下皱襞位置。

重置乳房下皱襞的基本要素是注意将对侧乳房作为模板，以匹配乳房下皱襞并精确测量，从而达到相同位置，实现对称性。可能一些缝线会留下明显皮肤挛缩，但是几周后会自行消失，不留美学后遗症。

自体皮瓣重建后，乳房下皱襞的重要部分往往在 TRAM 皮瓣重建中为避免压迫蒂部而被破坏。可通过附加切口或不经附加切口而用内侧和（或）外侧连续和间断缝合来重建一个乳房下皱襞。为了形成一个更精确的乳房下皱襞位置，外科医生可使用一种被 Chun 等描述的带 Steinman 针的缝线作为内置导引模板。另外，可选择 Akhavani 等描述的带有一大张无菌布帘的外置模子作引导。重要的是要注意始终用对侧乳房下皱襞作为对照。此外，脂肪抽吸术结合这些缝合方法亦可用来薄化新的乳房下皱襞区域，便于重建下皱襞。

破裂假体的假体置换

随着黏性硅胶假体的出现，如今游离凝胶囊外渗漏已成为不太常见的并发症。然而，不管假体质量或寿命如何改善，破裂仍是一个常见现象。

破裂可能导致包膜挛缩，疼痛和乳房变形。虽然游离硅胶的严重全身反应尚未得到证实，但"清

除"游离硅胶，包膜切开或切除术同时行假体置换是解决此类问题最合适的没有后遗症的方法。

病例

- 胸壁巨大缺损（晚期肿瘤）。
  病例 56
- 瘢痕修复。
  —TRAM 重建术后。
    病例 57
  —假体重建术后。
    病例 58
- 胸壁脂肪填充作为假体植入的新软组织底衬。
  病例 59
- NAC 和乳房下皱襞复位。
  病例 60
- 破裂假体的假体置换。
  病例 61
- 包膜挛缩后不替换假体的乳房下皱襞复位。
  病例 62

推荐阅读

1. Akhavani M, Sadri A, Ovens L, Floyd D (2011) The use of a template to accurately position the inframammary fold in breast reconstruction. J Plast Reconstr Aesthet Surg 64(10):e259–e261
2. Chun YS, Pribaz JJ (2005) A simple guide to inframammary-fold reconstruction. Ann Plast Surg 55(1):8–11
3. De Lorenzi F, Rietjens M, Soresina M, Rossetto F, Bosco R, Vento AR, Monti S, Petit JY (2010) Immediate breast reconstruction in the elderly: can it be considered an integral step of breast cancer treatment? The experience of the European Institute of Oncology, Milan. J Plast Reconstr Aesthet Surg 63(3):511–515
4. Ho AL, Tyldesley S, Macadam SA, Lennox PA (2012) Skin-sparing mastectomy and immediate autologous breast reconstruction in locally advanced breast cancer patients: a UBC perspective. Ann Surg Oncol 19(3):892–900
5. Petit J, Rietjens M, Garusi C (2001) Breast reconstructive techniques in cancer patients: which ones, when to apply, which immediate and long term risks? Crit Rev Oncol Hematol 38(3):231–239
6. Petit JY, Lohsiriwat V, Clough KB, Sarfati I, Ihrai T, Rietjens M, Veronesi P, Rossetto F, Scevola A, Delay E (2011) The oncologic outcome and immediate surgical complications of lipofilling in breast cancer patients: a multicenter study–Milan-Paris-Lyon experience of 646 lipofilling procedures. Plast Reconstr Surg 128(2):341–346
7. Petit JY, Rietjens M, Lohsiriwat V, Rey P, Garusi C, De Lorenzi F, Martella S, Manconi A, Barbieri B, Clough KB (2012) Update on breast reconstruction techniques and indications. World J Surg 36(7):1486–1497
8. Rietjens M, De Lorenzi F, Veronesi P, Youssef O, Petit JY (2003) Recycling spare tissues: splitting a bipedicled TRAM flap for reconstruction of the contralateral breast. Br J Plast Surg 56(7):715–717
9. Rietjens M, De Lorenzi F, Venturino M, Petit JY (2005) The suspension technique to avoid the use of tissue expanders in breast reconstruction. Ann Plast Surg 54(5):467–470
10. Rietjens M, De Lorenzi F, Rossetto F, Brenelli F, Manconi A, Martella S, Intra M, Venturino M, Lohsiriwat V, Ahmed Y, Petit JY (2011) Safety of fat grafting in secondary breast reconstruction after cancer. J Plast Reconstr Aesthet Surg 64(4):477–483
11. Sarfati I, Ihrai T, Duvernay A, Nos C, Clough K (2013) Autologous fat grafting to the postmastectomy irradiated chest wall prior to breast implant reconstruction: a series of 68 patients. Ann Chir Plast Esthet 58(1):35–40
12. Spear SL, Baker JL Jr (1995) Classification of capsular contracture after prosthetic breast reconstruction. Plast Reconstr Surg 96(5):1119–1123
13. Urban C, Lima R, Schunemann E, Spautz C, Rabinovich I, Anselmi K (2011) Oncoplastic principles in breast conserving surgery. Breast 20(Suppl 3):S92–S95
14. White N, Khanna A (2006) Marking the position of the inframammary fold during breast reconstruction. Plast Reconstr Surg 118(2):584

病例 56　　胸壁巨大缺损（晚期肿瘤）

患者： 46 岁女性。

诊断： 右乳局部晚期浸润性导管癌，左乳内上象限可疑肿块。

手术：

肿瘤手术：右乳全乳切除术＋腋窝淋巴结清扫。
左乳内上象限切除术＋前哨淋巴结活检术。

重建手术：右乳对侧蒂 TRAM 皮瓣即刻重建。
左乳局部皮瓣移位。

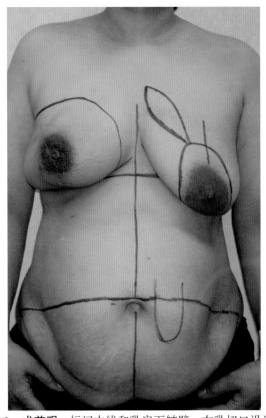

图 56.2　**术前观。** 标记中线和乳房下皱襞。右乳切口设计包括需切除的所有被肿瘤侵犯的皮肤。左侧乳房切口包括皮肤和乳晕局部皮瓣

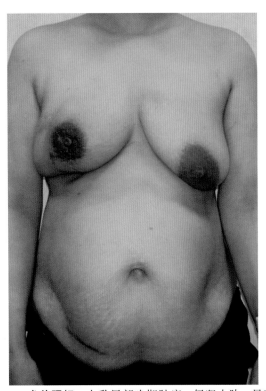

图 56.1　**术前照相。** 右乳局部晚期肿瘤，侵犯皮肤，导致乳房畸形；左乳Ⅲ度下垂，中等大小乳房

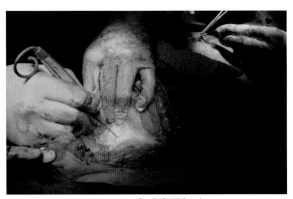

图 56.3　**右乳全乳切除**

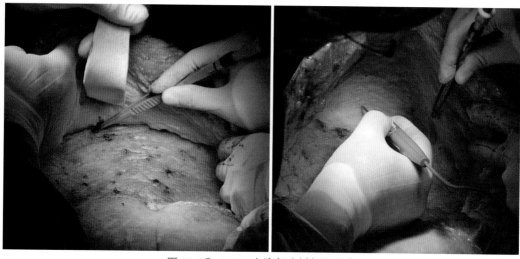

图 56.4 和 56.5　上腹部皮瓣解剖分离

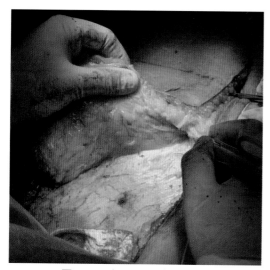

图 56.6　左 TRAM 解剖分离

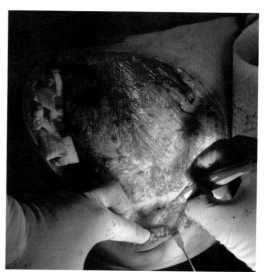

图 56.7　乳房切除术后，下半部分分离创建隧道

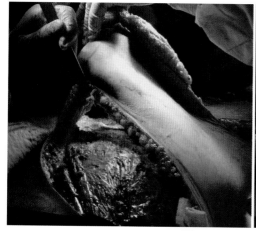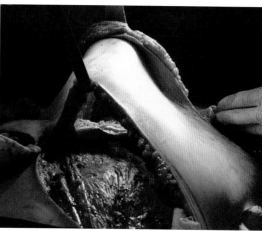

图 56.8 和 56.9　隧道完全准备好

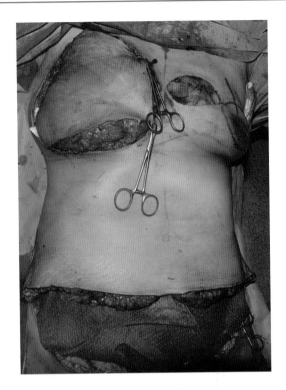

图 56.10　**TRAM 皮瓣转移至右胸壁**

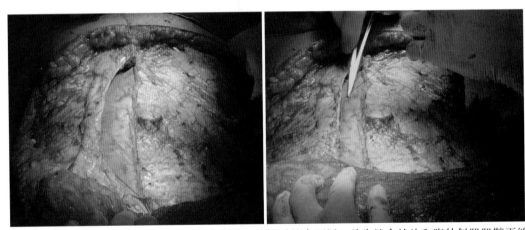

图 56.11 和 56.12　**补片关闭**。内侧只缝合补片和腹直肌鞘。外侧需缝合两层，首先缝合补片和腹外斜肌肌鞘再缝合剩余的腹直肌前鞘和补片

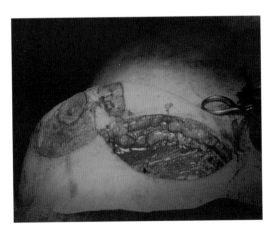

图 56.13　左侧全乳切除术后，环乳晕皮瓣去上皮，腺体瓣转瓣塑形及乳头乳晕移位

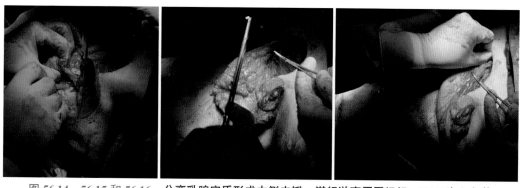

图 56.14、56.15 和 56.16　分离乳腺实质形成内侧皮瓣，潜行游离周围组织。NAC 为上方蒂

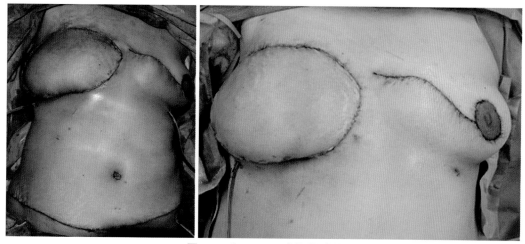

图 56.17 和 56.18　术毕即时观

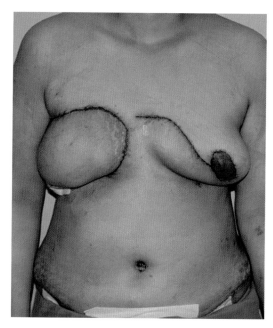

图 56.19　术后 15 天

病例 57

瘢痕修复

TRAM 重建术后

患者： 55 岁女性。

既往诊断： 右乳腺浸润性导管癌。

既往手术：

肿瘤手术：23 年前行右乳癌改良根治术。

重建手术：3 年前行右侧延迟单蒂 TRAM 加假体乳房重建。

左乳上提固定术。

目前诊断： TRAM ＋假体重建术后右乳房假体破裂。

手术：

重建手术：

右乳：假体置换术，瘢痕修复，乳头-乳晕重建；植入 200g 中剖面圆形假体，局部双皮瓣法行乳头再造、乳晕文身和真皮脂肪移植以增加乳头的凸度。

左乳：乳头-乳晕移位，左侧环乳晕切口行乳房上提固定术，腹壁 TRAM 供区瘢痕修复。

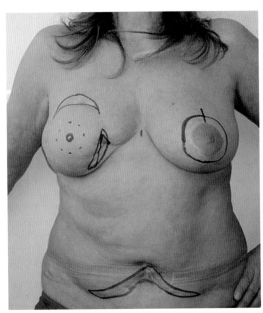

图 57.2　术前画线。 标记右乳瘢痕修正部位及新乳头-乳晕复合体。标记左乳房乳头-乳晕复位环乳晕区去表皮化区域。标记腹部 TRAM 瓣瘢痕修复部位

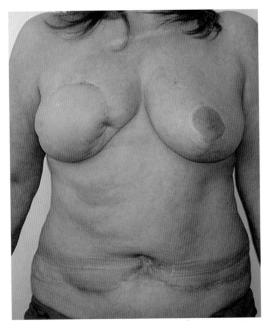

图 57.1　术前照相。 左乳 I 度下垂、大乳房、双乳不对称。右乳房内下象限和上象限瘢痕挛缩

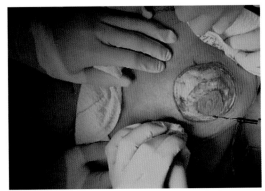

图 57.3　左乳去表皮化，切开皮肤

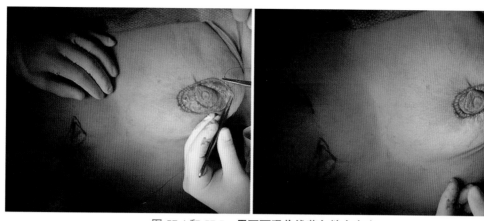

图 57.4 和 57.5　用不可吸收线荷包缝合真皮

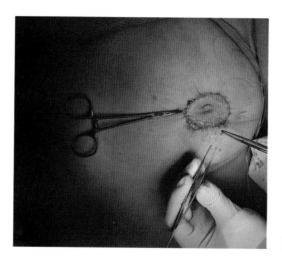

图 57.6　皮内缝合

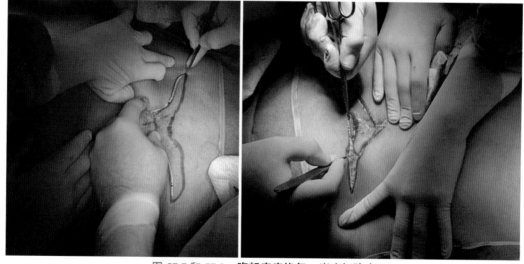

图 57.7 和 57.8　腹部瘢痕修复。瘢痕切除术

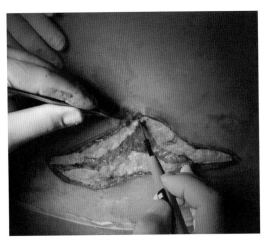

图 57.9   潜行游离松解纤维化组织

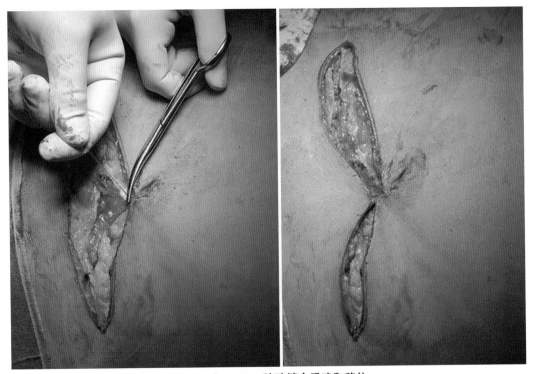

图 57.10 和 57.11   脐孔缝合重建和移位

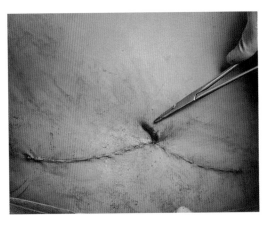

图 57.12   皮肤缝合

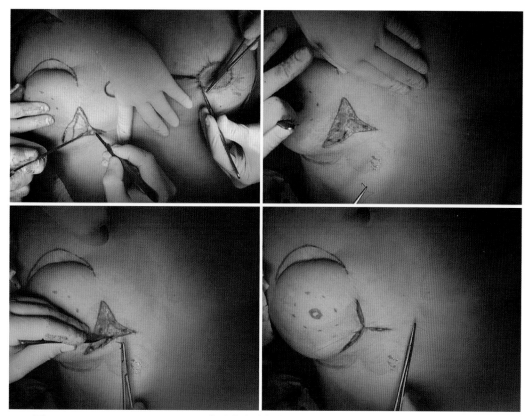

图 57.13、57.14、57.15 和 57.16　**右乳房瘢痕修复。**切除凹陷和纤维化瘢痕，缝合健康组织

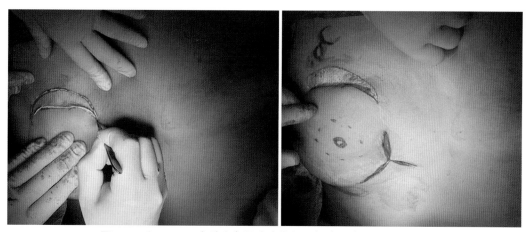

图 57.17 和 57.18　**左乳上象限瘢痕修复。**切除凹陷和纤维化瘢痕

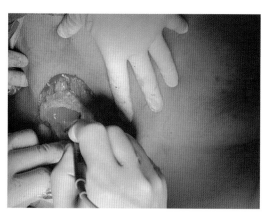

图 57.19　**打开假体囊袋，去除破裂假体**

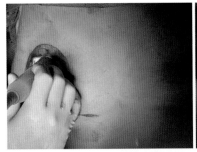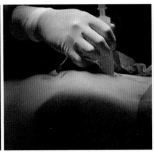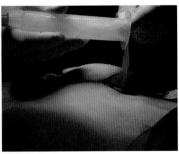

图 57.20、57.21 和 57.22　用 60ml 注射器连接真空设备吸出囊内游离硅胶

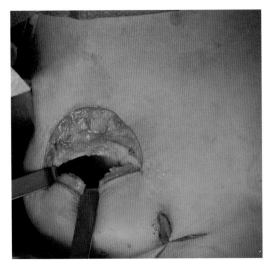

图 57.23　破裂假体和游离硅胶去除后

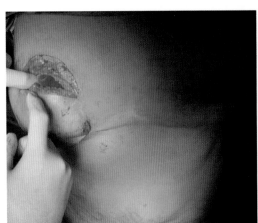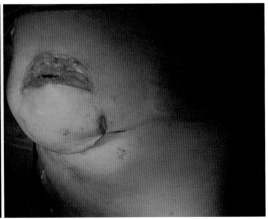

图 57.24 和 57.25　植入新假体，200g 中剖面圆形假体

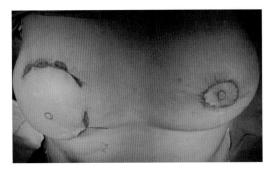

图 57.26　皮下缝合

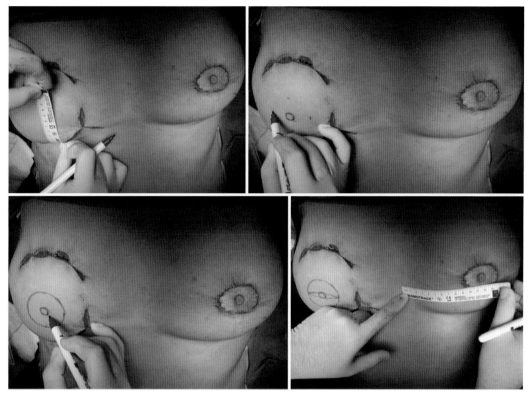

图 57.27、57.28、57.29 和 57.30　从乳房下皱襞测量新乳头–乳晕复合体位置，设计皮瓣

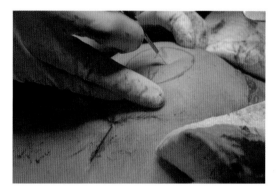

图 57.31　乳头箭形皮瓣皮肤切口

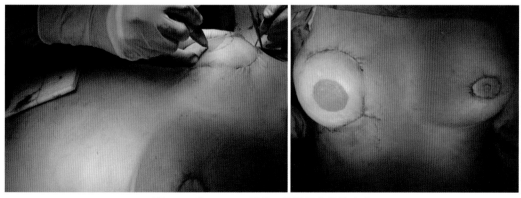

图 57.32 和 57.33　乳头–乳晕复合体的文身

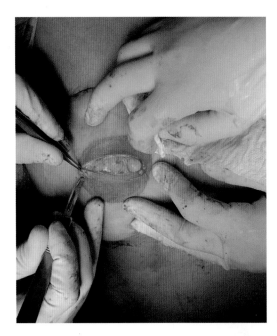

图 57.34   **分离乳头箭形皮瓣**。皮瓣蒂部在下方皮缘

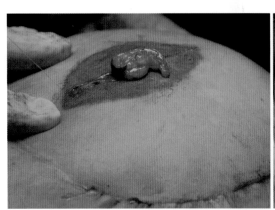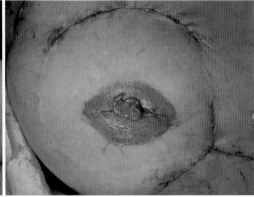

图 57.35 和 57.36   缝合新乳头内侧和外侧供区

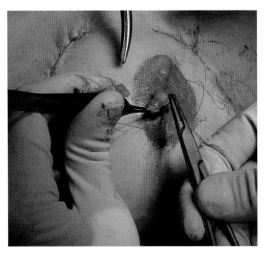

图 57.37   折返内侧和外侧箭形皮瓣，塑造新乳头

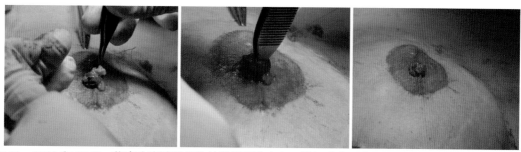

图 57.38、57.39 和 57.40　**将真皮脂肪移植物放置于新乳头内，增加乳头凸度。移植物来自修正腹部瘢痕的腹壁**

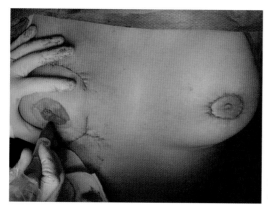

图 57.41　**再次乳晕文身。**乳头瓣整形后，之前乳晕形状变化，因此有必要行乳晕再次设计及文身以恢复圆形形状

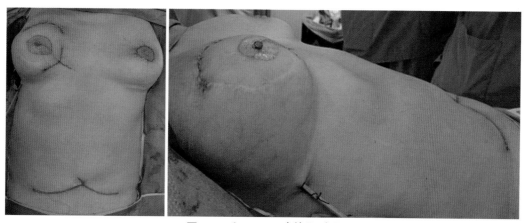

图 57.42 和 57.43　**术毕即时观**

病例 58

瘢痕修复

假体重建术后

患者：46 岁女性。

既往诊断：左乳腺浸润性导管癌。

既往手术：

肿瘤手术：

4 年前：左乳保留乳头乳晕的乳房切除＋前哨淋巴结活检术＋NAC 术中放疗＋辅助化疗。

重建过程：

4 年前：左乳即刻假体重建和右乳隆乳术。

3 年前：右乳上提固定术和左乳头乳晕复合体复位。

目前诊断：

左乳包膜挛缩 3 级；

乳头–乳晕复合体移位；

右侧假体破裂。

本次手术：

左乳包膜囊切开术，假体置换术；

左乳头–乳晕复合体复位；

手术切口为既往乳房切除术放射状瘢痕；

植入 MX 410g 解剖型假体；

右乳上提固定术和假体置换；

手术切口为环乳晕瘢痕＋垂直切口 (改良 Lejour 术式)；

植入 100g 中剖面圆形假体。

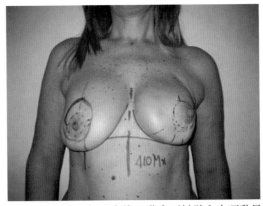

图 58.2　术前画线。标记中线、乳房下皱襞和右环乳晕切口

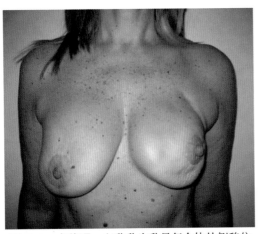

图 58.1　术前观。左乳乳头乳晕复合体外侧移位

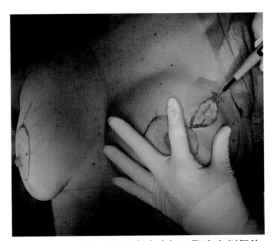

图 58.3　通过乳腺切除术瘢痕切口取出左侧假体

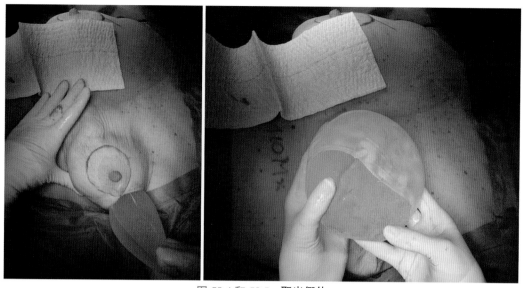

图 58.4 和 58.5 取出假体

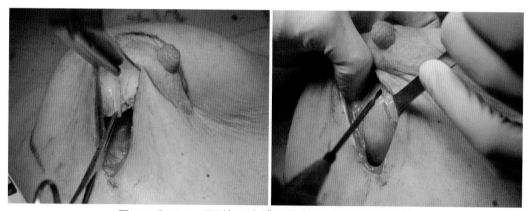

图 58.6 和 58.7 环形切开包膜，前壁下方放射状切开包膜

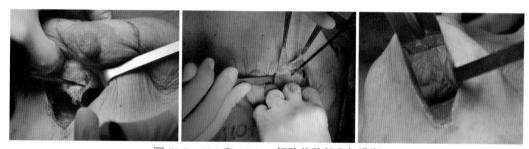

图 58.8、58.9 和 58.10 切除前壁部分包膜囊

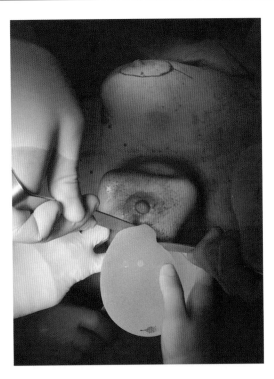

图 58.11　置入新假体

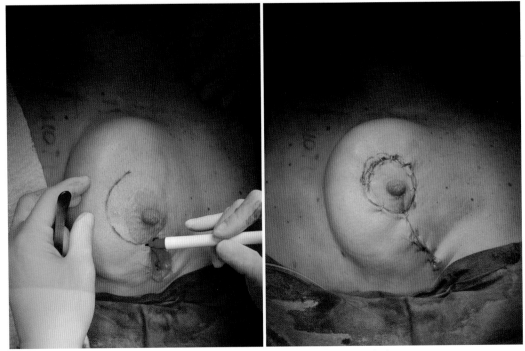

图 58.12 和 58.13　设计乳晕切口使左侧 NAC 内移

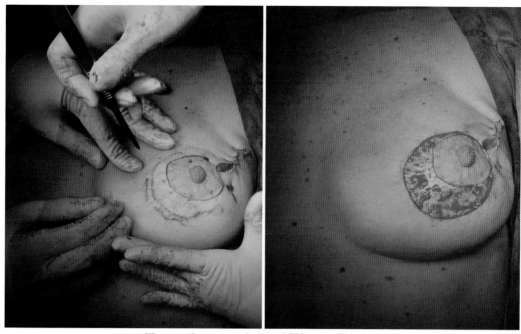

图 58.14 和 58.15　左乳环乳晕切口，去表皮化

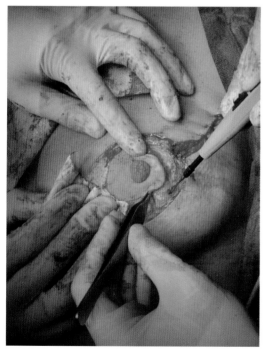

图 58.16　于外侧切开真皮，松解乳头乳晕复合体以便内移

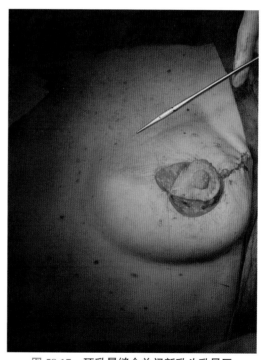

图 58.17　环乳晕缝合关闭新乳头乳晕区

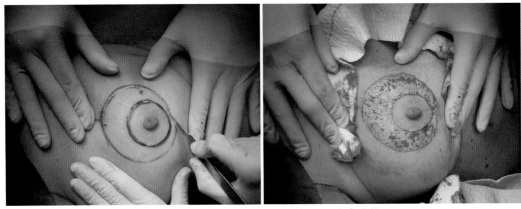

图 58.18 和 58.19　右乳环乳晕切口，去表皮化

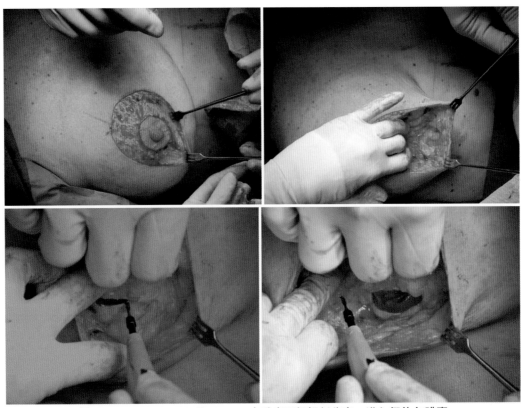

图 58.20、58.21、58.22 和 58.23　在乳房下极解剖分离，进入假体包膜囊

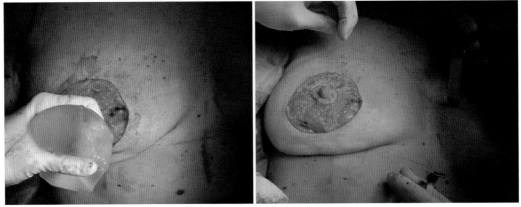

图 58.24 和 58.25　去除破裂的右侧假体

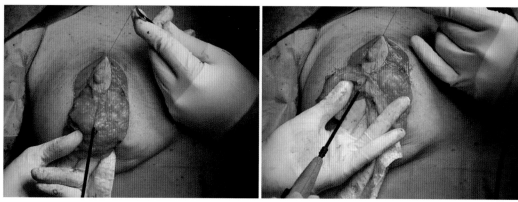

图 58.26 和 58.27　**将下方腺体分离制成内侧及外侧腺体瓣。** 在 12 点钟位行关键缝合，上提乳头及腺体，该操作有助于重塑乳房

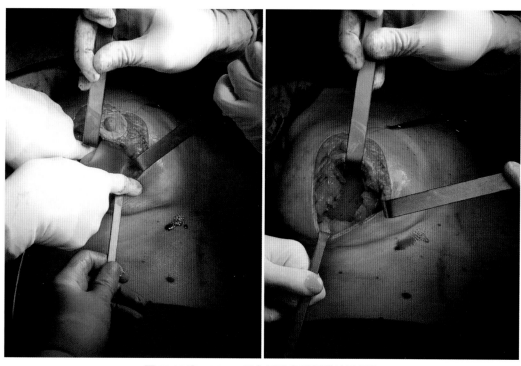

图 58.28 和 58.29　**于右侧乳房后间隙放置假体**

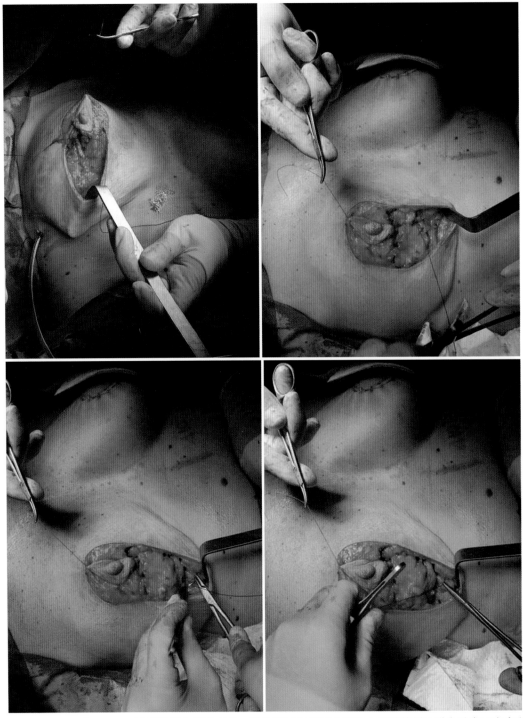

图 58.30、58.31、58.32 和 58.33　同侧乳房上提固定术，将外侧腺体瓣缝合覆盖内侧腺体瓣（联合乳房固定术和隆乳术）

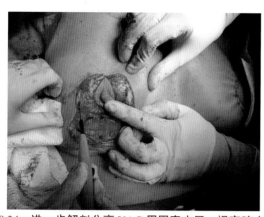

图 58.34　进一步解剖分离 NAC 周围真皮层，提高腺皮瓣活动性，防止 NAC 回缩

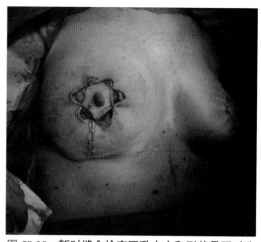

图 58.35　暂时缝合检查双乳大小和形状是否对称

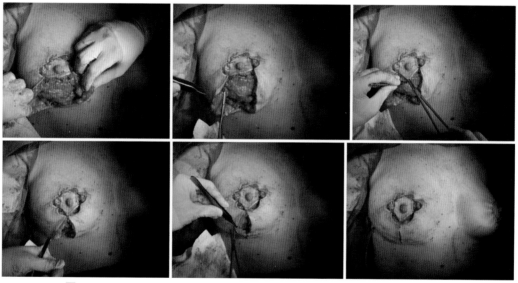

图 58.36、58.37、58.38、58.39、58.40 和 58.41　环乳晕和垂直切口关闭皮肤

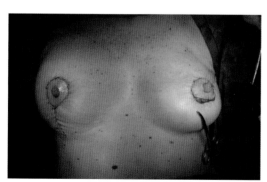

图 58.42　关闭皮肤

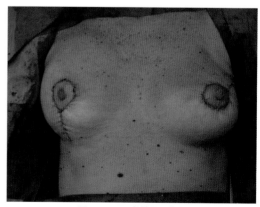

图 58.43　术毕即时观

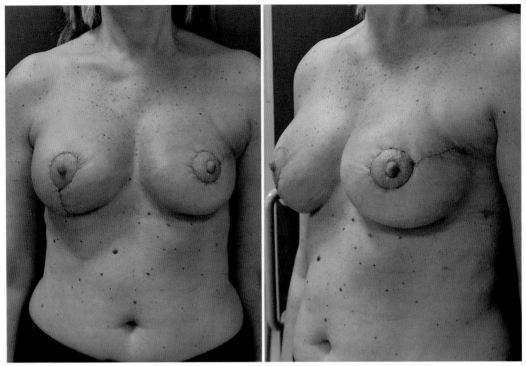

图 58.44　术后 14 天

病例 59

胸壁脂肪填充作为假体植入的新软组织底衬

患者： 45 岁女性。

既往诊断： 左乳腺浸润性导管癌。

既往手术： 3 年前左侧 SSM ＋腋窝淋巴结清扫术（接受术前化疗和辅助放射治疗）。

重建手术：3 年前左乳即刻永久假体重建。

放疗结束后，由于放疗后组织薄弱发生了假体外露。

本次手术：

重建手术：左胸壁脂肪移植，大腿外上为供区，移植脂肪组织 90g。

本次手术的目的是增加放疗后胸壁皮下厚度并改善皮肤质量和弹性；下一步计划进行假体重建＋对侧乳房缩乳术。患者拒绝自体皮瓣重建。

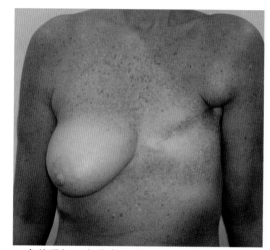

图 59.1　**术前照相。**右乳房 I 度下垂，大乳房。左侧乳腺切除术后瘢痕

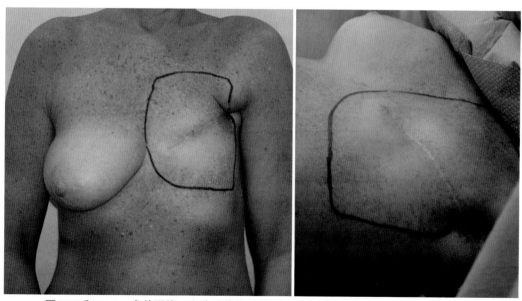

图 59.2 和 59.3　**术前画线。**左胸壁脂肪移植受区。左胸壁放疗后遗症：毛细血管扩张

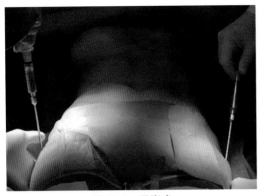

图 59.4　吸脂术

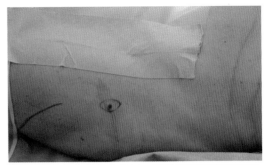

图 59.5　吸脂针管小切口。脂肪抽吸后供区外观

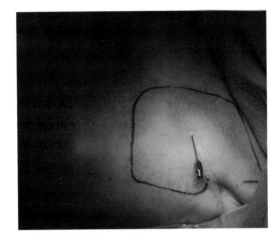

图 59.6　脂肪注射针放置于乳腺癌根治术后瘢痕处

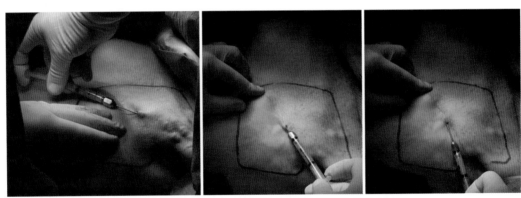

图 59.7、59.8 和 59.9　脂肪注射覆盖乳房切除术整个区域

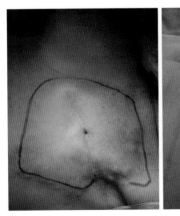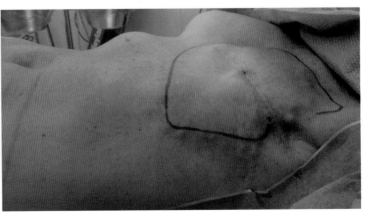

图 59.10 和 59.11　术毕即时观

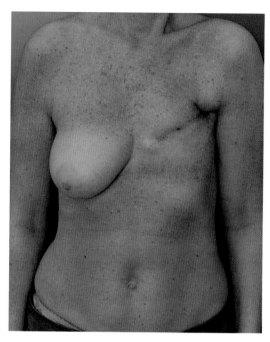

图 59.12　术后 15 天

病例 60　　NAC 和乳房下皱襞复位

患者：66 岁，无阳性家族史。

既往诊断：2011 年右乳腺浸润性导管癌。

既往手术：

肿瘤手术：2011 年右乳保留乳头的乳房切除术（NSM）和腋窝淋巴结清扫术。

重建手术：2011 年右乳房即刻永久假体重建（重建过程包括两侧假体植入替代 2006 年美容手术的乳房假体）。

诊断：右乳房重建术后乳头乳晕外上移位；乳房下皱襞下移；上象限组织缺损；双乳不对称。

本次手术：

重建手术：右乳包膜囊切开术及乳房下皱襞上移固定术；右乳乳头乳晕切除并即刻对称部位移植；右乳房上象限脂肪移植；60ml 脂肪组织，供体部位为大腿内侧。

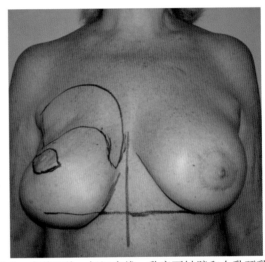

图 60.2　术前画线。标记中线、乳房下皱襞和右乳环乳晕切口，乳房下皱襞画线呈现不对称定位，上象限为脂肪组织的区域

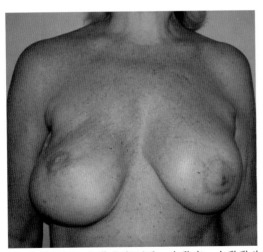

图 60.1　术前照相。左乳 I 度下垂，大乳房；右乳乳头乳晕外上移位；右乳房下皱襞下移

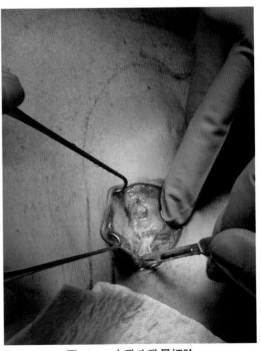

图 60.3　右乳头乳晕切除

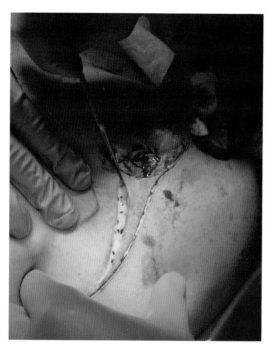

图 60.4　外上既往手术放射状瘢痕切除术

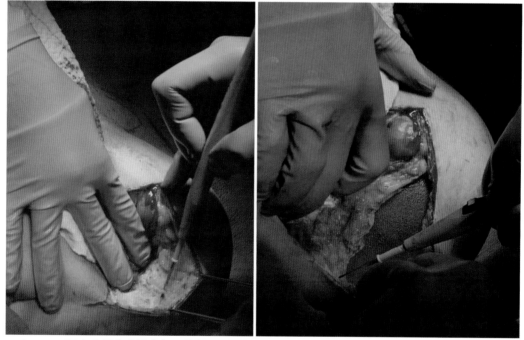

图 60.5 和 60.6　下方皮瓣分离及离切口线较远处切开暴露假体。这一技巧避免了缝合时瘢痕直接覆盖在假体上

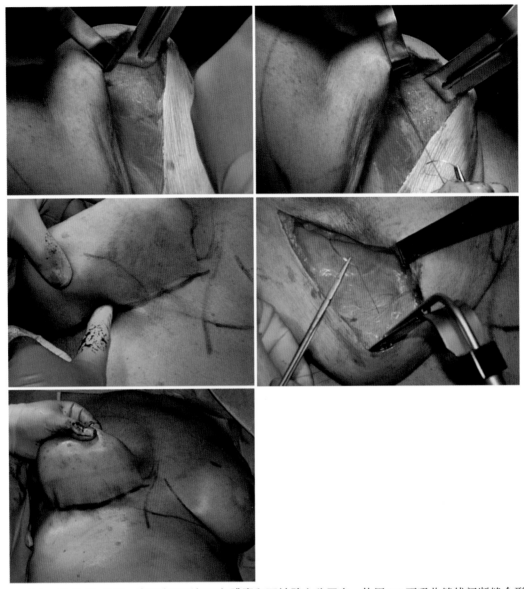

图 60.7、60.8、60.9、60.10 和 60.11　**内下方环形切开包膜囊和下皱襞上移固定。使用 2.0 不吸收缝线间断缝合形成新的乳房下皱襞**

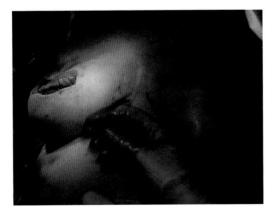

图 60.12　**置入原假体**

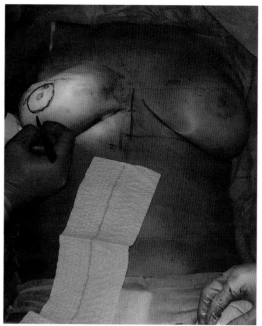

图 60.13　设计新的乳头乳晕复合体位置

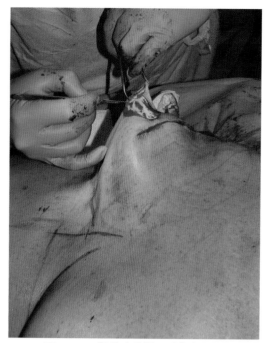

图 60.14　新乳头乳晕区域去表皮化

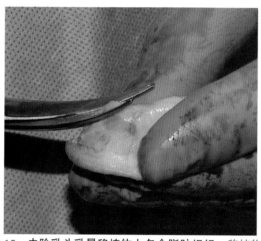

图 60.15　去除乳头乳晕移植体上多余脂肪组织。移植物厚度是良好血运重建的关键

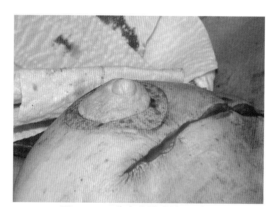

图 60.16　乳头乳晕移植于受区

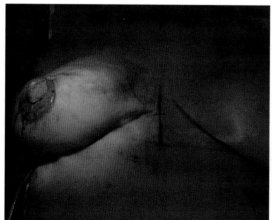
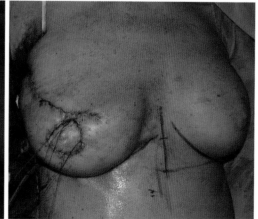

图 60.17 和 60.18　用 2.0 不可吸收线先缝合关键几针，然后用 4.0 不可吸收线间断缝合皮肤。这些缝线用于术后加压包扎（棕色）

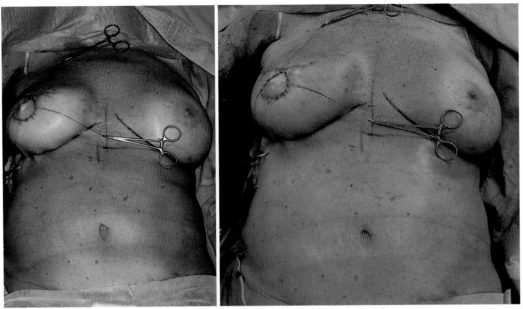

图 60.19 和 60.20 术毕即时观，缝线分离准备覆盖敷料

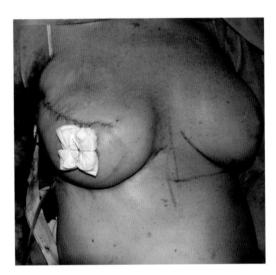

图 60.21 加压包扎

病例 61 破裂假体的假体置换

患者：63 岁女性。

既往诊断：左乳腺浸润性导管癌。

既往手术：

肿瘤手术：22 年前左乳癌改良根治术。

重建手术：15 年前延时乳房永久假体重建；对侧隆乳成形术；右侧 180g 圆形假体，左侧 MX335g 解剖型假体。

目前诊断：右侧乳房假体破裂。

本次重建手术：右乳假体置换；180g 破裂假体取出后植入 175g 中剖面圆形假体；左侧脂肪移植和乳晕文身。

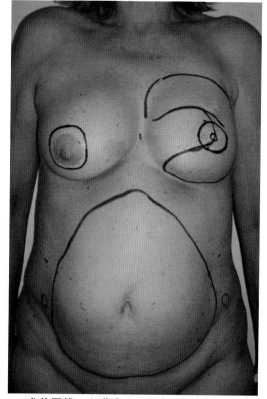

图 61.2　**术前画线**。左乳房上、下象限标记脂肪移植部位，NAC 文身区域设计，右乳环乳晕切口设计

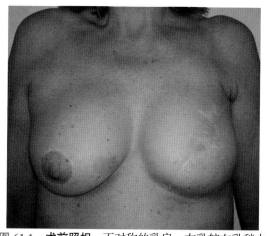

图 61.1　**术前照相**。不对称的乳房，右乳较左乳稍大

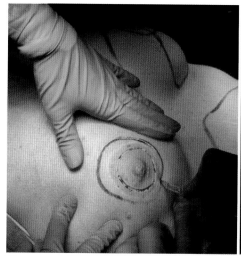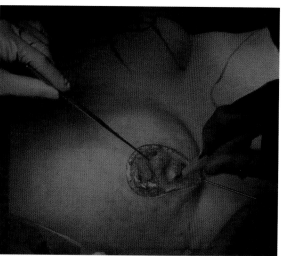

图 61.3 和 61.4　**右乳环乳晕切口**。内、外环皮肤切开和两者之间区域去表皮化，环形切口下方分离皮下组织及腺体

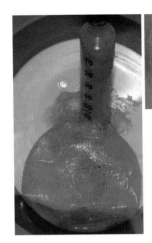
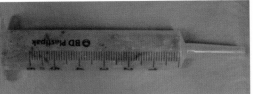

图 61.5 和 61.6　**去除囊内破裂假体。**用注射器吸出包膜囊内游离硅胶

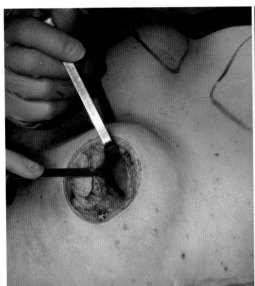
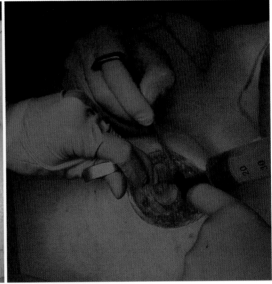

图 61.7 和 61.8　**取出假体后清洗包膜囊**

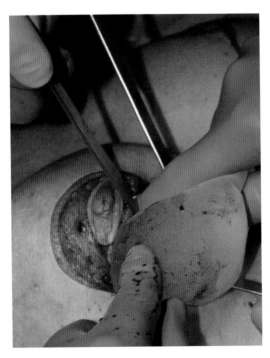

图 61.9　**植入新假体**

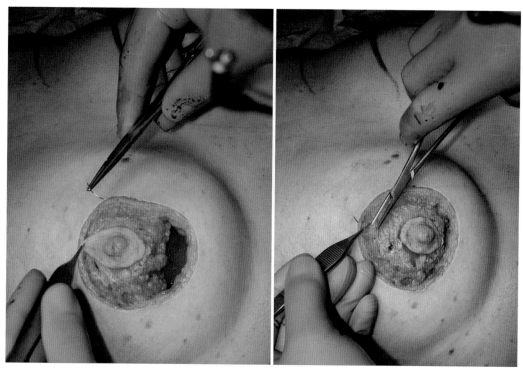

图 61.10 和 61.11　**切口闭合**。缝合 4 个关键点（3、6、9、12 点钟位）确定新乳头位置，第一针缝合一般在 12 点钟方向

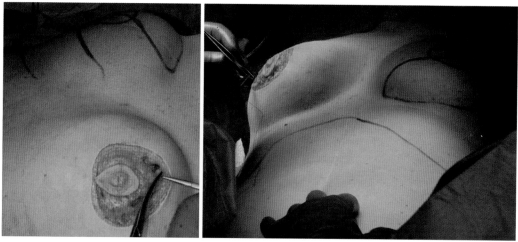

图 61.12 和 61.13　**腺体实质及皮下缝合**

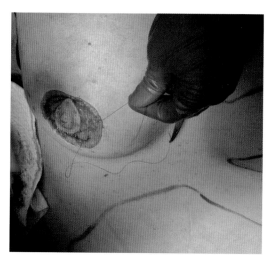

图 61.14　**用 3.0 不可吸收缝线荷包、连续缝合乳晕**

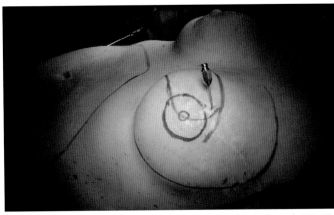
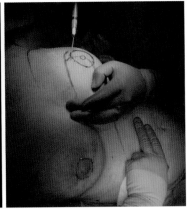

图 61.15 和 61.16　**左乳房设计区域行脂肪移植。**于皮下层多方向和多平面注射。Coleman 技术制备 100ml 脂肪。脂肪供区源自前腹壁

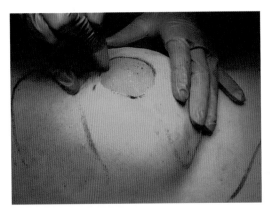

图 61.17　**左乳晕文身**

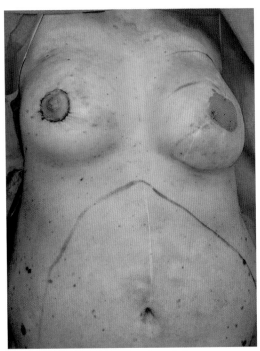

图 61.18　**术毕即时观**

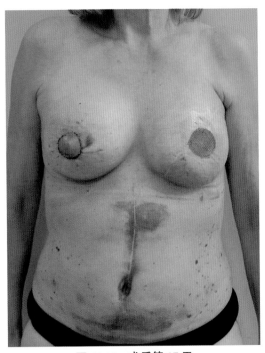

图 61.19　**术后第 17 天**

病例 62

包膜挛缩后不替换假体的乳房下皱襞复位

患者： 47 岁女性。

既往诊断： 双侧乳腺浸润性导管癌。

既往手术：

肿瘤手术：10 年前左侧 SSM ＋腋窝淋巴结清扫术，10 年前右乳象限切除术＋腋窝淋巴结清扫术。

重建手术：左侧即刻永久假体乳房重建，右侧乳房即刻肿瘤整形，左侧植入 390ml 解剖型假体。

目前诊断： 右乳即刻乳房重建术后包膜挛缩 Baker Ⅲ级，假体移位，乳房不对称。

手术： 左乳部分包膜囊切除术和乳晕文身，右乳隆乳成形术。

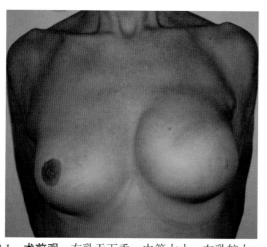

图 62.1　术前观。右乳无下垂，中等大小；左乳较大，由于包膜挛缩乳房下皱襞上移。

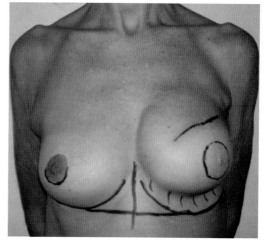

图 62.2　术前画线。标记中线和乳房下皱襞，左乳房下方分离降低乳房下皱襞，右乳环乳晕切口行乳房隆乳成形术

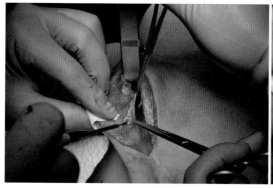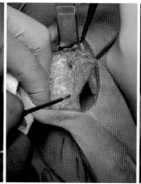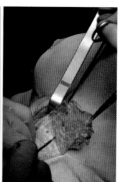

图 62.3、62.4 和 62.5　左乳假体移除后，切除前壁部分包膜囊

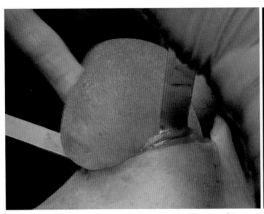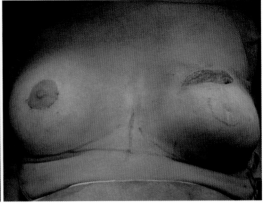

图 62.6 和 62.7　左乳假体植入

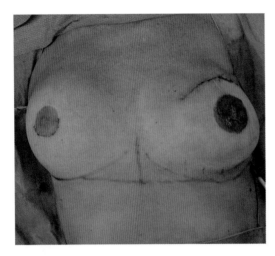

图 62.8　文身及右乳隆乳术毕即时观

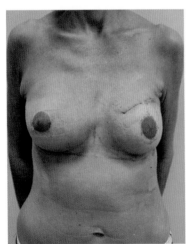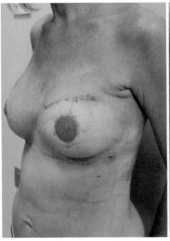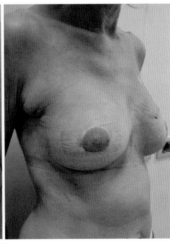

图 62.9、62.10 和 62.11　术后第 14 天